JN297409

高齢者の生活機能の総合的評価

編著 **鳥羽研二** 国立長寿医療研究センター病院長

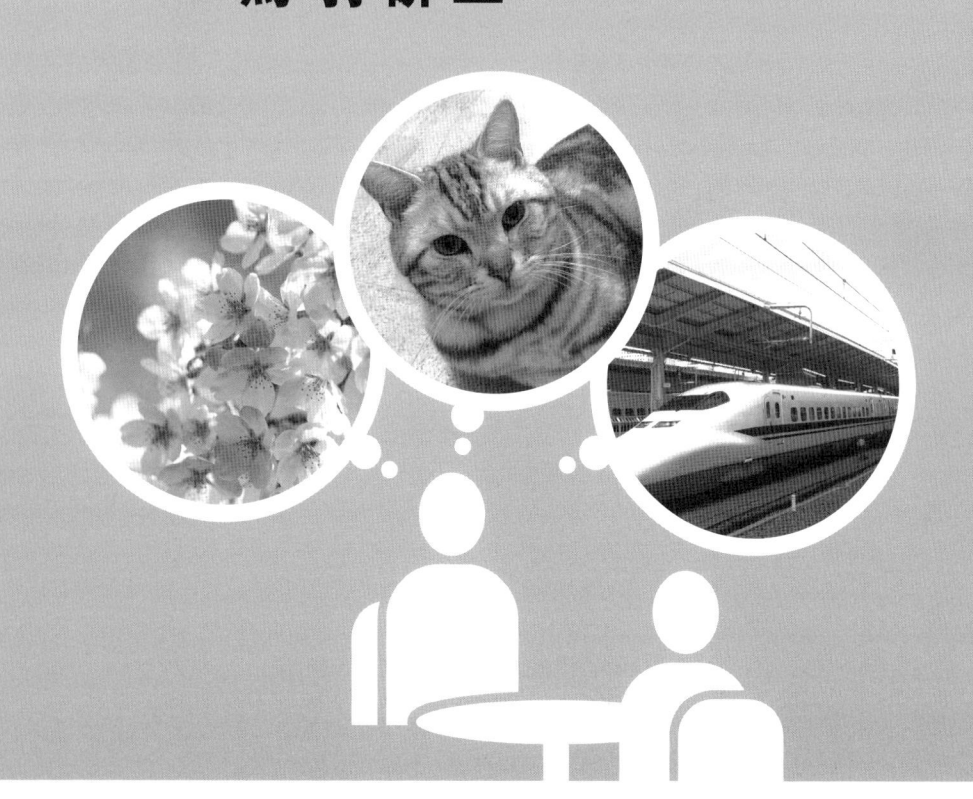

新興医学出版社

The comprehensive geriatric assessment

compiled work
Kenji Toba

Hospital, National Center for Geriatrics and Gerontology

© First edition, 2010 published by
SHINKOH IGAKU SHUPPAN CO., LTD TOKYO.
Printed & bound in Japan

執筆者一覧

■編集
鳥羽　研二　　独立行政法人国立長寿医療研究センター・病院長

■分担執筆者（執筆順）
鳥羽　研二　　独立行政法人国立長寿医療研究センター・病院長
松林　公蔵　　京都大学東南アジア研究所・教授
秋下　雅弘　　東京大学医学部附属病院老年病科・准教授
和田　泰三　　京都大学東南アジア研究所・特定研究員（GCOE）
飯島　　節　　筑波大学大学院人間総合科学研究科生涯発達科学専攻リハビリテーション
　　　　　　　コース・教授
山田　如子　　杏林大学医学部高齢医学教室
木村紗矢香　　杏林大学医学部附属病院もの忘れセンター
中居　龍平　　医療法人社団敬仁会桔梗ヶ原病院・副院長
町田　綾子　　杏林大学医学部高齢医学教室
加藤　雅江　　杏林大学医学部附属病院地域医療連携室・課次長
海老原　覚　　東北大学大学院医学系研究科機能医科学講座内部障害学分野・講師
海老原孝枝　　東北大学加齢医学研究所加齢老年医学研究分野・助教
西永　正典　　東京大学高齢社会総合研究機構・特任准教授
寺本　信嗣　　独立行政法人国立病院機構東京病院呼吸器科・医長
葛谷　雅文　　名古屋大学大学院医学系研究科老年科学・准教授
神﨑　恒一　　杏林大学医学部高齢医学教室・准教授
河野あゆみ　　大阪市立大学大学院看護学研究科・教授
須藤　紀子　　杏林大学医学部高齢医学教室・講師

序　文

　病気は非日常の典型で，若い時に入院などを経験すると，家族と社会生活に復帰した時，健康のありがたさを実感することは誰しも同じであろう．

　高齢者においては，軽い病気をもつことは非日常とは言いがたい．大多数（85％以上）の高齢者は持病がありながら，生活上の不自由さは感じていない．しかし一旦入院となると，生活機能の低下が退院後も持続することが，特に85歳以上では顕著になる．

　高齢者の3割が独居，3割は夫婦のみの世帯で，生活自立は重大な生存問題でもある．加齢により，独居機能の一部は不自由になる．さらに増加する認知症や骨関節疾患は生活自立をより早期に阻害する．

　総合的機能評価は体とこころの生活機能障害を，最も簡単に世界統一基準で測定する検査方法である．生活機能障害が，いかに大変な苦労であるかを医療人に，もう一度認識していただきたいとの願いと，超高齢社会では「体温や体重をはかるのと同じような一般的検査」として位置づけられるべきと考える．

　高齢者の病気の総合的治療チームには，コメディカルだけでなく，患者・家族も加わる．これによって学術用語が「日常生活上どのような言葉で苦労として語られているかを知ることが可能である」．総合的は英語ではComprehensiveと訳され単なる理解でなく，懐に包み込むように，相手の立場に立って事柄が胸に落ちることである．本書の総合的機能評価の精神が普及して，患者/家族の医療に対する共感/感謝の文化が本邦によみがえるきっかけになれば望外の喜びである．

鳥羽研二

高齢者の生活機能の総合的評価 目次

執筆者一覧 ……………………………………………………………………………… iii
序文 ………………………………………………………………………………………… v
目次 ……………………………………………………………………………………… vii

第1章 生活機能評価の意味

Ⅰ 生活機能はどうして調べる必要があるのか ……………………………………… 3
1. 高齢者総合的機能評価（CGA）はなぜ必要なのか？ ………………………… 3
2. CGAのプラスアルファの効果とは？ …………………………………………… 5

Ⅱ 生命予後，機能予後，医療費 ―フィールド医学の現場から― ……………… 7
1. 生命予後と機能予後 ……………………………………………………………… 7
2. ADL自立度の改善と医療費の関連 ……………………………………………… 8
3. 介護保険制度後の介護予防介入 ―生活習慣病― …………………………… 10
　まとめ ……………………………………………………………………………… 11

Ⅲ 副作用予防 …………………………………………………………………………… 14
1. 高齢者にみられる副作用の頻度と要因 ………………………………………… 14
2. 副作用と日常生活機能 …………………………………………………………… 15
3. 生活機能からみた副作用予防対策 ……………………………………………… 16

第2章 どのようなことを調べるのか，その意味は

Ⅰ 健康度，虚弱，IADL，QOLの評価 ……………………………………………… 21
1. 社会的背景とライフスタイルの評価 …………………………………………… 21
2. IADLの評価 ………………………………………………………………………… 21
3. 定量的行動機能評価方法 ………………………………………………………… 22
4. QOL評価方法 ……………………………………………………………………… 24

Ⅱ 障害の評価（ADL） ………………………………………………………………… 27
1. 障害の分類 ………………………………………………………………………… 27
2. 日常生活動作（活動）（activities of daily living：ADL）とは ……………… 28
3. 基本的ADLの評価法 ……………………………………………………………… 28
4. 総合的なADLの評価法 …………………………………………………………… 30

Ⅲ 認知機能の評価 ……………………………………………………………………… 32
a）スクリーニング ………………………………………………………………… 32

　　　　1．改訂長谷川式簡易知能評価スケール（HDS-R）……………………………… 33
　　　　2．Mini-Mental State Examination（MMSE）………………………………… 34
　　　b）様々な神経心理学検査 ……………………………………………………………… 36
　　　　1．動作性検査（Clock Drawing Test（CDT），Japanese Raven's Coloured Progressive Matrices（CPM））…………………………………………………… 36
　　　　2．Frontal Assessment Battery（FAB）……………………………………………… 38
　　　　3．日本語版 COGNISTAT（Neurobehavioral Cognitive Status Examination：COGNISTAT）………… 40

Ⅳ　問題行動・周辺症状の評価 …………………………………………………………… 43
　　1．問題行動・周辺症状 ………………………………………………………………… 43
　　2．問題行動・周辺症状の評価 ………………………………………………………… 43
　　3．Dementia Behavior Disturbance Scale（DBD スケール）……………………… 43
　　4．Behavioral Pathology in Alzheimer's Disease Rating Scale（BEHAVE-AD）…… 46
　　5．Cohen-Mansfield Agitation Inventory（CMAI）………………………………… 47

Ⅴ　ムード気分・意欲の評価 ……………………………………………………………… 48
　　1．対象とするムード気分・意欲とは ………………………………………………… 48
　　2．どのような指標を用いればよいのか？ …………………………………………… 48
　　3．評価項目内容の数と評価方法の意味は？ ………………………………………… 49
　　4．高齢者のムード・意欲の特徴 ……………………………………………………… 51
　　5．ムード・意欲を評価する場面を選ぶ必要性はあるか？ ………………………… 51
　　6．評価諸標の種類 ……………………………………………………………………… 52
　　7．評価時の注意点 ……………………………………………………………………… 53

Ⅵ　コミュニケーションの評価 …………………………………………………………… 56
　　1．スクリーニング ……………………………………………………………………… 56
　　2．失語症の評価 ………………………………………………………………………… 58
　　3．構音障害の評価 ……………………………………………………………………… 59
　　4．その他の疾患の評価 ………………………………………………………………… 61

Ⅶ　社会的ネットワークの評価 …………………………………………………………… 62
　　1．社会的ネットワークとは？ ………………………………………………………… 62
　　2．社会的ネットワークを評価することの意味 ……………………………………… 62
　　3．社会的ネットワークにおけるインフォーマル・サポートとフォーマルサポート … 64
　　4．社会的ネットワークで得られる効果 ……………………………………………… 66
　　5．社会的ネットワーク指標の多数存在する理由 …………………………………… 66
　　6．代表的なソーシャルネットワークの評価 ………………………………………… 67

Ⅷ　ケア負担感の評価 ……………………………………………………………………… 69
　　1．Zarit 介護負担尺度日本語版（J-ZBI）と J-ZBI 短縮版（J-ZBI_8）…………… 69
　　2．これまでの介護負担に関する研究 ………………………………………………… 70
　　3．杏林大学付属病院もの忘れセンターにおける介護負担の調査研究 …………… 70

Ⅸ　サービス利用の評価 …………………………………………………………………… 74
　　1．医療機関において高齢者の療養相談を受ける視点 ……………………………… 74

2．社会資源を活用するということ ……………………………………………………………… 74
　3．退院支援の実際 ………………………………………………………………………………… 75
　4．脳卒中患者退院支援の試み〜患者・家族参加型の退院支援〜 …………………………… 75

第3章　高齢者によくある症状と生活機能の関係

Ⅰ　老年症候群（Geriatric Syndrome）とは何か ………………………………………………… 81
　1．老年症候群の歴史的経緯 ……………………………………………………………………… 81
　2．老年症候群の定義 ……………………………………………………………………………… 81
　3．老年症候群の分類 ……………………………………………………………………………… 82
　4．老年症候群と日常生活機能の関連 …………………………………………………………… 83
　5．老年症候群と予後との関連 …………………………………………………………………… 84
　まとめ ……………………………………………………………………………………………… 84
Ⅱ　誤嚥性肺炎 ………………………………………………………………………………………… 86
　1．誤嚥性肺炎とは ………………………………………………………………………………… 86
　2．嚥下障害の頻度と生活機能の関わり ………………………………………………………… 86
　3．嚥下障害の評価法 ……………………………………………………………………………… 86
　4．嚥下障害の検査法 ……………………………………………………………………………… 87
　5．嚥下反射と飲み込む物の温度の関係 ………………………………………………………… 87
　6．人が温度を感じる仕組み ……………………………………………………………………… 88
　7．嚥下反射・嚥下障害の改善法 ………………………………………………………………… 89
　8．感覚刺激と嚥下障害 …………………………………………………………………………… 91
Ⅲ　言葉が通じない（コミュニケーション障害） ………………………………………………… 93
　1．コミュニケーションとは ……………………………………………………………………… 93
　2．高齢者のコミュニケーション障害の特徴 …………………………………………………… 93
Ⅳ　心不全 ……………………………………………………………………………………………… 98
　1．うっ血性心不全とは？ ………………………………………………………………………… 98
　2．高齢心不全の特徴 ……………………………………………………………………………… 98
　3．心不全と認知機能低下 ………………………………………………………………………… 99
　4．CGAの結果が高齢心不全の予後の予測に有用 ……………………………………………… 99
　5．高齢心不全にCGAを用いた対応の方法 ……………………………………………………… 99
　6．CGAに基づいた包括管理の効果 ……………………………………………………………… 100
　まとめ ……………………………………………………………………………………………… 101
Ⅴ　息切れ ……………………………………………………………………………………………… 103
　1．息切れ …………………………………………………………………………………………… 103
　2．息切れの定量的評価 …………………………………………………………………………… 104
　3．息切れと予後について ………………………………………………………………………… 106
　4．息切れの治療 …………………………………………………………………………………… 107
　5．呼吸器機能障害の認定について ……………………………………………………………… 108

Ⅵ 栄養不良 ·· 109
1. 栄養障害の定義ならびに評価法 ·· 109
2. 高齢者の栄養状態の現状 ·· 113
3. 栄養状態と生命予後 ·· 113
4. 栄養状態と日常生活機能 ·· 113
まとめ ·· 113

Ⅶ 転倒 ·· 115
1. なぜ転倒リスクを評価するのか？ ·· 115
2. 転倒の要因 ·· 115
3. 転倒リスクの評価方法 ·· 115
4. 介護予防における転倒ハイリスク者の選定 ·································· 116
5. 転倒スコア ·· 117
6. 薬剤と転倒 ·· 119
まとめ ·· 121

Ⅷ 高齢者の尿失禁 ―排尿障害とQOL― ······································ 122
1. 尿失禁の頻度と機能障害の特徴 ·· 122
2. 排尿障害の社会的認知 ·· 123
3. 排尿障害がおきる年代での頻度の高い疾患 ·································· 124
4. 排尿障害によって二次的に起きる病態 ······································ 125
5. 排尿障害を治療したときに起きうる有害な病態 ······························ 125
6. 排尿障害のケアに関わる理想と現実のギャップ ······························ 126

Ⅸ 閉じこもり ·· 127
1. 「閉じこもり」の定義および生活機能 ·· 127
2. 「閉じこもり」の出現率 ·· 127
3. 「閉じこもり」の特徴 ·· 128
4. 「閉じこもり」に対するケア ·· 129

Ⅹ 虐待 ·· 132
1. 虐待の分類 ·· 132
2. 虐待の要因 ·· 132
3. 虐待の実態 ·· 133
4. 虐待への対応 ·· 135
まとめ ·· 136

付 録
① 機能評価各表 ·· 139
② 日本老年医学会認定施設名簿 ·· 163

索引 ·· 169

第1章
生活機能評価の意味

第1章　生活機能評価の意味

I　生活機能はどうして調べる必要があるのか

(鳥羽　研二)

　医療福祉の現場からは，「状態がこんなに良くなっているのにこの改善を数値で表せないか？」，「寝たきりでも少し元気になったことをどう表現していいか？」，「むせているけれど，本当に食べさせていいのか？」など，定量的に状態を表す指標に対するニーズは高い。

　また，呼吸器病学会，骨粗鬆症学会，泌尿器科学会，糖尿病学会などでは，疾患の持つ特異性がQOLに及ぼす影響について研究や調査が学会主導で行われている。一部では全国的な調査も実施され始めている。しかし，疾患特異性のQOL調査の原点に，「疾患のもつ普遍的な生活機能障害」の理解がなくては，その測定は薬物療法の満足度調査といった低い次元にとどまってしまう。

　総合的機能評価（CGA）とは，「疾患の評価に加え，日常生活機能評価として，日常生活活動度（ADL），手段的日常生活活動度（Instrumental ADL：IADL），認知能，気分・情緒・幸福度，社会的要素・家庭環境などを，確立した一定の評価手技に則って測定・評価すること」を指す[1]。すなわち疾患のもつ普遍的な生活機能障害と加齢変化による生活機能低下を同時に多元的に評価するスタンダードな手技を「高齢者総合的機能評価」と呼ぶ。

　高齢者は，①複数の疾患を抱えている，②慢性疾患に罹ることが多く，現在の医学では病前の状態に完全に戻ることが難しい，③疾患により生活の質（Quality of Life：QOL）が損なわれる，④QOLの低下がさらに症状の改善を阻害する—という悪循環に陥りやすい。そのため，疾病を含めた高齢者個人の全体像を把握し，疾患の治療と並行してQOLの維持を図るとともに，QOL悪化を予防する必要がある。その全体像把握のために行われるのが，①日常生活活動度（ADL），②手段的ADL，③認知能，④ムード，⑤コミュニケーション，⑥社会的環境（家庭環境，介護者，支援体制など）を基本的構成成分とした高齢者総合的機能評価（Comprehensive Geriatric Assessment：CGA，以下CGAとする）である。

　本邦では1990年代からCGAへの取り組みが行われ，その考え方への理解が広がった。しかし実際には医療・介護の現場では，「CGAは時間がかかりすぎる」，「コスト保証がない」などの問題点により，実施率は高いとは言い難い状況である。また，医療機関独自の評価表が基礎的検討を経ずに使用されているケースも見受けられる。「高齢者の医療と介護の質」が問題になる21世紀において，CGAの普及が焦眉の急と考えられる。

1　高齢者総合的機能評価（CGA）はなぜ必要なのか？

　以下にCGAを実施した場合としなかった場合のシミュレーションを紹介する。

　ケース1　79歳女性独居女性，近所に娘夫婦家族が居住している。糖尿病で血糖コントロール不良。下肢しびれ，歩行困難，視力障害を合併している。最近もの忘れも家族が気づいている。介護保険未申請。高血圧を合併し投薬数は7種類。MRIでラクナ梗塞の多発を指摘されている。

表1 ケース1のシミュレーション

	疾患と合併症	老年症候群	①の場合	②の場合
	糖尿病			
	神経症	しびれ		
		歩行困難		
	網膜症	視力障害	B3（中期増殖網膜症）	1人で外出できない
	白内障	視力障害		食事の用意ができない
				家事ができない
				薬の管理ができない
				財産の管理ができない
				(Lawton＝3/8)
			インスリン注射	自己注射困難（経口薬）
検査				
問診，理学所見				
福田分類				
Lawton IADL				
MMSE				

①CGAを実施しなかった場合

　糖尿病網膜症の視力障害の分類（福田分類）を行った。視力障害と神経障害には薬物療法で対応。また，食事指導，インスリン注射指導を行った。しかし，患者の自己管理は良好ではなく，症状が悪化している。

②CGAを実施した場合

　Lawtonの手段的ADL（**表1**）で患者の日常生活自立度を検査してみた。

　この患者が本当に困っていることは，神経障害により一人で外出できないため外来通院に支障をきたしていることであり，また，丁寧な食事指導や服薬指導を受けても，視力障害で薬の自己管理ができず，調理もできないため食餌療法も守れないことであった。また，インスリンの自己注射の目盛りも見にくく，上手に打てないことも多い。認知機能を検査するとMMSE 22点で短期記憶障害，語流暢など自発性の低下があった。基本的ADLは階段昇降以外はなんとか保たれていた。

　そこで，まず介護保険の申請をすすめた（ADL低下は，糖尿病性神経障害と多発性脳梗塞。認知機能低下は多発性脳梗塞）。介護保険で通院介助をヘルパーを頼めるまで，家族に外来通院に付き添うようお願いした。インスリン注射は自己管理困難と判断し，経口薬の組みあわせに変更。食事指導や服薬指導時に家族にも同席してもらう，一回分の服用薬剤を一包みにし市販の週間投薬カレンダーにセットして服薬を徹底し，残薬を毎週チェックするなどの工夫を行った。このように疾患だけでなく日常生活で障害されていることにも注目し対応することで，症状の改善も可能になる。

ケース2　要介護2，妻，長男家族と同居している77歳男性。慢性心不全で外来通院し，悪化して入院を年数回繰り返している。

①CGAを実施しなかった場合

　循環器専門医は，胸部XP，心電図，血液ガス所見を総合して，右心カテを行い，重症と診断。また，息切れについては，NewYork Heasrt Association（NYHA）の分類を行った。

②CGAを実施した場合

　心不全の悪化を未然に防ぐため，訪問診療・在宅看護を利用し，利尿剤のコンプライアンス向上，適宜の利尿剤の量の増減を行った。検査やNYHAの分類のほか，患者の基

表2 ケース2のシミュレーション

	疾患	老年症候群	①の場合	②の場合
	慢性心不全 CTR 66% Low voltage Forester IV群	息切れ 浮腫	NYHA 4度 (会話,着脱衣で息切れ)	50歩歩行　部分介助 階段昇降　部分介助 入浴　部分介助 トイレ動作　部分介助 着脱衣　部分介助 (Barthel Index＝35点)
検査	■■■			
問診,理学所見		■■■		
NYHA分類		■■■		
Barthel Index				■■■

本的ADLをBarthel Indexを用いて調べた(**表2**)。

階段昇降は部分介助であった。ところが患者の寝室は一戸建ての2階部分にあり,息切れのため階段を昇って自室に行くのが非常に困難であることがわかった。また入浴は部分介助で,清潔が保てず湿疹が出ていた。トイレ動作も部分介助でオムツをあてている。これらの能力低下(Disability)が患者のQOLを低下させていることは,いうまでもない。そこで,1階に自室を移す,訪問介護など介護サービスを受けられるよう手続きをすすめるなどの対応を行った。その結果,患者のQOLは改善された。

このように,疾患の若干の改善に満足せず,少しでも障害された生活機能の改善を図ることで,身体状態やQOLの改善が可能になる。疾患だけでなく日常生活機能も含めた患者の全体像を把握するにはCGAを活用する必要がある。また,CGAを実施することで,逆に日常生活から医療ニーズや介護ニーズを明確にすることができる。

2 CGAのプラスアルファの効果とは？

2003年にCGAガイドライン(鳥羽研二監修,厚生科学研究所)が刊行された。本邦にCGAが導入されて10年目にあたる。その後5年以上が経過し,介護保険の普及によって「生活機能評価」は主治医の意見書などで,日常的なものになりつつある反面,CGAのプラスアルファの効果は意外に知られていない。以下ごく一部であるが本書に詳述されている内容も含め列挙したい。

地域におけるCGAは生命予後,機能予後,経済効果と相関する(松林)。高知県香北町8年間の縦断調査CGA研究による機能評価の効果として一人当たり年間数万円の医療費削減が達成できている。生活評価が日常生活活動のみならず,気分の評価や社会的ネットワーク評価を含むため,地域における個人の役割の見直し,高齢者社会参加の再評価につながった例である。

CGAの利用で薬物有害作用削減が示されている(秋下,鳥羽)。生活機能評価はあらたな薬のエンドポイントとして認知されつつあり,ADLや認知機能を低下させる薬剤は,年齢から優先順位が下げられ薬剤数の削減の一つの目安ともなった。

急性期病院の入院日数短縮が求められているが,退院困難者の退院援助にCGAが有効であることが示されている。この理由は,ADLが低下して自宅介護困難で,終の栖を探す退院患者には,入院早期にADL評価や,老年症候群ごとの家族の介護能力を調査しておくことが,入院の長期化患者の早期発見に有用で,終の栖である特別養護老人ホームの

入所待ちが長ければ，その間，老人保健施設，療養型病床など「つなぎ」の施設を手配するMSWの時間的余裕が生ずるからである。

認知症疾患センターでは，家族や患者の介護との連携，満足度などの要素が重要視されてきている。認知機能の評価は記憶検査以外に，問題行動，うつ，意欲，老年症候群，介護負担を総合的に評価することによって，患者・家族のニーズに答えられる。

独居高齢者が30％を越す時代がきている。独居高齢者の独居阻害要因を分析（中居）することによって，いままで，居住系共同住宅や三世代住宅といった同居主体の政策から，少しでも長く独居を続けたいという「高齢者の独居要求」を満たすための施策のヒントが得られている。

介護の質の評価（鳥羽）は，サービス提供体制に偏っていたが，介護の質の本質的結果は，生活機能の維持向上と，QOLを損なう老年症候群の発生予防である。

このように，多面的な効能が生活機能評価にあることが調査研究によって明らかになってきている。生活機能評価は疾患や介護場面ごとに日常応用され，高齢者の真の満足が得られるために，血圧や体温の測定と同様に必要不可欠である。

■ 重要ポイント

1. 生活機能評価はバイタルサインと同様に重要である。
2. 総合的機能評価は高齢者のテーラーメイド医療である。
3. 総合的機能評価は高齢者医療のクリニカルパスである。

文　献

1) 鳥羽研二，監修：高齢者総合的機能評価ガイドライン．厚生科学研究所，2003.

第1章 生活機能評価の意味

II 生命予後，機能予後，医療費
—フィールド医学の現場から—

（松林　公蔵）

日本は現在，世界一の超高齢社会である。図1は，1950年から2050年までの日本の人口動態の推移と予測を示したものである。日本の人口は有史以来，時に多少の停滞はあったものの総じて増加し続けてきたが，2006年を契機として減少に転じた。21世紀の日本は，人口の減少とともに人口構造の高齢化が一層進行する。日本の人口構造は長い間，一人のお年寄りに対して子ども4人という構成をとってきたが，まもなく，お年寄り二人に対して子ども一人という構造となる。21世紀の日本の社会の仕組みは大きくかわるであろう。

本稿では，私たちがこれまで高齢者総合機能評価（CGA）を中心に行ってきたフィールド医学の立場から，主として，生命予後，機能予後，医療費に焦点をあてて概説する。

1 生命予後と機能予後

高齢者のための総合的機能評価（Comprehensive Geriatric Assessment：CGA）とは，高齢者を疾病診断（Disease）だけでなく，生活機能障害（Disability）の立場からも捉え，それも身体的機能のみならず精神・心理的，社会・環境的側面も重視した包括的な評価を実施し，能力の維持，機能劣化の予防に対して多種職の専門家からなるチーム医療，看護，介護を行うとする考え方である。具体的には，高齢者の健康状態を臓器の疾病以外にも，日常生活機能を含む身体的要因（Physical），精神・心理的要因（Mental），社会的要因（Social），経済的要因（Economical），ライフスタイル，主観的QOLなど，多面的な角度から包括的に捉えようとする手法である。

私たちは，1990年から，高知県香北町（当時）において，町在住高齢者全員を対象としてフィールド医学的評価と介入を開始した。本研究は「香北町健康長寿計画（Kahoku Longitudinal Aging Study：KLAS）」とよばれた。図2は，KLAS開始時の，町在住高齢者の日常生活機能（ADL）の自立度を年齢階層別に示したものである。74歳までの前期高齢者では9割以上のかたが自立しているが，ADLの自立は加齢とともに低下し，85歳以上では半数以上のかたが人の手を借りないと生活できていないことが判明した[1]。高齢者では，臓器の疾病のみならず，ADLが重要であることを改めて認識させた本知見は，その後の地域介入の原点となった。

図3は，KLAS 7年間の縦断追跡時点における生命予後とADL自立予後を男女別に示したものである。経験的にもよく知られているように女性は男性に比して累積生存率は高いが，ADLが非自立となる割合は女性のほうが高いことがわかる。すなわち，女性は男性より長命であるが要介護になりやすいという一般的経験則が香北町の縦断データからも確認された。図4は，追跡開始時のADLの程度別に，約3000日の生存率を追った成績であるが，ADLが低下していること自体が将来の死亡率の危険因子であることも判明した[2]。従来の医療は，臓器病変の治療に焦点をあてていたが，高齢者の臓器病変は多くの場合慢性であり，根治することが困難なことも少なくない。慢性疾患自体の根治は困難でも，ADLを改善する方策はリハビリに象徴

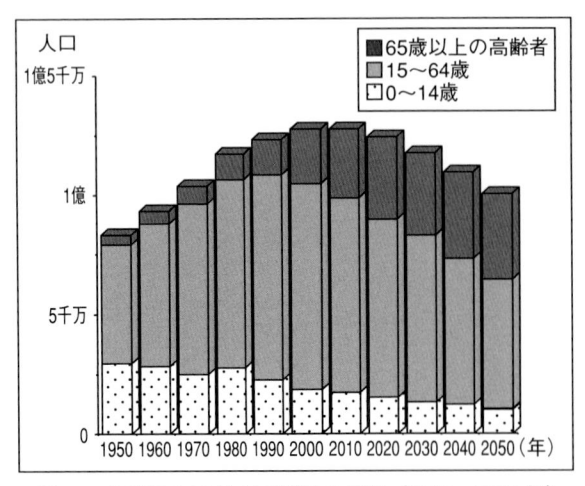

図1 本邦における人口構造の推移（1950〜2050年）

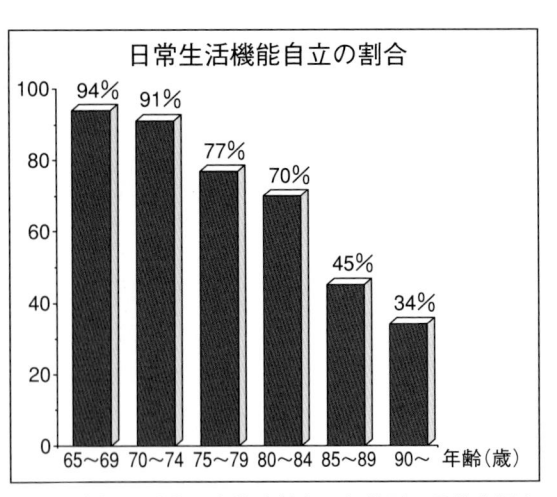

図2 高知県香北町在住高齢者の年齢別の日常生活自立の割合
（Shimada K, et al. Lancet 342：1241, 1993 より引用）

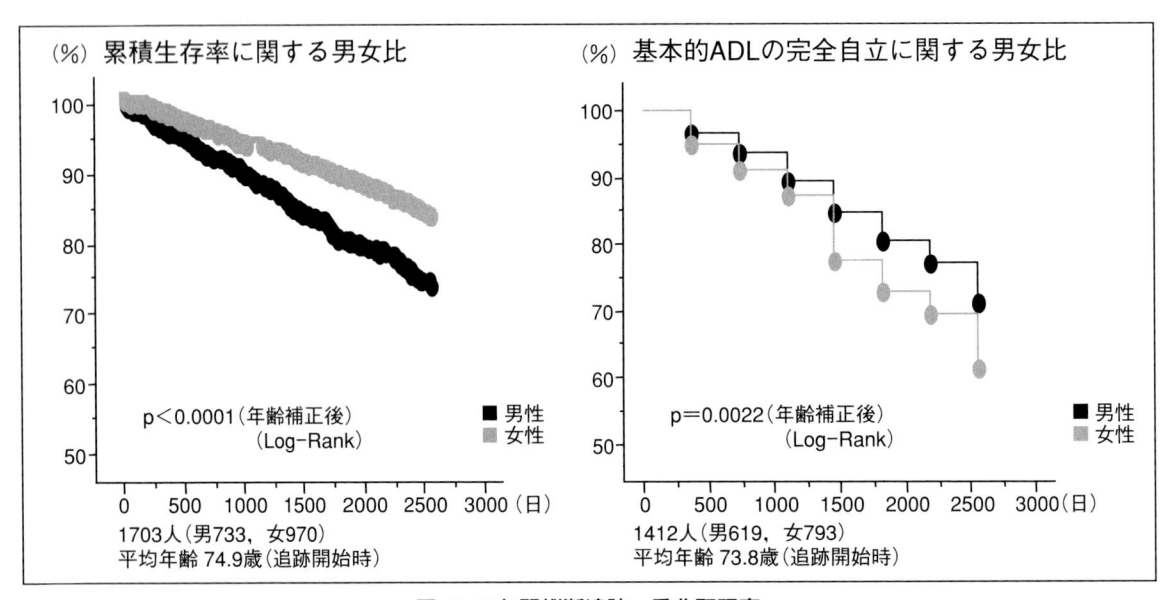

図3 7年間縦断追跡—香北町研究

されるように多数存在する．したがって，香北町のフィールド医学では，町在住高齢者，特に女性のADLを改善することを当初の目標とした．

2 ADL自立度の改善と医療費の関連

KLASにおいて実施した介入内容を表1に示した．KLASでは，専属の看護師2名を新たに採用し，定期的に全高齢者宅の訪問を行った．また65歳以上の高齢者に対して，毎年，健康関連アンケートで健康実態を把握し，75歳以上の後期高齢者に対しては機能健診を実施した．町内各地区に計42名の「長寿計画推進員」を委嘱して，地域高齢者の健康関連の変化を毎月把握した．週2回の健康増進運動教室，虚弱高齢者のための週1回の

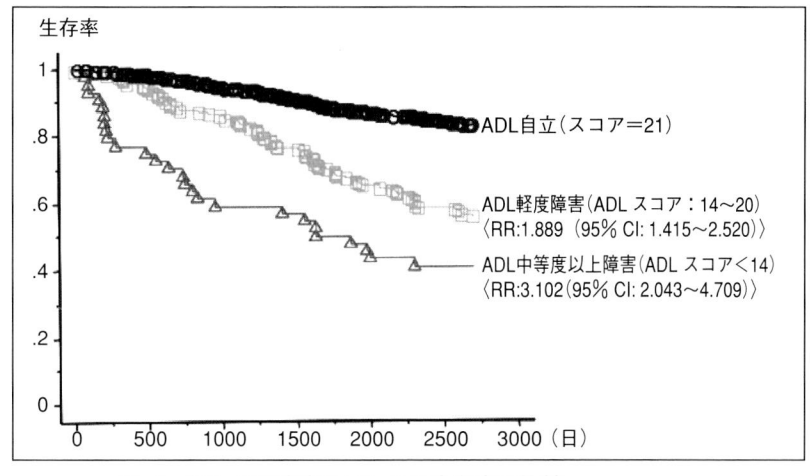

図 4 ADL の重症度 3 ランクの生存率の比較
(Matsubayashi K, et al. Lancet 353：1445, 1999 より引用)

表 1 Community-Based Geriatric Intervention

(1) 健康関連アンケート調査（65 歳以上の全高齢者）
(2) 包括的機能ならびに医学検診（75 歳以上の全高齢者）
(3) 健康関連異変に関する medical consultation（月 1 回，42 名の長寿計画推進員）
(4) 後期高齢者に対する運動教室の開催（週 2 回，各 1 時間）
(5) 虚弱高齢者ならびに認知症高齢者に対するデイサービスの開催（週 2 回，各 5 時間）
(6) 定期的訪問看護・検診
(7) 保健・福祉・医療者調整会議（月 1 回，ケーススタディ）
(8) 全住民に対する健康関連講演会の開催（3 ヵ月に 1 度）

デイサービスも行った．また，月に 1 度，医療・看護・福祉のスタッフが会合をもち，ケースカンファレンスを実施して，迅速な対応をこころがけた．これは 2000 年以降の介護保険制度下ではあたりまえとなっているが，介護保険制度導入以前の 1990 年代においては先駆的なことであった．図 5 は，KLAS 開始後 7 年間における町在住高齢者全体の ADL 自立度の変化[3]と老人医療費の推移[4]を示したものである．フィールド医学的介入によって，高齢者の ADL 自立度は 3 年目以降年々改善を示し，老人一人あたりの年間医療費も，KLAS 開始後 5 年にして高知県平均をしたまわるようになった．表 2 は，2006 年に高知県が発表した介護保険制度導入前の 10 年間における健康白書である．介護保険導入直前の平成 12 年時点において，香北町女性は県下旧 53 市町村のうちで平均寿命は第 1 位である．また，平成 2 年から 12 年までの平均寿命の伸びは，香北町女性で 4.39 歳，これは高知県平均が 2.32 歳，全国平均が 2.55 歳であることを考えると，全国平均の 1.7 倍とダントツトップであった．KLAS の当初の目標は，「女性の ADL を改善すること」にあったが，結果的にそれが，女性の平均寿命の延伸につながったのであろう．2006 年，香北町は町村合併によってその町史を閉じ，KLAS は初期の目的を達成して終了した．

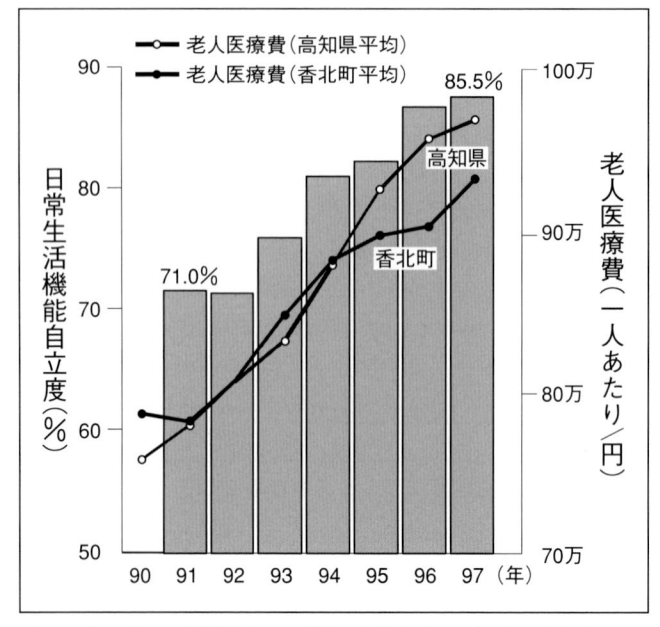

図 5 香北町在住高齢者の日常生活機能（ADL）自立度と老人医療費の経年推移（7年間）
(Matsubayashi K, et al. Lancet 347：60, 1996, Matsubayashi K, et al. JAGS 46：1484, 1998 より引用)

表 2 高知県旧53町における女性の平均寿命の延び（平成2〜12年）

順位	市町村名	平均寿命	平成2〜12年の延び年齢	延び順位
1	香北町	86.24	4.39	1
2	本山町	86.22	3.03	6
3	梼原町	85.97	2.99	8
4	土佐町	85.78	2.92	10
5	吾川村	85.68	2.41	25
6	越知町	85.54	2.78	12
7	佐川町	85.46	2.12	31
8	香我美町	85.38	3.76	3
9	田野町	85.36	2.16	30
10	大正町	85.20	2.56	21
11	高知市	85.18	2.62	16
12	大月町	85.17	3.30	4
13	伊野町	85.13	1.88	38

(高知県健康白書―高知新聞2006年9月8日)

3 介護保険制度後の介護予防介入 ―生活習慣病―

　2000年から本邦に介護保険制度が導入されると，全国の自治体で要介護認定のために一律のCGAが用いられるようになり，要介護と認定された高齢者には，KLASと同様の介護サービスが全国に普及した．介護保険制度導入後の課題は，要介護者に提供するサービスの質の向上のみならず，要介護発現の予防にシフトした．香北町から約14年遅れて2004年，高知県土佐町が介護予防のための事業を企画し，京都大学，東京女子医科大学，高知大学医学部がそれに協力している（**図6**）．

　要介護発現の危険因子として，重要でありかつ介入可能な課題は，生活習慣病である．私たちは，2004年からただちに血圧介入に入り，2006年には町在住の40歳以上の住民希

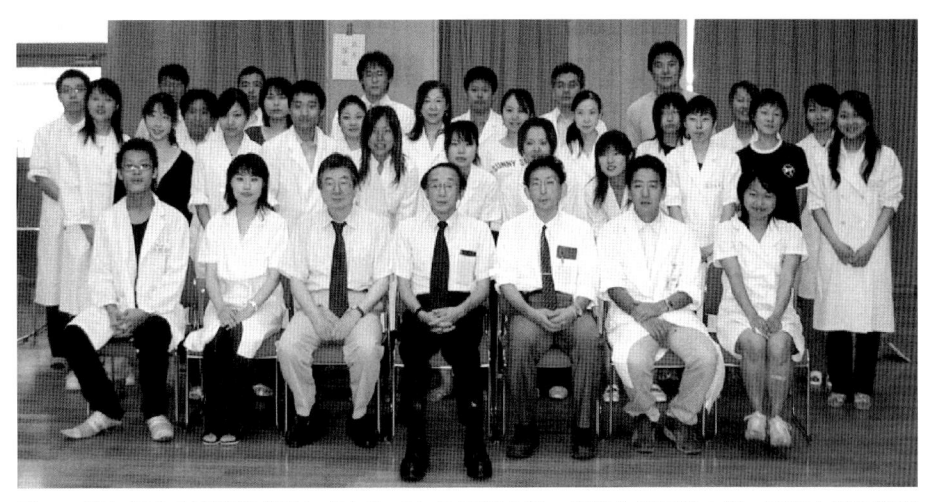

図6 高知県土佐町機能健診に参加している京都大学，東京女子医科大学，高知大学医学部のスタッフ

表3 地域在住高齢者におけるブドウ糖負荷試験によって発見された未診断の糖尿病

	男 (N=162)	女 (N=211)	合計 (N=373)	%
糖尿病	24	23	47	13
境界型	48	71	119	32
正常	90	117	207	55

(Fujisawa M, et al. Lancet 369：1257, 2007 より引用)

望者に対して，潜在性糖尿病を検出する目的でブドウ糖負荷試験を実施した。地域ベースのブドウ糖負荷試験は，本邦では，福岡県久山町，山形県舟形町についで3番目の事例と考えられる。表3は，土佐町における65歳以上の高齢者のブドウ糖負荷試験の結果である。65歳以上の高齢者の13％に新たな糖尿病が発見され，32％が糖尿病予備群であることが判明した[5]。糖尿病の程度に応じて薬剤導入も行ったが，全体に対しては，生活改善のための教室などを通じた非薬物的介入を実施した。表4は1年間の介入の結果であるが，糖尿病群のみならず予備群についても，体重，ヘモグロビンA1c，空腹時血糖値に改善をみており，糖尿病群ではインスリン値，インスリン抵抗性にも改善をみている[6]。

2004年以来，高知県土佐町ではCGAならびに介護予防介入を実施しているが，図7は2004年から2007年までの，土佐町における老人一人あたりの老人医療費の推移を，近隣の町と高知県平均ならびに高知市と比較したものである。2004年から2007年にかけての老人医療費は，他地域では微増しているが，土佐町では毎年低下傾向にある[7]。毎年のCGAと機能健診，生活習慣病に対する介入などが医療費の抑制に寄与している可能性が示唆された。

まとめ

高齢者医療は子どもや成人を対象とする従来の医療とは，質的に異なった面がある。従来の医療が標準的，普遍的な性格を持つのに対して，高齢者医療はすぐれて多様性をもった個人的なものである。通常の医療が生命を至上とするのに対して，高齢者医療では日常生活機能（ADL）とQOLを重視する。一般医療の最終的目標が疾病の診断・治療にあるのに対し，高齢者医療の目標はADLを含め

表 4 薬物を用いずに運動と食事療法のみによる改善

		糖尿病 (n=30)	境界型 (n=87)	正常 (n=79)
体重 (kg)	2006	56.7 (9.4)	55.9 (10.0)	53.8 (8.6)
体重 (kg)	2007	54.4 (9.5)***	54.4 (10.0)****	53.1 (8.7)**
体重：3 kg 以上の減量 (%)		33.3	20.9	15.2
ヘモグロビン A1c	2006 (%)	5.8 (0.5)	5.4 (0.3)	5.3 (0.2)
ヘモグロビン A1c	2007 (%)	5.5 (0.3)****	5.3 (0.3)****	5.2 (0.2)****
ヘモグロビン A1c＞0.4% (%)###		43.3	18.8	8.1
空腹時血糖 (mg/dl)	2006	118.7 (20.8)	103.1 (10.0)	96.0 (6.5)
空腹時血糖 (mg/dl)	2007	110.1 (17.2)**	100.0 (8.4)**	95.4 (6.9)
空腹時血糖：10 mg/dl 以上の改善 (%)####		40.0	20.7	3.8
血漿インスリン値	2006	7.0 (4.0)	5.2 (2.6)	4.5 (3.1)
血漿インスリン値	2007	5.5 (3.4)*	5.0 (3.2)	4.6 (2.6)
血漿インスリン値：0.5 μU/ml 以上の低下 (%)		63.3	45.0	39.7
HOMA-R	2006	2.1 (1.2)	1.4 (0.7)	1.1 (0.7)
HOMA-R	2007	1.5 (0.9)**	1.2 (0.8)	1.1 (0.8)
decrease of HOMA-R＞0.5 (%)##		43.3	15.0	19.2

；$p<0.01$, *；$p<0.001$, ****；$p<0.0001$, The factors were compared between in 2006 and 2007 (paired Student's t-test).

##；$p<0.01$, ###；$p<0.001$, ####；$p<0.0001$, The rates of people with improvement were compared among DM, IGT and NGT (Chai square test).

(Okumiya K, et al. JAGS 56：767-769, 2008 より引用)

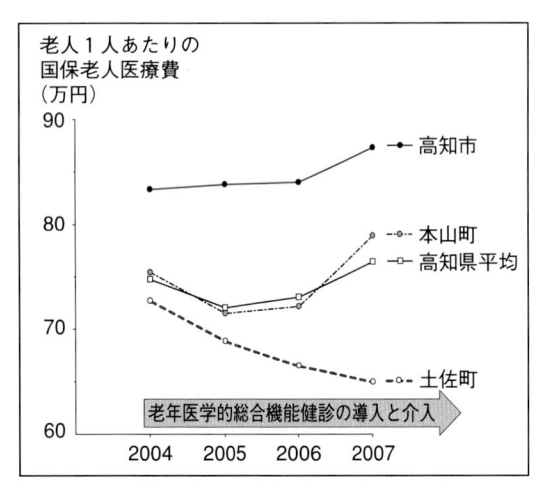

図 7 土佐町における医療費の推移 (2004～2007 年)
(Matsubayashi K, et al. J Am Geriatr Soc：2010 より引用)

た多面的な要因を評価し，生活の自立とQOL の維持向上をめざす．一般医療には高度な専門性が要求されるのに対して，高齢者医療では学際的なチームワークが要請される．通常医療の主たる場が病院であるのに対し，高齢者医療・介護の場は多くの場合，家庭であり地域である．その意味で，通常医療は臨床的であるが，高齢者医療・介護はどちらかというと臨地性（フィールド）が重視されねばならない．本稿では，地域に対するフィールド医学的介入の成績を紹介した．

■ **重要ポイント**

1. 高齢者医療では，生命の予後と同時に，日常生活機能（ADL）と QOL に関する予後が重要である．

2. 高齢者医療は，必ずしも病院のみでは完結しない場合が多く，家庭や地域などの臨地制（フィールド）が重視されねばならない．

3. 高齢者医療では，病院医学と併行してフィールド医学が有用である．

文　献

1) Shimada K, Ozawa T & Matsubayashi K : Dependency of the aged in the community. Lancet, 342 : 1241, 1993.
2) Matsubayashi K, Okumiya K, Osaki Y, et al. : Frailty in elderly Japanese. Lancet, 353 : 1445-1445, 1999.
3) Matsubayashi K, Okumiya K, Wada T, et al. : Secular improvement in self-care independence of old people living in community in Kahoku, Japan. Lancet, 347 : 60, 1996.
4) Matsubayashi K, Okumiya K, Wada T, et al. : Improvement in self-care independence may lower the increasing rate of medical expenses or community-dwelling older people in Japan. J Am Geriatr Soc, 46 : 1484, 1998.
5) Fujisawa M, Ishine M, Okumiya K, et al. : Trends in diabetes. Lancet, 369 : 1257-1257, 2007.
6) Okumiya K, Ishine M, Wada T, et al. : Lifestyle changes after oral glucose tolerance test improve glucose intolerance in community-dwelling elderly people after 1 year. J Am Geriatr Soc, 56 (4) : 767-769, 2008.
7) Matsubayashi K, Ishine M, Wada T, et al. : Community-Based Geriatric Assessment and Preventive Intervention Lowered Medical Expenses for the Elderly. J Am Geriatr Soc, 2010 (in press).

III 副作用予防

(秋下　雅弘)

高齢者における薬物副作用の頻度は若年者より高く，副作用を減らす工夫がより求められる。しかし，副作用の要因も多岐にわたるため，疾患に加えて生活機能などから患者を総合的に評価して予防策を講じる必要があり，そのための重要な手段が高齢者総合的機能評価（CGA）である。高齢者の副作用の特徴および生活機能との関係について概説し，副作用予防にCGAをどのように利用するかについて述べる。

1 高齢者にみられる副作用の頻度と要因

入院症例における検討では，高齢者の6～15％に副作用を認めており[1,2]，60歳未満に比べて70歳以上では1.5～2倍の出現頻度となる。大学病院老年科5施設の入院症例調査でも，全体で9.2％（施設により6.6～15.8％）に薬物有害作用が出現した[3]。米国の調査だが，ナーシングホームでは1年あたり15～20％，外来症例でも1年あたり10％以上に副作用が出現すると報告されている[1]。

高齢者で副作用が増加する要因を表1にまとめた。高齢者の疾患，機能上の多くの特徴が副作用の増加につながることがわかる。特に，アレルギーなど狭義の副作用よりも，薬の効き過ぎや飲み忘れ・飲み間違いなど処方・服薬の過誤（medication error）とみなされるものが多い[2]。したがって，薬物有害作用あるいは薬物有害事象と呼ぶほうが適切であるが，本稿では一般的な用語である副作用を広い意味で用いた。

もう一つ重要な要素として多剤併用が挙げられる。薬剤数が増えるに伴い副作用の頻度は増加するが[2]，薬物相互作用の増加とアドヒアランスなど服薬管理上の問題が原因として考えられる。また，入院時と退院時の投薬数の変化と副作用の関係を調査すると，投薬数の大幅な増減で副作用が特に増加しており[2,3]，大幅な投薬変更が副作用のリスクとなることが示唆される。緊急入院は副作用と関連するが[3]，急性期の集中的治療が副作用をきたすだけでなく，副作用（いわゆる薬剤起因性疾患）のために緊急入院する高齢者も多

表1　高齢者で薬物副作用が増加する要因

【疾患上の要因】
- 複数の疾患を有する→多剤服用
- 慢性疾患が多い→長期服用
- 症候が非定型的→誤診に基づく誤投薬，対症療法による多剤併用

【機能上の要因】
- 臓器予備能の低下（薬物動態の加齢変化）→過量投与
- 認知機能，視力の低下→コンプライアンス低下，誤服用

【社会的要因】
- 過少医療→投薬中断

表 2　薬剤起因性老年症候群と主な原因薬剤

症候	薬剤
ふらつき・転倒	降圧薬（特に中枢性降圧薬，α遮断薬，β遮断薬），睡眠薬，抗不安薬，抗うつ薬（三環系），抗てんかん薬，抗精神病薬（フェノチアジン系），抗パーキンソン病薬（トリヘキシフェニジル），抗ヒスタミン薬
抑うつ	中枢性降圧薬，β遮断薬，H2ブロッカー，抗不安薬，抗精神病薬，抗甲状腺薬
記憶障害	降圧薬（中枢性降圧薬，α遮断薬，β遮断薬），睡眠薬・抗不安薬（ベンゾジアゼピン），抗うつ薬（三環系），抗てんかん薬，抗精神病薬（フェノチアジン系），抗パーキンソン病薬，抗ヒスタミン薬（H2ブロッカー含む）
せん妄	抗パーキンソン病薬，睡眠薬，抗不安薬，抗うつ薬（三環系），抗ヒスタミン薬（H2ブロッカー含む），降圧薬（中枢性降圧薬，β遮断薬），ジギタリス，抗不整脈薬（リドカイン，メキシレチン），気管支拡張薬（テオフィリン，ネオフィリン），副腎皮質ステロイド
食欲低下	非ステロイド性消炎鎮痛薬（NSAID），アスピリン，緩下剤，抗菌薬，ビスホスホネート，抗不安薬，抗精神病薬，トリヘキシフェニジル
便秘	睡眠薬・抗不安薬（ベンゾジアゼピン），抗うつ薬（三環系），膀胱鎮痙薬，腸管鎮痙薬（ブチルスコポラミン，プロパンテリン），H2ブロッカー，αグルコシダーゼ阻害薬，抗精神病薬（フェノチアジン系），トリヘキシフェニジル
排尿障害・尿失禁	抗うつ薬（三環系），腸管鎮痙薬（ブチルスコポラミン，プロパンテリン），膀胱鎮痙薬，H2ブロッカー，睡眠薬・抗不安薬（ベンゾジアゼピン），抗精神病薬（フェノチアジン系），トリヘキシフェニジル，α遮断薬，利尿薬

い。

2　副作用と日常生活機能

　高齢者では重症の副作用が多く見られるので，他の重篤な疾患と同様，副作用の結果，日常生活機能低下をきたすことがある。さらに，生活機能の低下に結びつく副作用として注意が必要なのは，歳や病気のせいにして見落としがちな薬剤起因性老年症候群である。**表2**に示すように，生活機能の低下と密接に関連する様々な症状が薬剤によって引き起こされる。それも一部の降圧薬や精神神経用薬が多くの老年症候群の原因となりうることは特筆するべきである。これらの薬剤の多くは「高齢者に対して特に慎重な投与を要する薬物のリスト」[4]に含まれており，薬剤起因性老年症候群が疑われれば優先的に中止を考慮したい。

　逆に，日常生活機能の低下が副作用の発症に関係することも考えられる。上述した老年科の多施設調査[3]では，副作用の有無で比較

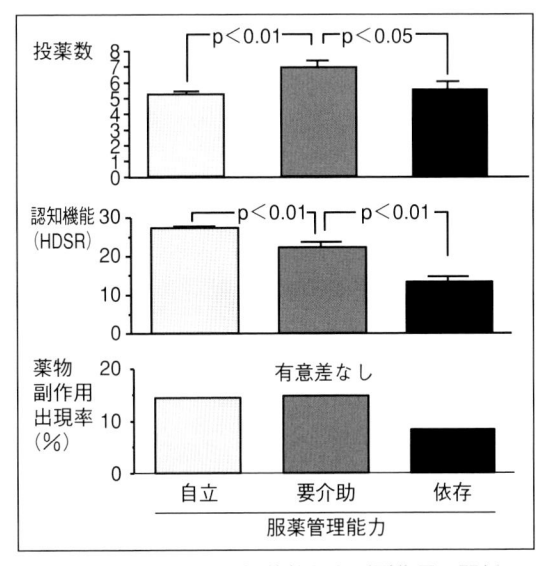

図 1　服薬管理能力と投薬数および副作用の関係
(Akishita M, et al. J Am Geriatr Soc 50：400, 2002 より引用)

すると，認知機能，基本的日常生活動作（ADL）に差はなかったが，副作用例のほうがうつ傾向で意欲も低く，老年症候群も多数有していた。入院症例の調査[5]では，認知機能低下群では服薬管理能力（手段的ADLの

表3 高齢入院患者の処方薬剤数と関連する因子：薬剤数を目的変数とした重回帰分析
(1996〜2008年の東大老年病科入院データベースから60歳以上の2,320名を対象に解析した)

	標準回帰係数	p値
疾患数	.298	<0.001
老年症候群の数	.188	<0.001
認知機能（HDSR）	.185	<0.01
抑うつ（GDS）	.092	<0.05

HDSR：長谷川式簡易知能評価スケール
GDS：Geriatric Depression Scale
年齢，性，服薬自立，基本的ADL，意欲は独立した関連を示さなかった．

一項目）が低いものの，処方薬剤数が少なく，その結果なのか副作用もむしろ少なかった（図1）．認知症など服薬管理能力の低下例でアドヒアランスに対する配慮がなされるのは当然であろう．東大老年病科で最近行った入院症例解析でも，認知機能障害では薬剤数が少なかったが，老年症候群，特に抑うつは多剤併用と関連しており注意する必要がある（表3）．一方，高齢入院症例のアドヒアランスは用法や薬効の理解度，認知機能，コミュニケーション能力，薬剤容器の開封能力，処方薬剤数，最近の処方変更と関係することが報告されている[6]．

3 生活機能からみた副作用予防対策

高齢者の副作用予防・診断のための注意点を表4にまとめた．高齢者で必ずしも服薬アドヒアランスが低下するわけではないが，処方薬剤数の増加，認知機能および視力・聴力の低下などに伴うアドヒアランスの低下が高齢者における副作用増加の一因となっている可能性がある．認知機能だけでなくコミュニケーション能力も適切に評価して，服薬管理能力が低下していると判断された症例では，服薬状況と副作用を常に確認するだけでなく，なるべく薬剤数と服薬回数を減らす．それでも服薬管理に問題がある場合は，一包化や服薬カレンダーを用いた工夫と介護者による服薬介助の導入を検討するべきである．服薬管理能力に問題が大きいのに社会的・経済的理由で介護者を確保できない場合は，例えば糖尿病の血糖コントロールなどに安全域を広く取った処方態度が求められる．

表4 高齢患者における副作用の予防・診断および治療の注意点

1. 危険因子
   多剤服用（6剤以上），他科・他院からの処方
   認知症，視力低下，難聴などコミュニケーション障害
   抑うつ，意欲低下，低栄養
   腎障害（慢性腎不全），肝障害（慢性肝炎，肝硬変）

2. 定期チェック
   薬剤服用（コンプライアンス），薬効の確認
   一般血液検査；肝障害，腎障害，白血球減少など
   薬物血中濃度（必要なもの）

3. 診断
   意識障害，食欲低下，低血圧など，すべての新規症状について，まず薬物有害作用を疑う．
   新規薬剤服用に伴う皮疹，呼吸困難では薬物アレルギーを疑う．

4. 治療
   原因薬剤の中止・減量；場合によってはすべての薬剤を中止して経過を観察．中止により原病が悪化することあり注意．
   薬物療法；症候が重篤な場合，対症療法として行う．薬剤性胃炎に対しては，予防的投薬も考慮．

＊日常生活機能と老年症候群は太字で示した．

生活機能低下例は，副作用のハイリスク群であるだけでなく，副作用を感知しそれを周囲に伝える能力も低下している．食欲低下や低栄養，意識障害のような老年症候群で発症することも多く，老年症候群の有無と重症度を把握しておくことも副作用の早期発見には有用である．抑うつ症例では，症状自体が副作用である可能性と，愁訴に応じて処方していると多剤になることを念頭に置いて，傾聴など丁寧な対応を心がけることが重要である．

■ 重要ポイント

1. 老年症候群をきたしやすい薬剤があることに注意する．
2. 認知機能など服薬管理能力の評価が副作用の予防に重要である．

文　献

1) Rothschild JM, Bates DW & Leape LL：Preventable medical injuries in older patients. Arch Intern Med, 160：2717-2728, 2000.
2) 鳥羽研二, 秋下雅弘, 水野有三, ほか：シンポジウム「老年者の薬物療法」；薬剤起因性疾患. 日老医誌, 36：181-185, 1999.
3) 秋下雅弘, 寺本信嗣, 荒井秀典, ほか：高齢者薬物療法の問題点；大学病院老年科における薬物有害作用の実態調査. 日老医誌, 41：306-306, 2004.
4) 日本老年医学会, 編：高齢者の安全な薬物療法ガイドライン 2005. メジカルビュー社, 2005.
5) Akishita M, Nagano K, Ouchi Y, et al.：Adverse drug reactions in older people with dementia. J Am Geriatr Soc, 50：400, 2002.
6) 葛谷雅文, 遠藤英俊, 梅垣宏行, ほか：高齢者服薬コンプライアンスに影響を及ぼす諸因子に関する研究. 日老医誌, 37：363-370, 2000.

第2章
どのようなことを調べるのか、その意味は

第2章 どのようなことを調べるのか，その意味は

I　健康度，虚弱，IADL，QOL の評価

（和田　泰三　　松林　公蔵）

WHO 憲章によると，「健康」（health）とは「身体的・精神的・社会的に完全に良好な状態であり，たんに病気あるいは虚弱でないことではない」と定義されている。しかし 1999 年以降，これらに加えて「霊的（spiritually）にも完全に良好な動的状態（dynamic）である」と再定義することが議論されてきた。一方，虚弱という概念は，機能障害（impairment）―能力低下（disability）―社会的不利（handicap）という国際障害分類（ICIDH, 2001 年に ICF に改定）の基本的概念のなかで，能力の低下した対象というとらえ方が広まってきたと考えられる。Fried らは虚弱（frailty）をより具体的に体重減少，疲労感（exhaustion），身体活動能力（physical activity）低下，歩行速度低下，握力低下で定義することを提唱している[1]。

本項では「健康度」を，次項で詳述されるADL（Activities of Daily Living）を評価するとともに，「社会的背景とライフスタイル」，「IADL（instrumental ADL）を含めた活動能力」「活動に必要な個人の行動能力」「Quality of Life（QOL：生活の質）」を評価することで測定しうるものとする。

1 社会的背景とライフスタイルの評価

生活機能の総合評価でもとめられるのは個人，社会を包含した包括した視点である。一般的に言って，医療は生命の維持と臓器病変のみに関心をあつめ，それ以外の問題を顧みる余裕がなかったのも実情であった。その患者がどのような暮らしを営み，どのような家族と仲間がいて何を食べ，日常生活上でどのような課題を抱えているのか，こういった問題は臓器別診療ではほとんど無視されてきたが，高齢者の健康状態は，臓器の疾病など生物学的要因のみならず，社会環境要因やライフスタイルと大きく関連することがしられており，その評価は重要である[2]。

筆者等が地域在住高齢者の社会的背景とライフスタイルを評価するために使用しているプロトコルを示す（表1）。ケアプラン作成に際してはこれらに加え，住宅環境についてもよく把握し，「介護のキーパースンは誰か」という観点からも判定する必要がある。

2 IADL の評価

Lawton は自立能力と障害について，生命維持，機能的健康，知覚・認識，身体的自立，手段的自立，状況対応，社会的役割の7つに段階的に分類することを提唱した。このうち，身体的自立は基本的 ADL に，手段的自立は手段的 ADL（instrumental ADL）に相当する。表2 は Lawton と Brawdy が 1969 年に発表した IADL 尺度[3]で，買い物・食事の支度，洗濯などの家事動作，電話の使用，外出時の公共交通機関の利用，家計管理や家屋の維持，服薬などの動作が出来るか否かでこれを測定するものである。しかしながら，洗濯が出来るか否かの質問が手洗いによるものを想定している点や，食事の準備，家事，洗濯の3項目については男性の評価対象から外されており，現在の日本の実情にあわない点がある。一方，古谷野らの開発した老研式活動能力指標[4,5]は 13 項目からなり（表3），1～5を手段

表1 社会的背景とライフスタイルの評価

問1 結婚していますか
　　3. 結婚し配偶者も健在　　2. 死別した　　1. 離婚した　　0. 未婚

問2 どなたと同居していますか
　　3. 子供または親と同居（子供や親が近くに住んでいて，毎日行き来する場合も含む）
　　2. 配偶者と二人暮らし　　1. 兄弟や孫，親類または他人と同居　　0. 一人暮らし

問3 普段，あなたは食事を一人でとることが多いですか？
　　1. はい　　2. いいえ

問4 普段の仕事やスポーツ，娯楽で体を動かす頻度はどれくらいですか。
　　3. 5回/週以上　　2. 3～4回/週　　1. 1～2回未満/週　　0. ほとんどしない

問5 職業はなにをされていましたか？

問6 最終学校はどこでしたか？

問7 お酒を飲みますか
　　3. 飲まない　　2. ときどき飲む　　1. 毎日飲んでいる　　0. わからない

問8 煙草を吸いますか
　　3. 以前から吸わない　　2. 過去に吸ったが現在は吸わない
　　1. 現在吸う（1日に20本まで）　　0. 1日20本以上吸う

的自立，6～9を知的能動性，10～13を社会的役割としているが，13点満点の総合点の他に，手段的自立5項目5点満点はIADL評価方法として現在広く使われている。

3 定量的行動機能評価方法

1）Timed "Up and Go" test[6]

歩行動作と姿勢反射の安定度，敏捷性を評価する。

ⅰ）測定方法

肘掛けのない椅子に座った状態から，起立し，通常歩行する速度で3mの距離を往復し，再び椅子に座るまでに要する時間を測定する。

点数は測定した時間をそのまま秒で表示したものになる。

ⅱ）測定上の留意点

被験者に「日常の歩く速さで普通に歩いてください」と注意し，決して急がせないことが重要である。

ⅲ）判定の解釈

時間が短いほど，歩行動作と姿勢反射が安定していると考えられる。

75歳以上の地域在住高齢者309名（平均年齢80.9歳）のUp and Goテストの平均値は13.7秒であった（2008年の高知県T町）。

・17秒以上は3年後の基本的ADL低下に対してオッズ比2.9倍のリスクをもつ[7]。

・16秒以上は将来の転倒に対してオッズ比の有意な危険因子である。

・14秒以上は3年後のIADL低下に対してオッズ比3.3倍のリスクをもつ。

2）Functional Reach（FR）[8,9]

姿勢反射機能と身体の柔軟性を評価する。

ⅰ）測定方法

まず直立に起立し，上肢を前方に水平挙上させ，次にかかとをあげない範囲で可能な限り手を前方へのばさせる。直立時の上肢の指先の位置と前方へのばした時の指先の位置の水平距離を測定する。

表 2 IADL 尺度 (Lawton & Brody)

項目	採点 男性	採点 女性
A 電話を使用する能力		
1. 自分から電話をかける	1	1
2. 2～3のよく知っている番号をかける	1	1
3. 電話にでるが自分からかけることはない	1	1
4. まったく電話を使用しない	0	0
B 買い物		
1. すべての買い物は自分で行う	1	1
2. 少額の買い物は自分で行える	0	0
3. 買い物にいくときはいつも付き添いが必要	0	0
4. まったく買い物はできない	0	0
C 食事の準備		
1. 適切な食事を自分で計画し準備し給仕する		1
2. 材料が供与されれば適切な食事を準備する		0
3. 準備された食事を温めて給仕する，あるいは食事を準備するが適切な食事内容を維持しない		0
4. 食事の準備と給仕をしてもらう必要がある		0
D 家事		
1. 家事を一人でこなす，あるいは時に手助けを要する（例：重労働など）		1
2. 皿洗いやベッドの支度等の日常的仕事はできる		1
3. 簡単な日常的仕事はできるが，妥当な清潔さの基準をたもてない		1
4. すべての家事に手助けを必要とする		1
5. すべての家事にかかわらない		0
E 洗濯		
1. 自分の洗濯は完全に行う		1
2. ソックス，靴下のゆすぎなど簡単な選択をする		1
3. すべて他人にしてもらわなければならない		0
F 移送の形式		
1. 自分で公的機関を利用して旅行したり自家用車を運転する	1	1
2. タクシーを利用して旅行するが，その他の公的輸送機関は利用しない	1	1
3. 付き添いがいたり皆と一緒なら公的輸送機関で旅行する	1	1
4. 付き添いか皆と一緒で，タクシーか自家用車に限り旅行する	0	0
5. まったく旅行しない	0	0
G 自分の服薬管理		
1. 正しいときに正しい量の薬を飲むことに責任が持てる	1	1
2. あらかじめ薬が分けて準備されていればのむことができる	0	0
3. 自分の薬を管理できない	0	0
H 財産取り扱い能力		
1. 経済的問題を自分で管理して一連の収入を得て，維持する（予算，小切手書き，掛け金支払い，銀行へいく）	1	1
2. 日々の小銭は管理するが，預金や大金などでは手助けを必要とする	1	1
3. 金銭の取り扱いができない	0	0

右端の合計点，男性5点満点，女性8点満点で評価する。
(長寿科学総合研究 CGA ガイドライン研究班：高齢者総合的機能評価ガイドライン．p263，厚生科学研究所，2003 より引用)

表3 老研式活動能力指標

1. バスや電車を使ってひとりで外出できますか	はい　いいえ
2. 日用品の買い物ができますか	はい　いいえ
3. 自分で食事の用意ができますか	はい　いいえ
4. 請求書の支払いができますか	はい　いいえ
5. 銀行預金・郵便貯金の出し入れが自分でできますか	はい　いいえ
6. 年金などの書類が書けますか	はい　いいえ
7. 新聞を読んでいますか	はい　いいえ
8. 本や雑誌を読んでいますか	はい　いいえ
9. 健康についての記事や番組に興味がありますか	はい　いいえ
10. 友だちの家を訪ねることがありますか	はい　いいえ
11. 家族や友だちの相談にのることがありますか	はい　いいえ
12. 病人を見舞うことができますか	はい　いいえ
13. 若い人に自分から話しかけることがありますか	はい　いいえ

（古谷野亘，柴田　博，中里克治，ほか：地域老人における活動能力の測定—老研式活動能力指標の開発．日本公衆衛生雑誌 34(3)：109-114, 1987 より許諾を得て転載）

表4　ボタンスコアの記録方法
Button-S

ホック　つける	Sec	/10=	検査者サイン
ボタン（大）はずす	Sec	/10=	
ボタン（小）はずす	Sec	/5=	
ボタン（小）つける	Sec	/5=	
ボタン（大）つける	Sec	/10=	
合計			

一個あたりに要する時間を合計したものがボタンスコア（Button-S）となる。

ⅱ）判定の解釈

距離が長いほど柔軟性が高く姿勢が安定していると考えられる。35 cm 以上は安定。

75歳以上の高知県 T 町地域在住高齢者309 名（平均年齢 80.9 歳）の FR 平均値は24.1 cm±8.0 であった。

3）ボタンテスト（Button-S）[10]

指先の巧緻運動機能を定量的に評価する。

ⅰ）測定方法

2種類の大きさのボタン（大 10・小 5）とホック[10]を縫いつけたパネルを用意し、そのボタンのつけ外しに要する時間を測定し、一つあたりに要する時間の平均値を総和してスコア化する（Button-S, 表4）。

ⅱ）判定の解釈

Button-S が低いほど、ボタンのつけ外しに要する時間が短く、指先の巧緻運動がすぐれていることを示す。

75歳以上の地域在住高齢者 309 名（平均年齢 80.9 歳）の Button-S 平均値は 14.1 + 4.9 であり、17 以上は 3 年後 ADL 低下に対してオッズ比 2.3 の有意なリスク因子である。

4 QOL 評価方法

QOL の評価方法はさまざまなものが存在するが、健康関連 QOL では、Sickness Impact Profile（SIP）[11]や SF-36[12~14]などの包括的な尺度が国際的によく用いられる[15]。しか

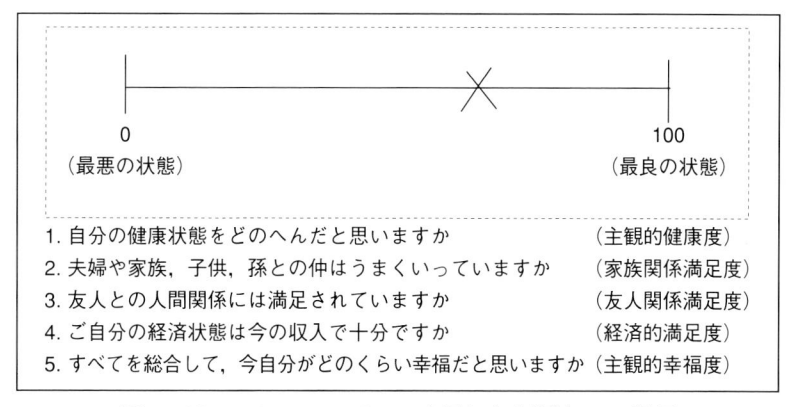

```
    |—————————————×———————|
    0                    100
(最悪の状態)           (最良の状態)

1. 自分の健康状態をどのへんだと思いますか      （主観的健康度）
2. 夫婦や家族，子供，孫との仲はうまくいっていますか （家族関係満足度）
3. 友人との人間関係には満足されていますか      （友人関係満足度）
4. ご自分の経済状態は今の収入で十分ですか      （経済的満足度）
5. すべてを総合して，今自分がどのくらい幸福だと思いますか （主観的幸福度）
```

図 1　Visual Analogue Scale を用いた主観的 QOL 評価
(Matsubayashi K, et al. Lancet 350(9090)：1521-1522, 1997. Morrison DP. Acta Psychiatr Scand 68(6)：408-413, 1983 を参考に著者改変)

しながら欧米人を対象に開発されたこれらの指標は物事を論理的にかつデジタルに割り切って考える習慣の乏しい日本人，特に高齢者には明確に答えにくい問題も少なくない。また SIP は 136 項目，SF-36 は 36 項目からなり，それぞれ回答に相当な時間を要するため，総合的評価のなかでは使用しにくい点がある。

この点，100 mm の線分上にしるしをつけてもらい，左端からの距離をスコアとした Visual Analogue Scale (VAS)[16,17]（図1）は簡便で使用しやすい。高齢者の QOL は多要因から構成され，健康のみならず社会経済状態，環境要因も密接にからみあっていることを考慮し，筆者等は主観的健康度，家族関係満足度，友人関係満足度，経済的満足度，主観的幸福度の5項目を VAS で測定しているが，食欲や睡眠等をこの手法で評価することも有用である。類似のものは Euro-QOL[18] のなかに縦型 VAS として採用されている。これは 20 cm の垂直線分の上端を「想像可能な最高の健康状態」，下端を「想像可能な最悪の健康状態」として「今日の自分の健康状態」を記すものであるが，横型・縦型ともに VAS は単純性に力点がおかれており，多国間比較が容易である。臨床試験の成果指標としてはあまりつかわれないものの，高齢者の一般的な QOL 評価としては簡便で有用である。

■ 重要ポイント

1. 健康度は ADL・IADL・社会的背景とライフスタイル・活動に必要な行動能力・QOL を評価することで測定しうるものとした。

2. 老健式活動能力指標 13 項目のうち，公共交通機関の利用，買い物，食事の支度，請求書の支払い，貯金の出し入れに関する 5 項目（手段的自立）は IADL の評価方法として有用である。

3. Up and Go テストは歩行動作と姿勢反射の安定度を評価するのに有用であるが，14 秒以上は 3 年後の IADL 低下に対してオッズ比 3.3 倍のリスクをもつ。

文　献

1) Fried LP, Tangen CM, Walston J, et al.：Frailty in older adults；evidence for a phenotype. J Gerontol A Biol Sci Med Sci, 56 (3)：M146-156, 2001.

2) 長寿科学総合研究 CGA ガイドライン研究班：高齢者総合的機能評価ガイドライン．厚生科学研究所，2003.

3) Lawton MP & Brody EM：Assessment of older people；self-maintaining and instrumental activities of daily living. Gerontologist, 9 (3)：179-186, 1969.

4) 古谷野亘, 柴田博, 中里克治, ほか：地域老人における活動能力の測定―老研式活動能力指標の開発. 日本公衆衛生雑誌, 34（3）：109-114, 1987.

5) Koyano W, Shibata H, Nakazato K, et al.：Measurement of competence；reliability and validity of the TMIG Index of Competence. Arch Gerontol Geriatr, 13（2）：103-116, 1991.

6) Podsiadlo D & Richardson S：The timed "Up & Go"；a test of basic functional mobility for frail elderly persons. J Am Geriatr Soc, 39（2）：142-148, 1991.

7) Okumiya K, Matsubayashi K, Nakamura T, et al.：The timed "Up & Go" test and manual button score are useful predictors of functional decline in basic and instrumental ADL in community-dwelling older people. J Am Geriatr Soc, 47（4）：497-498, 1999.

8) Duncan PW, Weiner DK, Chandler J, et al.：Functional reach；a new clinical measure of balance. J Gerontol, 45（6）：M192-197, 1990.

9) Weiner DK, Duncan PW, Chandler J, et al.：Functional reach；a marker of physical frailty. J Am Geriatr Soc, 40（3）：203-207, 1992.

10) 小澤利男, 江藤文夫, 高橋龍太郎：高齢者の生活機能評価ガイド. 医歯薬出版, 1999.

11) Bergner M, Bobbitt RA, Carter WB, et al.：The Sickness Impact Profile；development and final revision of a health status measure. Med Care, 19（8）：787-805, 1981.

12) Fukuhara S, Bito S, Green J, et al.：Translation, adaptation, and validation of the SF-36 Health Survey for use in Japan. J Clin Epidemiol, 51（11）：1037-1044, 1998.

13) Fukuhara S, Ware JE, Jr., Kosinski M, et al.：Psychometric and clinical tests of validity of the Japanese SF-36 Health Survey. J Clin Epidemiol, 51（11）：1045-1053, 1998.

14) 福原俊一, 鈴鴨よしみ：SF-36日本語版v2.0^{TM}マニュアル. NPO健康医療評価研究機構, 2009.

15) ピーター・M・フェイヤーズ, デビッド・マッキン：QOL評価学. 中山書店, 2005.

16) Matsubayashi K, Okumiya K, Osaki Y, et al.：Quality of life of old people living in the community. Lancet, 350（9090）：1521-1522, 1997.

17) Morrison DP：The Crichton Visual Analogue Scale for the assessment of behaviour in the elderly. Acta Psychiatr Scand, 68（6）：408-413, 1983.

18) Brooks R：EuroQol；the current state of play. Health Policy, 37（1）：53-72, 1996.

第2章 どのようなことを調べるのか，その意味は

II 障害の評価（ADL）

(飯島　節)

1 障害の分類

いわゆる障害にはさまざまな種類があり，またそれぞれの障害自体にも多様な側面がある。障害の分類については，従来，医学領域では，国際障害分類（ICIDH）に基づく，疾病（disease）によって機能形態的障害（impairments）がもたらされ，それが能力障害（disabilities）から社会的不利（handicaps）へと繋がっていくという，いわゆる三層構造によって理解されてきた。その後，障害を疾病の単なる結果として一方向性に捉えるだけではなく，機能形態的障害と活動制限と社会参加の制約が相互に影響しあっていることに注目が集まり，これらを双方向性に捉えることの重要性が認識されるようになった。それがICIDHの改訂に反映されて，2001年に国際生活機能分類（International Classification of Functioning, Disability and Health：ICF）が採択された。ICFでは，従来の三層構造に対応する心身機能・身体構造と活動・参加の要素に加えて，環境因子と個人因子からなる背景因子の観点が加わり，例えばバリアフリー等の生活環境についても評価できる構成になっている（**表1**）。また，ICIDHが能力障害や社会的不利などの否定的側面に注目した分類であったのに対して，ICFは活動や参加といった肯定的側面から分類するものになっている。本項ではこうした幅広い側面を持った障害のうち，基本的ADLの障害に絞ってその評価法について述べる。

表1　ICFの概念

	第1部：生活機能と障害		第2部：背景因子	
構成要素	心身機能・身体構造	活動・参加	環境因子	個人因子
領域	心身機能 身体構造	生活・人生領域 （課題，行為）	生活機能と障害への 外的影響	生活機能と障害への 内的影響
構成概念	心身機能の変化 （生理的） 身体構造の変化 （解剖学的）	能力 標準的環境における 課題の遂行 実行状況 現在の環境における 課題の遂行	物的環境や社会的環境，人々の社会的な態度による環境の特徴がもつ促進的あるいは阻害的な影響力	個人的な特徴の影響力
肯定的側面	機能的・構造的 統合性	活動 参加	促進因子	非該当
	生活機能			
否定的側面	機能障害 （構造障害を含む）	活動制限 参加制約	阻害因子	非該当
	障害			

（厚生労働省：「国際生活機能分類―国際障害分類改訂版―」（日本語版）http://www.mhlw.go.jp/houdou/2002/08/h0805-1.html より引用）

表 2 バーセル・インデックス

		要介助	自立
1	食事（食物を切ってもらう必要があれば要介助）	5	10
2	車椅子とベッド間の移動（ベッド上での起き上がりを含む）	5〜10	15
3	整容（洗面，整髪，ひげ剃り，歯磨き）	0	5
4	用便動作（便器への移動，衣服の始末，拭き取り，水洗操作）	5	10
5	入浴	0	5
6	平地歩行	10	15
	歩けないが車椅子を駆動できる（*歩けない場合にのみ加算する）	0*	5*
7	階段昇降	5	10
8	更衣（靴の紐結びやファスナーの上げ下ろしを含む）	5	10
9	排便コントロール	5	10
10	排尿コントロール	5	10
	上記の状態より悪い場合には，何れも0点とする。		

（飯島 節，吉野貴子：ADLの評価．高齢者総合的機能評価ガイドライン（鳥羽研二，監修）．pp136-144，厚生科学研究所，2003より引用）

2 日常生活動作（活動）（activities of daily living：ADL）とは

朝目覚めてから夜床につくまでの毎日の生活の中で，誰もが当たり前に遂行している動作や活動をADLという。ADLには，食事，排泄，歩行，入浴，更衣などの身の回りの動作を中心とする基本的ADL（Basic ADL：BADL）と，買い物や食事の準備それに公共の交通機関を利用した外出など，自立した社会生活に必要な活動からなる手段的ADL（Instrumental ADL：IADL）とがあるが，本項ではBADLの評価法を中心に解説する。

先に述べたように，疾病は単に生命を脅かしたり臓器の機能を障害したりするだけでなく，疾病による機能形態障害（impairment）は能力障害（disability）の原因となり，ひいては社会的に不利（handicap）な状況を生み出す。その結果もたらされる活動の制限が社会参加（participation）を制約し，今度は逆に健康を損なう原因にもなる。そこで，高齢者の人間らしい生活の実現と健康の維持のためには，疾病の診断のみではなく能力障害や活動制限の評価，すなわちADLの評価が必要となる。ADLの評価は，リハビリテーションの目標設定やその効果判定，環境に起因する問題点の発見，介護の必要性の評価などに不可欠である。必要に応じて随時評価してよいが，定期的に評価することにより，問題の早期発見や経過判定に役立てることもできる。

3 基本的ADLの評価法

数多くの基本的ADL評価法が利用されているが，世界中でもっとも普及しているのはバーセル・インデックス（Barthel Index：BI）である（表2）。BIは食事，排泄，移動などの10項目からなり，それぞれの項目に重み付けされた配点がされており，合計点を算出する。BIの具体的な採点基準は表3に示す通りである。BIの総得点は活動能力を示すものであって，100点満点であるからといって，独居可能であることを意味しない。

BIは1965年に出版されているが，それに先立って1955年から米国メリーランド州の慢性疾患病院において，主として神経筋疾患

表 3 バーセル・インデックスの採点基準

1. **食事**
   - 10：自立。手の届く範囲に食物を置いてもらえれば自分で取って食べられる。必要に応じて自助具を使用して，食物を切ったり，調味料をかけたり，バターを塗ったりできる。標準的な時間内に食べ終えることができる。
   - 5：食物を切るなどの上記の動作に，ある程度介助を必要とする。

2. **車椅子とベッド間の移動**
   - 15：移動のすべての段階が自立している。車椅子でベッドに近付き，ブレーキを掛け，フットレストを上げ，ベッド上に安全に移動し，横臥できる。ついで起きあがってベッド端に腰掛け，必要に応じて車椅子の向きを変え，ふたたび安全に車椅子に移乗できる。
   - 10：以上の動作の何れかの段階で最小限の介助を要したり，安全のために声掛けや監視を必要としたりする。
   - 5：車椅子に腰掛けることはできるが，ベッドから抱え上げてもらう必要がある。あるいは移動に多くの介助を必要とする。

3. **整容**
   - 5：手洗い，洗顔，髪梳き，歯磨き，ひげ剃りができる。ひげ剃りの道具の種類は問わないが，刃の付け替え，コンセントへの差し込み，戸棚からの取り出しなどが自分でできること。女性の場合には，化粧は自分でできなくてはならないが，髪を編んだりセットしたりできる必要はない。

4. **用便動作**
   - 10：便器に腰掛ける，便器から離れる，衣服をゆるめる，衣服を整える，衣服が汚れるのを防ぐ，トイレットペーパーを使用するなどの動作が介助なしにできる。必要に応じて手すりなどを利用してよい。差し込み便器を使用する場合には，便器の設置や洗浄もできること。
   - 5：安定な姿勢保持や，衣服の着脱，トイレットペーパーの使用などに介助を要する。

5. **入浴**
   - 5：浴槽を使用してもシャワーのみでもよいが，すべての動作を他人の存在なしに遂行できる。

6. **平地歩行**
   - 15：少なくとも45m，介助や監視なしに歩ける。補装具や杖を使用してもよいが，車輪付きの歩行器は不可。立ったり座ったりする時には，下肢装具のロックの操作や，補助具を設置したり片づけたりすることもできる。（補装具の着脱は「更衣」の項で評価する。）
   - 10：上記の何れかの場面で介助や監視を必要とするが，最小限の介助で少なくとも45m歩ける。

6a. **車椅子の駆動**
   - 5：歩くことはできないが，自力で車椅子を駆動できる。角を曲がったり，方向転換したり，テーブルやベッド，便器などに乗りつけたりできる。車椅子を駆動して，少なくとも45m進めること。「歩行」で得点している場合にはこの項目は加算しない。

7. **階段昇降**
   - 10：1階分の階段を介助や監視なしに安全に上り下りできる。必要に応じて手すりや杖を使用してよい。自分で杖を持ち運べること。
   - 5：上記の何れかの場面で介助や監視を必要とする。

8. **更衣**
   - 10：すべての衣服の着脱，ボタン留め，ファスナーの上げ下ろし，靴の紐結びができる。治療用に処方されたコルセットや補装具の着脱も含む。必要に応じて，ズボン吊りや紐無し靴，前開きドレスなどを使用してよい。
   - 5：上記の何れかに介助を必要とする。しかし，少なくとも半分以上は自分でできること。標準的な時間内にできなくてはならない。女性では，治療用に処方されている場合を除き，ブラジャーやガードルの使用について評価する必要はない。

9. **排便コントロール**
   - 10：随意的に排便でき，失敗することはない。必要なら坐薬の使用や浣腸もできる（排便訓練中の脊損患者などの場合）。
   - 5：ときに失敗するか，坐薬の使用や浣腸に介助を必要とする。

10. **排尿コントロール**
    - 10：昼夜を問わず随意的に排尿できる。尿器などの装置を必要とする脊損患者の場合には，バッグの装着や洗浄も自力でき，昼夜を問わず尿漏れがないこと。
    - 5：ときに失敗する。トイレに間に合わなかったり，尿器の使用などに介助が必要だったりする。

上記の状態より悪い場合には何れも0点とする。

（飯島 節，吉野貴子：ADLの評価．高齢者総合的機能評価ガイドライン（鳥羽研二，監修）．pp136-144，厚生科学研究所，2003より引用）

表 4 Functional Independence Measure（FIM）

セルフケア	食事，整容，清拭，更衣（上半身），更衣（下半身），トイレ動作
排泄コントロール	排尿コントロール，排便コントロール
移乗	ベッド・椅子・車椅子，トイレ，浴槽・シャワー
移動	歩行・車椅子，階段
コミュニケーション	理解，表出
社会的認知	社会的交流，問題解決，記憶

合計 18 項目（18〜126 点）

表 5 FIM の採点基準

点数	介助者	手出し	手助けの程度
7	不要	不要	完全自立：すべての課題を，通常通りに，適切な時間内に，安全に遂行できる
6	不要	不要	修正自立：課題を遂行するのに，補助具の使用，通常以上の時間，投薬，安全（危険）性の配慮のうち何れかが必要である
5	必要	不要	監視・準備：身体に触れる必要は無いが，介助者による待機や指示，または準備や用意が必要である
4	必要	必要	最小介助：手で触れる程度の介助が必要だが，課題の 75％以上を自分で遂行できる
3	必要	必要	中等度介助：手で触れる程度以上の介助が必要だが，課題の 50％以上，75％未満を自分で遂行できる
2	必要	必要	最大介助：課題の 25％以上，50％未満自分で行う
1	必要	必要	全介助：課題の 25％未満しか自分で行わない

患者のリハビリテーションの効果を判定する目的で使用されていた[1]。開発者の Barthel は理学療法士であり，当初 BI の評価は主として看護師によって行われていた。注目すべき点は，環境条件が ADL に影響を与えることが，ICF に先立つ約 40 年前に指摘されていることである。車椅子でも出入りしやすい広い戸口，玄関のスロープ，すべての居室が同一平面にあること，トイレや風呂場の手すり，身体に合った車椅子などが，必要な条件として例示され，こうした特別な環境条件を必要とする場合には，BI の結果にそれを付記することが推奨されている。また，身体的な補助はまったく受けていなくても，誰かの声掛けや見守りを必要とする場合には，自立とは見なさないということも重要である。

以上のように BI が評価しようとしているものには，本人の身体機能だけではなく，本来は生活環境も含まれている。すなわち，ADL の評価は本人が普段生活している場所で実施すべきであり，また ADL を向上させるためには，身体的な機能訓練ばかりでなく環境への働きかけ，例えば住宅改修や車椅子の導入なども同じように重要であることがわかる。

4 総合的な ADL の評価法

リハビリテーション医療の現場でよく用いられている ADL 評価法に Functional Independence Measure（FIM）がある。FIM は，BADL に含まれる項目の他にコミュニケーションや社会的認知に関する項目を加えた計 18 項目から成っており，実際の家庭での生活能力をより具体的に評価できる（表 4）。それぞれの項目は細かく 7 段階で評価されるため僅かな変化の検出感度に優れており，リハビ

リテーションの効果の評価法として有用である（表5）。わが国ではFIMを我流で評価している場合が少なくないが，本来は正規の講習を受けた上で実施することが求められている。

> ■ 重要ポイント
> 1. 障害の分類には国際生活機能分類（ICF）が用いられる。
> 2. 障害の評価においては，心身機能・身体構造ばかりではなく，活動・参加や環境因子の評価も重要である。
> 3. 基本的ADLの評価法としてはバーセル・インデックスやFIMがよく用いられる。

文　献

1) Mahoney FI & Barthel DW：Functional evaluation；The Barthel Index. Md St Med J, 14：61-65, 1965.
2) 飯島　節，吉野貴子：ADLの評価．高齢者総合的機能評価ガイドライン（鳥羽研二，監修）．pp136-144，厚生科学研究所，2003．

III 認知機能の評価
a）スクリーニング

（山田　如子）

　高齢者の認知機能をスクリーニングする検査法は，改訂版長谷川式簡易知能評価スケール（Revised version of Hasegawa's Dementia Scale：HDS-R）や Mini-Mental State Examination（MMSE）が日本ではもっともよく用いられている。いずれも十数分ほどの短時間で試行が可能で，認知機能の異常を大まかに評価することができる言語性課題を中心とした検査法である。

　また認知機能をより多面的に評価する検査法としては，日本語版 Neurobehavioral Cognitive Status Exanination（COGNISTAT）や，Frontal Assessment Battery（FAB）などがあり，非言語性の検査にはレーヴン色彩マトリックス検査（Ravens Colored Progressive Matrices），時計描画検査（Clock Drawing Test）などがあるが，それらについての詳細は次項に譲り，この項ではスクリーニングの代表的なものとして，前述の2つの検査法について述べたい。

　HDS-R と MMSE はともに代表的なスクリーニングスケールであるが，それぞれに特徴や利点がある。HDS-R は国内で一般的に普及している検査法であり，被検者の教育歴や年齢による影響を受けにくいとされている[1]。一方，国際的には MMSE が広く普及しており，他国間のデータを比較する上で有用である。

　検査項目の具体的な特徴については，例えば HDS-R では3単語を遅延再生する課題で，ヒントによる手がかり再生も部分点として計上される。また，できるだけ多く野菜の名前を列挙する課題で言語流暢性を扱っている。一方 MMSE は，3段階の命令実行，文章による指示，文章作成，図形模写の4つの動作性課題が含まれている点が HDS-R との最大の相違である。

　HDS-R と MMSE とは妥当性に十分な相関があることが確認されているが，時に少なからず得点差が生じる場合もある。この理由としては，HDS-R の単語の遅延再生でヒントがあってもまったく想起できない場合，MMSE に対して−3点の差が生じることがまず挙げられる。また場所の見当識を評価する項目では，HDS-R が「ここはどこであるか」を尋ね，回答がない場合でも「自宅・病院・施設のどれか」というヒントによる正解に部分点を与えるのに対し，MMSE はそのときにいる病院や施設の固有名詞，都道府県名・市名などかなり具体的な回答を求めるため，遠方からの被検者などその地域に馴染みのない場合には低く算出されることがある。重複する課題が多いとは言え，各検査の各項目で測っているものが完全に一致しているわけではないため，どちらも合計得点が30点のスクリーニングスケールであるが，両者を比較する上では注意が必要である。

　HDS-R と MMSE を含むすべての認知機能検査の実施において言えることであるが，検査実施時に被検者の体調に問題がないかを確認し，検査の目的をわかりやすく簡潔に伝えることで，被検者がよりリラックスできる状態で施行するよう配慮する。検査は静かな部屋で検査者と被検者のみで行うのが理想であり，何故なら家族などが同席すると集中しにくくなったり，時にはその同席者が助言して

III 認知機能の評価　33

表 1　改訂長谷川式簡易知能評価スケール（HDS-R）

（検査日：　年　月　日）		（検査者：　　　）
氏名：	生年月日：　年　月　日	年齢：　　歳
性別：　男／女　　教育年数（年数で記入）：　　年	検査場所	
DIAG：	（備考）	

1	お歳はいくつですか？（2年までの誤差は正解）		0　1
2	今日は何年の何月何日ですか？　何曜日ですか？ （年月日，曜日が正解でそれぞれ1点ずつ）	年 月 日 曜日	0　1 0　1 0　1 0　1
3	私たちがいまいるところはどこですか？（自発的にでれば2点，5秒おいて家ですか？ 病院ですか？　施設ですか？　のなかから正しい選択をすれば1点）		0　1　2
4	これから言う3つの言葉を言ってみてください。あとでまた聞きますのでよく覚えて おいてください。 （以下の系列のいずれか1つで，採用した系列に〇印をつけておく） 　1：a）桜　b）猫　c）電車　　2：a）梅　b）犬　c）自動車		0　1 0　1 0　1
5	100から7を順番に引いてください。（100-7は？，それからまた7を引 くと？　と質問する。最初の答が不正解の場合，打ち切る）	（93） （86）	0　1 0　1
6	私がこれから言う数字を逆から言ってください。（6-8-2，3-5-2-9を逆に 言ってもらう，3桁逆唱に失敗したら打ち切る）	2-8-6 9-2-5-3	0　1 0　1
7	先ほど覚えてもらった言葉をもう一度言ってみてください。 （自発的に回答があれば各2点，もし回答がない場合以下のヒントを与え正解であれ ば1点）a）植物　b）動物　c）乗り物		a：0　1　2 b：0　1　2 c：0　1　2
8	これから5つの品物を見せます。それを隠しますのでなにがあったか言ってくださ い。（時計，鍵，タバコ，ペン，硬貨など必ず相互に無関係なもの）		0　1　2 3　4　5
9	知っている野菜の名前をできるだけ多く言ってください。 （答えた野菜の名前を右欄に記入する。途中で詰まり，約10秒 間待っても答えない場合にはそこで打ち切る）0～5=0点，6=1 点，7=2点，8=3点，9=4点，10=5点		0　1　2 3　4　5
		合計得点：	

（加藤伸司，下垣　光，小野寺淳志，ほか：改訂長谷川式簡易知能評価スケール（HDS-R）の作成．老年精神医学雑誌2：1339-1347，1991より許諾を得て転載）

しまったりすることで，厳密な結果が算出できなくなる恐れがあるためである。また被検者が質問に回答できない場合，その自尊心を損なうことも懸念されるので，必要に応じて検査終了後に結果を伝えることを確認した上で同席を遠慮してもらうのが望ましい。

被検者の中には，回答できないときに失望して意欲を失ってしまう場合があるが，少しの間違いは問題でないことや他の問題には正答していることを告げ，間を置かずに最後まで取り組めるよう促すことが大切である。課題によっては必要以上に時間がかかると点数に影響が及ぶことがあるためであり，もし検査を続行することが困難な場合は，被検者の認知機能を適正に測るためにも検査者との人間関係を壊さないためにも，後日施行し直すことを検討する。

どちらの検査法にも認知症疑いと非認知症とのカットオフ値が示されている。当然であるが，この得点だけで認知症であるかどうかを判断してはならず，少なからず偽陰性，偽陽性が存在することに注意せねばならない。

1　改訂版長谷川式簡易知能評価スケール（HDS-R）

長谷川式簡易知能評価スケールは1974年に長谷川らによって作成され[2]，1991年に改訂され長谷川式簡易知能評価スケール改訂版（HDS-R）が開発された[1]。年齢，時間見当識，場所見当識，単語の即時再生と遅延再生，計

算，数字の逆唱，物品の視覚的記銘，言語の流暢性の9項目の課題から構成される30点満点の認知機能検査である（**表1**）[1]。

HDS-Rは高齢である被検者の負担軽減や，ADLの障害，簡便性などに配慮して動作性の課題をあえて除外しており，また後述のMMSEに比べて教育歴の影響を受けにくい検査であるため，より広範な対象に実施することが可能である。

以下で実施法についての注意点を述べる。

① 年齢

満年齢で回答してもらう。2歳前後の誤差は正答とする。

② 時間見当識

年は年号，西暦どちらでもよい。日付の誤差は認めない。

③ 場所見当識

病院や施設の固有名詞までは回答を求めない。答えられなければ約5秒間おいてから「自宅か，病院か，施設か」と尋ね，ここで正答できれば部分点を計上する。

④ 単語の即時再生

3つの単語を1秒間ずつ空けて提示し，復唱してもらう。1回目で復唱できた単語の数を点数とする。3回以上提示しても復唱できなかった場合はそこで打ち切り，後の遅延再生の課題でその単語は除外する。

⑤ 計算

100から7ずつ引き算をしていく課題であるが，「93から7を引くと？」などとその直前の回答を教えない。最初の回答が誤りだった場合はそこまでで中止し，次の課題へ進む。

⑥ 数字の逆唱

数字は約1秒の間隔をあけて読む。3桁に失敗したら4桁は提示せずに中止する。

⑦ 単語の遅延再生

先ほど即時再生の課題で記憶してもらった単語を思い出してもらう。回答が出ない場合は1つずつヒントを出して，正答すれば部分点を計上する。

⑧ 物品の視覚的記銘

相互に無関係な5つの物品の名前を言いながら提示した後，それらを隠して何があったかを尋ねる。

⑨ 言語の流暢性

野菜の名前をできるだけ多く挙げてもらう。この課題は言語の流暢性を確認するものであるため，途中で10秒程度待っても次が出てこなかった場合にはそこで打ち切る。

この検査では認知症重症度の判定は行われないが，認知症疑いと非認知症とのカットオフポイントは20/21点とした場合，感度は0.93，特異度は0.86と高い値を示している[3]。

2 Mini-Mental State Examination（MMSE）

MMSEは1975年にFolsteinらによって作成された簡易知能検査であり[4]，日本語版は森らによって作成された[5]。時間の見当識，場所の見当識，単語の即時再生と遅延再生，計算，物品の視覚的記銘，文章の復唱，これら7項目の言語性課題に，3段階の命令実行，文章による指示，文章作成，図形模写の4項目の動作性課題を加えた，計11項目から構成されている30点満点の認知機能検査である（**表2**）[5]。

HDS-Rと重複している課題が多いため，MMSE特有の課題における注意点を以下に挙げる。

① 文章の復唱

一回の提示で復唱しなければ正答とされないため，高齢者でも聴き取りやすいようゆっくりと明瞭に発音することを心がける。一文字でも間違えたら誤りとする。

② 3段階の命令実行

3つの指示をすべて言い終わった後に紙を提示する。

表 2 Mini-Mental State Examination（MMSE）翻訳版

最高点		
	見当識	
5	( )	今日はいつですか？（年）（季節）（何時頃）（日）（月）
5	( )	ここはどこですか？（県）（市）（市のどの辺）（病院）（病棟）
	記　銘	
3	( )	3つの語をおぼえさせる。1つにつき1秒で言う。3つ言った後に何であったかを尋ねる。正しい答1つにつき1点を与える。3つともおぼえるまで繰り返し，繰り返し回数を記録する。
	注意と計算	
5	( )	Serial 7's. 正しい答1つにつき1点。5つで止める。
	再　生	
3	( )	先に繰り返した3つの言葉を尋ねる。正しい答1つにつき1点。
	言　語	
9	( )	鉛筆と時計の命名（2点）
		復唱「ちりもつもればやまとなる」（1点）
		三段階の命令「大きい方の紙を取り，半分に折って，床に置く」（3点）
		読んで従う。「目を閉じる」（1点）
		図形の模写（立方体透視図）（1点）
総得点（＝30）（ ）		

（森　悦朗，三谷洋子，山鳥　重：神経疾患患者における日本語版 Mini-Mental State テストの有用性．神経心理学 1：82-90，1985 より許諾を得て転載）

③　文章による指示

被検者に視力障害がないか，文章を正しく読むことができているのかに注意する。

④　文章作成

自発的な文章であり，主語と述語があって意味のあるものであれば，文法や句読点の誤りは問わない。

⑤　図形模写

2つの交差した五角形で，角が10個あって1つの角が重なっていることが正答の条件である。多少の歪みなどは問わない。

HDS-R 同様，MMSE も認知症の重症度判定は行わないスケールであり，認知症疑いと非認知症とのカットオフ値は 23/24 点である。日本版における感度は 0.83，特異度は 0.93 と報告されている[5]。

■ 重要ポイント

1. 高齢者の認知機能をスクリーニングする検査法は，改訂版長谷川式簡易知能評価スケール（Revised version of Hasegawa's Dementia Scale：HDS-R）や Mini-Mental State Examination（MMSE）が日本ではもっともよく用いられている。

2. どちらの検査法にも認知症疑いと非認知症とのカットオフ値が示されているが，この得点だけで認知症であるかどうかを判断してはならず，少なからず偽陰性，偽陽性が存在することに注意せねばならない。

文　献

1) 加藤伸司，下垣　光，小野寺敦志，ほか：改訂長谷川式簡易知能評価スケール（HDS-R）の作成．老年精神医学雑誌，2：1339-1347，1991．

2) 長谷川和夫，井上勝也，守屋国光，ほか：老人の痴呆診査スケールの一検討．精神医学，16：956-969，1974．

3) 加藤伸司，長谷川和夫，下垣　光，ほか：改訂長谷川式簡易知能評価スケール（HDS-R）の作成（補遺）．老年社会科学，14（Suppl）：91-99，1992．

4) Folstein MF, Folstein SE & McHugh PR：'Mini-mental state'. A practical method for grading the cognitive state of patients for the clinician. J Psychiatr Res, 12（3）：189-198, 1975.

5) 森　悦朗，三谷洋子，山鳥　重：神経疾患患者における日本語版 Mini-Mental State テストの有用性．神経心理学，1：82-90，1985．

第2章 どのようなことを調べるのか，その意味は

III 認知機能の評価
b）様々な神経心理学検査

(木村　紗矢香)

　杏林大学病院もの忘れセンターでは，Mini-Mental State Examination（MMSE）をスクリーニング検査として用いており，初診時に全患者に対して MMSE が実施されている。

　さらに必要と考えられる場合には，適宜その他の神経心理学検査を用いて認知機能を評価している。もの忘れセンターは，高齢患者を対象としているので，それほど負担の重い検査や時間制限の厳しい検査を用いることはできない。また，感覚器官に障害があったり，麻痺があったりする患者も少なくないため，配慮が必要である。

　そこで以下に，実際にもの忘れセンターで用いている神経心理学検査をいくつか挙げ，その実施方法と結果の評価についてまとめた。

1 動作性検査

　言語に障害を有する患者を評価する場合，MMSE のように会話を通して進めていく検査（言語性検査）では正しくその能力を評価できていないことがある。その場合には，動作性の検査が有用である。もの忘れセンターでは動作性検査として，Clock Drawing Test と日本版レーヴン色彩マトリックス検査を用いている。

1. Clock Drawing Test（CDT）

　CDT は，視空間構成能力だけでなく，抽象概念や数の概念などの言語理解能力，言語的記憶などの認知機能を評価できる[1]。時計という，数や時間の概念を理解するためには言語理解能力が必要であるし，12 個の数字を時計の中に正しく配置するためには視空間認知や構成能力，視覚性記憶などの能力が必要である。また，正しい時間を示す針を記入するためには，抽象概念などの能力も必要とする。

　ⅰ）CDT の実施方法

　もの忘れセンターでは，白紙に時計を描いてもらっている。針は，10 時 10 分を記入してもらう。10 時 10 分の時計が正しく描けたら，次に 8 時 40 分の時計をもうひとつ描いてもらっている。また，患者が自発的には描けない場合には，得点化とは関係なく模写は可能であるのかどうかを確認することで有益な情報が得られることもある。

　ⅱ）CDT の評価

　採点は 9 満点である[2]。円が 1 点，数字が 6 点（数字 2 個に対して 1 点），針が 2 点（長針，短針それぞれ 1 点）である。円，数字，針それぞれに異常があれば，それぞれに 0.5 点ずつ減点する。

　河野[2]は，正常老人でも描き得るうっかりミスをいくつか挙げている（図 1，♯ 1，♯ 31，♯ 33，♯ 93）。これらのミスが 1 ヵ所みられても，認知症とは判定できない。そのため，8.5 点までは認知症と判定することはできない[1]。

　また CDT は，認知症であっても約半数の患者が満点をとってしまう検査である[2]。そのため CDT は，MMSE や他の検査と組み合わせて用いることで，認知症のスクリーニングや重症度判定の補助手段に最適な検査であると言える。

【円の異常】

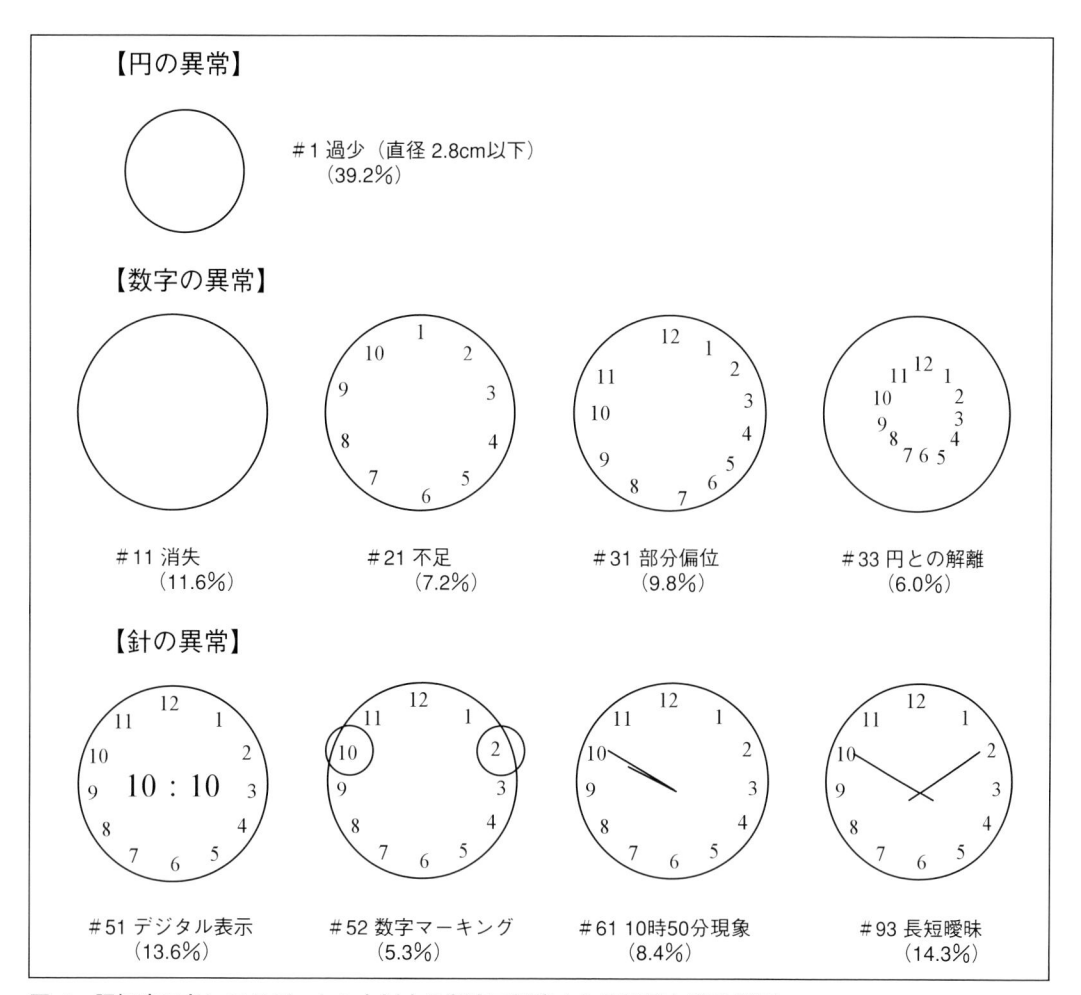

○ ＃1 過少（直径 2.8cm 以下）
（39.2％）

【数字の異常】

＃11 消失
（11.6％）

＃21 不足
（7.2％）

＃31 部分偏位
（9.8％）

＃33 円との解離
（6.0％）

【針の異常】

＃51 デジタル表示
（13.6％）

＃52 数字マーキング
（5.3％）

＃61 10時50分現象
（8.4％）

＃93 長短曖昧
（14.3％）

図 1　認知症において 5 パーセント以上の頻度で観察される異常な時計描画
（河野和彦：時計描画テスト（CDT）；老年期認知症ナビゲーター．pp50-51，メディカルレビュー社，2006 より許諾を得て転載）

2．日本版レーヴン色彩マトリックス検査（Japanese Raven's Coloured Progressive Matrices：CPM）

CPM は，知的能力を測定する非言語性の検査である[3]。

ⅰ）CPM の実施方法

CPM の課題は，検査用テキストに印刷されている色彩図を完成させることである。色彩図は一部が空欄となっており，空欄を埋めるための選択枝として，模様が 6 つ用意されている。色彩図を完成させるために必要な模様を，6 つある模様の中から 1 つだけ選んで指してもらう。課題は，全部で 36 問あり 1 セット 12 問からなる 3 セットで構成されている。

CPM は，言葉による検査の教示が難しい場合でも，課題の意味を理解しやすい検査である。また，正答を指し示すだけでよいため，解答にも言葉を用いる必要がない。そのため，難聴や聴覚障害者，失語のある患者を対象としても用いることができる。また，時間制限のない検査であるため高齢者にも取り組みやすい検査となっている。

検査中には，患者の集中力がどのくらい続

くか，課題の意味をきちんと理解しているかどうか，患者の様子を注意して観察しておくことが必要である．特に，認知症患者の場合には，新しい課題に移るたびに何度も教示を繰り返さないと自分のするべきことがわからなくなってしまうことも少なくない．そのような検査中の様子は，CPM の結果を評価する際にも有益な情報となる．

ⅱ）CPM の評価

レーヴンマトリックス検査は，何点であったら認知症，あるいは認知症疑いというような明確な判定基準は定められていない[4]．

CPM は，全体の約 20% が 36 点（満点）をとる[3]．分布をみると，30 点と 31 点の境のところと，24 点と 25 点の境のところに「分布の肩」があり，31 点以上は 63%，25 点以上 30 点以下は 25%，24 点以下は 12% である．長谷川式簡易知能検査やウェクスラー成人知能検査（Wechsler Adult Intelligence Scale：WAIS）の成績との関連を検討した結果から，24 点以下の場合には知能の低下がみとめられると考えることができる[3]．

また CPM の年齢群別の平均得点は，年齢が高くなるとともに低下し，80 歳代では 5 人に 2 人が 24 点以下を示すことがわかっている[3]．

参考に CPM[3] の手引きより，年齢別の平均得点と 65 歳以上の得点分布を載せた（**表 1**，**表 2**）．

2 Frontal Assessment Battery (FAB)

FAB は，前頭葉機能を評価する検査である[5]．

ⅰ）FAB の実施方法

FAB は特別な道具を必要とせず，患者のベッドサイドでも検査でき，検査時間も 10 分ほどの検査である．FAB は，6 つの下位検査からなるテストバッテリーである．下位検査は，①類似性（概念化），②語の流暢性（心の柔軟性），③運動系列（運動プログラミング），④葛藤指示（干渉課題に対する敏感さ），⑤Go/No-Go（抑制コントロール），⑥把握行動（環境に対する被影響制）で，それぞれ 0〜3 点で点数化され，合計得点は 18 点満点であ

表 1 年齢群別の平均得点

年齢（歳）	平均得点（点）	標準偏差
45〜49	34.0	2.03
50〜59	34.2	2.13
60〜69	29.2	5.40
70〜79	26.9	5.40
80〜89	24.9	5.27

（杉下守弘，山崎久美子：日本版レーヴン色彩マトリックス検査　手引．日本文化科学社，1993 より許諾を得て転載）

表 2 65 歳以上の得点分布

得点（点）	人数（人）	割合（%）
12	1	0.8
13	0	
14	2	1.5
15	1	0.8
16	5	3.8
17	4	3.0
18	3	2.3
19	4	3.0
20	2	1.5
21	0	
22	3	2.3
23	9	6.8
24	1	0.8
25	17	12.9
26	9	6.8
27	10	7.6
28	8	6.1
29	4	3.0
30	10	7.6
31	13	9.8
32	10	7.6
33	6	4.5
34	4	3.0
35	2	1.5
36	4	3.0

（杉下守弘，山崎久美子：日本版レーヴン色彩マトリックス検査　手引．日本文化科学社，1993 より許諾を得て転載）

表 3 FAB の検査方法

1．類似性（概念化）
「次の 2 つは，どのような点が似ていますか？」 ①バナナとオレンジ（「どこも似ていない」という返答で完全な間違いの場合や「どちらも皮がある」という返答で部分的な間違いの場合には，「バナナとオレンジはどちらも…」と言って患者を助ける。しかし，点数は 0 点とする。以下の 2 つの項目では患者を助けないこと。） ②机と椅子 ③チューリップとバラとヒナギク 【採点】カテゴリー名の返答（果物，家具，花）のみ正答とみなす。 　3 つとも正答：3 　2 つ正答：2 　1 つ正答：1 　正答なし：0
2．語の流暢性（心の柔軟性）
「'か'という字で始まる単語をできる限りたくさん言ってください。ただし，人の名前と固有名詞は除きます」 　制限時間は 60 秒。患者が最初の 5 秒間に反応しなかったら，「例えば，紙」と言う。患者が 10 秒間黙っていたら，「'か'で始まる単語ならなんでもいいから」と言って刺激する。 【採点】同じ単語の繰り返しや変形（傘，傘の柄），人の名前，固有名詞は正答としない。 　10 語以上：3 　6〜9 語：2 　3〜5 語：1 　2 語以下：0
3．運動系列（運動プログラミング）
「私がすることをよく見ておいてください」 　検者は患者の前に座り，左手で Luria の系列「拳-刀-掌（fist-edge-palm）」を 3 回やって見せる。そして「では，右手で同じことをしてください。最初は私と一緒に，次に独りでやってみせてください」と言う。検者は患者と一緒に 3 回繰り返し，その後「さあ，独りでやってみてください」と患者に言う。 【採点】 　患者独りで，正しい系列を 6 回連続してできる：3 　患者独りで，正しい系列を少なくとも 3 回連続してできる：2 　患者独りではできないが，検者と一緒に正しい系列を 3 回連続してできる：1 　検者と一緒であっても，正しい系列を 3 回連続することができない：0
4．葛藤指示（干渉刺激に対する敏感さ）
「私が 1 回叩いたら，2 回叩いてください」 　患者が指示を理解したことを確かめてから，次の系列を試行する：1-1-1。 「私が 2 回叩いたら，1 回叩いてください」 　患者が指示を理解したことを確かめてから，次の系列を試行する：2-2-2。そして，検者は次の系列を実施する：1-1-2-1-2-2-2-1-1-2。 【採点】 　間違いなし：3 　1，2 回の間違い：2 　3 回以上の間違い：1 　患者が少なくとも 4 回連続して検者と同じように叩く：0

る[6]。詳細な検査方法については，**表 3**を参照されたい。

どれも前頭葉に障害のある患者にとっては困難を示す課題となっているが，特に④葛藤指示の課題において，前頭側頭型認知症患者は何度説明しても検者と同時に手を叩く，または検者と同様の回数手を叩く，といった特徴的な失敗がみられる。

表3 つづき

5．GO/NO-GO（抑制コントロール）
「私が1回叩いたら，1回叩いてください」 患者が指示を理解したことを確かめてから，次の系列を試行する：1-1-1。 「私が2回叩いたら，叩かないでください」 患者が指示を理解したことを確かめてから，次の系列を試行する：2-2-2。そして，検者は次の系列を実施する：1-1-2-1-2-2-2-1-1-2。 【採点】 　間違いなし：3 　1，2回の間違い：2 　3回以上の間違い：1 　患者が少なくとも4回連続して検者と同じように叩く：0
6．把握行動（環境に対する被影響性）
「私の手を握らないでください」 検者は患者の前に座り，患者の両方の手のひらを上に向けて，患者の膝の上に置く。検者は何も言わないか，あるいは患者のほうを見ないで，両手を患者の手の近くに持っていって両方の手のひらに触れる。そして，患者が自発的に検者の手を握るかどうかを見る。もしも，患者が検者の手を握ったら，次のように言ってもう1度繰り返す。「今度は，私の手を握らないでください」 【採点】 　患者は検者の手を握らない：3 　患者はとまどって，なにをすればいいのか尋ねてくる：2 　患者はとまどうこともなく，検者の手を握る：1 　患者は握らなくてもいいと言われた後でも，検者の手を握る：0

（小野　剛：簡単な前頭葉機能テスト．脳の科学 23：487-493，2001 より許諾を得て転載）

ⅱ）FAB の評価

疾患別の平均点は，健常群 17.3±0.8 点，前頭側頭型認知症 7.7±4.2 点，パーキンソン病 15.9±3.8 点，多系統萎縮症 13.5±4.0 点，大脳皮質基底核変性症 11.0±3.7 点，進行性核上性麻痺 8.5±3.4 点である[6]。

FAB は，前頭側頭型認知症患者とアルツハイマー型認知症患者の鑑別に有用な検査である。MMSE が 24 点以上の前頭側頭型認知症患者とアルツハイマー型認知症患者を対象として，11/12 点をカットオフ値とすると感度は 77%，特異度は 87% である[7]。

3　日本語版 COGNISTAT（Neurobehavioral Cognitive Status Examination：COGNISTAT）

日本語版 COGNISTAT は，認知機能を簡便にかつ多面的に評価することを目的としたテストバッテリーで，覚醒水準，注意，見当識，言語，構成能力，記憶，計算，論理の8領域をそれぞれ独立した認知機能として，評価することができる[8]。そのため，患者の認知機能を詳細に捉えるのに有用な検査である。

また，MMSE ではカットオフ値（24点）を上回る得点であるにも関わらず，実生活では何らかの機能低下があり認知症が疑われるというような患者の評価にも有用な検査である。

ⅰ）日本版 COGNISTAT の実施方法

日本語版 COGNISTAT は，見当識，注意，語り，理解，復唱，呼称，構成，記憶，計算，類似，判断を評価する 11 個の下位検査から構成されている。

日本語版 COGNISTAT は，これらの下位検査の結果をプロフィールとして示すことができる[9]。プロフィール図は折れ線グラフで表現されるため，「保持されている能力」と「低下した能力」を視覚的に捉えることができ，

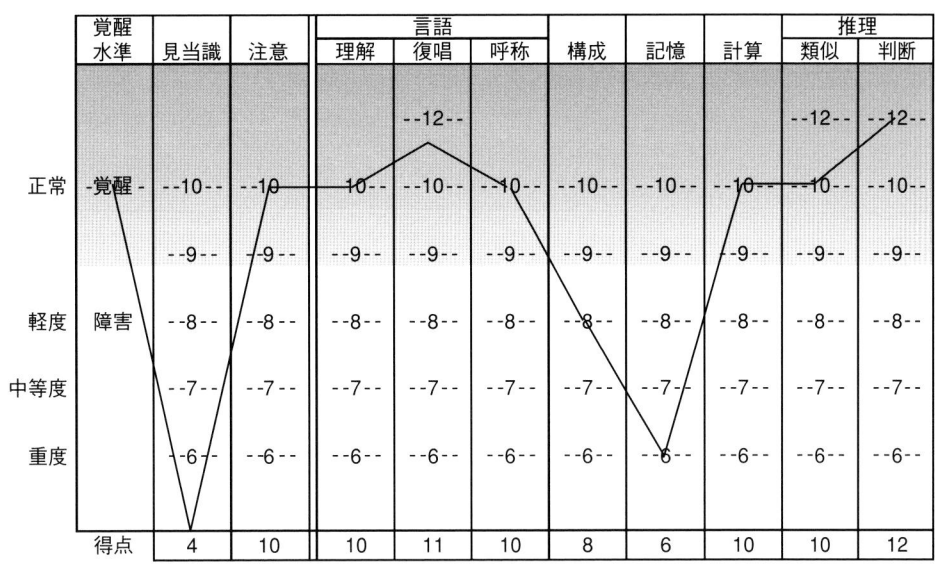

	覚醒水準	見当識	注意	言語			構成	記憶	計算	推理	
				理解	復唱	呼称				類似	判断
					--12--					--12--	--12--
正常	-覚醒	--10--	--10--	--10--	--10--	--10--	--10--	--10--	--10--	--10--	--10--
		--9--	--9--	--9--	--9--	--9--	--9--	--9--	--9--	--9--	--9--
軽度	障害	--8--	--8--	--8--	--8--	--8--	--8--	--8--	--8--	--8--	--8--
中等度		--7--	--7--	--7--	--7--	--7--	--7--	--7--	--7--	--7--	--7--
重度		--6--	--6--	--6--	--6--	--6--	--6--	--6--	--6--	--6--	--6--
得点		4	10	10	11	10	8	6	10	10	12

図2 日本版 COGNISTAT のプロフィール

患者個人内の認知機能を相対的に比較することも可能である。

また日本語版 COGNISTAT は，スクリーニング検査とメトリック検査方式を採用している[9]。スクリーニング検査はその下位検査のなかでもっとも難易度の高い課題が設けられている。一方，メトリック検査は難易度が徐々に増すような一連の課題で構成されている。患者がスクリーニング検査に失敗した場合のみ，患者の障害の程度を評価するためにメトリック検査が実施される。そのため，詳細に認知機能を評価できる検査であるにも関わらず，検査時間がそれほどかからず，高齢者を対象にしても比較的負担の少ない検査である。

詳しい検査方法については，手引きを参照されたい。

ⅱ）日本版 COGNISTAT の評価

もの忘れセンターの患者のプロフィールを示した（**図2**）。

82歳女性，診断名は MCI（AD），MMSE の得点は28点であった。過去のことはよく覚えているものの，最近のことは5分前のことでもすぐに忘れてしまう。買い物に行っても同じものばかり買ってきてしまうため冷蔵庫の中には大根が何本も入っていたり，肉を腐らせてしまったりしている。明るい性格ではあるが，外に出歩くことが減り，家の中にいることが多くなるといった変化も認められている。

日本語版 COGNISTAT のプロフィールをみると，見当識と記憶に重度の障害がみられた。また，構成も障害域であった。MMSE では患者の認知機能障害を捉えることができなかったが，患者の日常生活上の失敗の背景には，こうした見当識障害や記憶力障害，構成能力の障害などがあることがわかる。

> ■ 重要ポイント
>
> 1. 神経心理学検査は，評価したい認知機能に即したものを選ぶだけでなく，患者の能力を正しく評価できるよう，感覚器官の障害や注意力，集中力などに配慮して選定する。
>
> 2. 神経心理学検査の結果を解釈するには，

> 得点などの量的な評価だけでなく，検査中の様子をよく観察し，失敗の過程や原因を質的にも評価することが大切である．

文献

1) 河野和彦：痴呆症臨床における時計描画検査（The Clock Drawing Test, CDT）の有用性．昭和病院雑誌，1（1）：76-89, 2004.
2) 河野和彦：時計描画テスト（CDT）．老年期認知症ナビゲーター．メディカルレビュー社，2006.
3) 杉下守弘，山崎久美子：日本版レーヴン色彩マトリックス検査 手引．日本文化科学社，1993.
4) 山﨑久美子，小池 淳：認知機能障害の全般的評価に関する神経心理学的検査；日本版レーヴン色彩マトリックス検査．日本臨床，61（9）：226-229, 2003.
5) Dubois B, Slachevsky A, Litvan I, et al.：The FAB；a frontal assessment battery at bedside. Neurology, 55：1621-1626, 2000.
6) 小野 剛：簡単な前頭葉機能テスト．脳の科学，23：487-493, 2001.
7) Slachevsky A, Villaplando JM, Sarazin M, et al.：Frontal Assessment Battery and Differential Diagnosis of Frontotemporal Dementia and Alzheimer Disease. Archives of neurology, 61：1104-1107, 2004.
8) 松田 修：日本版 Neurobehavioral Cognitive Status Examination（NCSE）の臨床的有用性に関する検討（第一報）．東京学芸大学紀要1部門，53：65-72, 2002.
9) 松田 修，中谷三保子：日本語版 COGNISTAT 検査マニュアル．ワールドプランニング，2004.

Ⅳ 問題行動・周辺症状の評価

(飯島　節)

1 問題行動・周辺症状

認知症の症候は，記憶障害，実行機能障害などの中核症状と，妄想，徘徊，不穏，攻撃性などの周辺症状とからなる。周辺症状の多くは行動の異常として表面化し，その結果，介護負担を増大させ患者自身にもさまざまな危険をもたらす。こうした行動の異常が問題行動（behavior disturbance, troublesome behavior）であるが，認知症にともなう行動の異常は，患者自身にとってはそれなりの意味を持っていると推定されることが多く，少なくとも本人は問題を起こすことを意図しているわけではない。また問題行動をコントロールする上では，単に抑制すべき行動であるととらえるだけでなく，患者がなぜそのような行動をとるのかを理解しようと努めることが大切である。したがって問題行動という呼称は不適切だという意見もある。

1996年以来，国際老年精神医学会によって，認知症の周辺症状を「認知症の行動・心理学的症候（Behavioral and Psychological Signs and Symptoms of Dementia：BPSSD）」という用語に統一することが提唱され[1]，その後，Signs が省かれ BPSD という呼称になってわが国でも広く普及した。BPSD は，行動の異常と心理学的な症状からなり，前者には，攻撃性，大声，不穏，焦燥，徘徊，不適切な行動，性的脱抑制，収集癖，暴言，つきまといなど従来問題行動と呼ばれてきた症状が含まれている。後者には，幻覚，妄想，不安，抑うつなどがある。実際には両者は不可分であるが，本項では前者の評価法について概説する。

2 問題行動・周辺症状の評価

一般に介護を困難にし，患者と介護者双方の生活の質（QOL）を損なう原因になるのは，中核症状よりも周辺症状，なかでも問題行動である。しかし，問題行動は，中核症状のようにすべての認知症患者に必ず認められるわけではなく，認知症の重症度や病期との関連も必ずしも一定していない。周辺症状は，環境変化や精神的ストレス，不適切な介護，身体疾患などに際して反応性に生じることが多く，それらの誘因が取り除かれれば軽快することも少なくない。また，薬物療法によく反応する場合もあり，中には認知症の進行にともなって自然に軽快するものもある[2]。このように，周辺症状は，患者本人と家族や介護者のQOLを考える上できわめて深刻な問題であるが，一方ではさまざまな介入により軽快する可能性もある。したがって周辺症状は中核症状にも増して重要な治療のターゲットとされるべきであり，そのためには適切な評価とモニタリングが欠かせない。すでに多くの評価尺度が開発されている中からいくつかを紹介する。

3 Dementia Behavior Disturbance Scale（DBDスケール，表1）

DBDスケールは問題行動についての28の質問項目からなる評価尺度であり[3]，溝口らによって日本語に翻訳され，その再現性，内的整合性，評価者間信頼性が明らかにされている[4]。

表 1　DBD スケール

以下に示すような症状が，最近 1 週間位の間に，患者様に認められるかどうかを（0：まったくない，1：ほとんどない，2：ときどきある，3：よくある，4：常にある）のいずれかに丸をつけてお答え下さい。

1. 同じ事を何度も何度も聞く
2. よく物をなくしたり，置き場所を間違えたり，隠したりする
3. 日常的な物事に関心を示さない
4. 特別な理由がないのに夜中に起き出す
5. 根拠なしに人に言いがかりをつける
6. 昼間，寝てばかりいる
7. やたらに歩き回る
8. 同じ動作をいつまでも繰り返す
9. 口汚くののしる
10. 場違いあるいは季節に合わない不適切な服装をする
11. 不適切に泣いたり笑ったりする
12. 世話をされるのを拒否する
13. 明らかな理由なしに物をためこむ
14. 落ち着きなくあるいは興奮してやたらに手足を動かす
15. 引き出しや箪笥の中味をみんな出してしまう
16. 夜中に家の中を歩き回る
17. 家の外へ出て行ってしまう
18. 食事を拒否する
19. 食べ過ぎる
20. 尿失禁する
21. 日中，目的なく屋外や屋内を歩き回る
22. 暴力を奮う（殴る，噛みつく，ひっかく，蹴る，唾を吐きかける）
23. 理由なく金切声をあげる
24. 不適当な性的関係を持とうとする
25. 陰部を露出する
26. 衣服や器物を破ったり壊したりする
27. 大便を失禁する
28. 食物を投げる

（溝口　環，飯島　節，江藤文夫，ほか：DBD スケール（Dementia Behavior Disturbance Scale）による老年期痴呆患者の行動異常評価に関する研究．日本老年医学会雑誌 30：835-840, 1993 より許諾を得て転載）

　DBD スケールでは，各行動の重篤度は問わずに，その出現頻度だけについて「まったくない（0 点）」から「常にある（4 点）」までの 5 段階で評価し，総得点（最高 112 点）を算出するようになっている。すなわち総得点が高いことは各種の問題行動の出現頻度が高いことを示す。すべての質問項目は異常な行動によって構成されているので，0 点以外はたとえ 1 点でも異常であるとみなされる。
　DBD スケールは，主たる介護者を対象とする面接法によって評価するようにつくられているが，質問紙を手渡して介護者に自己記入してもらう形式でも使用できる。

　DBD スケールの特徴は，観察によって評価できる問題行動に限定していることである。例えば「根拠なしに人に言いがかりをつける」という行動は，妄想やパラノイアなどの精神症状に基づいている可能性があるが，あえてそうした解釈を加えないで，表面化した行動変化だけを評価対象としている。その結果，高い信頼性を得ているが，薬物療法などを考慮する場合には，異常の背景にある精神症状や認知機能障害の有無について，あらためて専門家による診断・評価を求める必要がある。
　DBD スケールはもっぱら行動異常の頻度

表 2 日本語版 BEHAVE-AD

各症状の程度について 0 から 3 の 4 段階で評価する．各段階には具体的な説明が付与されているが，ここでは「全般評価」以外の説明は省略してある．

最近 2 週間程度の患者さんの精神症状について，介護者との面接に基づき，その症状の程度について評価し，該当する程度の数字に○をつける．

A．妄想観念
  1．だれかが物を盗んでいるという妄想
    「だれかが自分の物を盗んでいると信じておられるようなところがありますか？」
  2．ここは自分の家ではないという妄想
    「自分の家にいるのに，ここは自分の家ではないと信じておられるところがありますか？」
  3．配偶者（介護者）はにせものだという妄想
    「配偶者（介護者）のことをにせものだと信じておられるところがありますか？」
  4．見捨てられ妄想
    「家族から自分は見捨てられると信じておられるところがありますか？」
  5．不義妄想
    「配偶者をはじめとする家族が自分を裏切っていると信じておられるところがありますか？」
  6．猜疑心，妄想
    「なにかに対してどうも疑いや不信感を抱いているなと感じられるようなことがありますか？」
  7．妄想（上記以外）
    「以上のほかに，ありもしない物や事があると信じておられる様子が見受けられますか？」
B．幻覚
  8．幻視
    「実際にはない物が見えるかのようにおっしゃったり，そのような素振りをされることがありますか？」
  9．幻聴
    「実際には聞こえていないのに聞こえるとおっしゃったり，そのような素振りをされることがありますか？」
  10．幻嗅
    「火のにおいがする，なにかが燃えるにおいがするとおっしゃることがありますか？」
  11．幻触
    「体の上をなにかがはっているとおっしゃったり，それをもぎ取るような動作をされることはありますか？」
  12．その他の幻覚
    「以上のほかに，実際にはない物があるかのようにおっしゃったり，振る舞ったりされることがありますか？」
C．行動障害
  13．徘徊
    「用もないのにやたらと歩き回られることがありますか？」
  14．無目的な行動
    「以下に示すような，本人には意味があるかもしれないけれど，傍目には無意味でしかない動作や行為がみられますか？」
    例：財布の開閉，衣類を整理したり取り出したり，服を脱いだり，タンスの開閉，要求や質問の繰り返し
  15．不適切な行動
    「以下に示すような，非常識もしくは適切でない行動がみられますか？」
    例：物を不適切な場所にしまったり隠す行動（たとえば，衣類をくずかごに捨てる，オーブンに空の皿を置く），体のみだらな露出などの性的行動
D．攻撃性
  16．暴言
    「口汚い言葉を使ったり，人をののしられるようなことがありますか？」
  17．威嚇や暴力
    「人を脅したり，暴力を振るわれることがありますか？」
  18．不穏
    「怒った表情や態度，あるいは抵抗などがみられますか？」
E．日内リズム障害
  19．睡眠・覚醒の障害
    「夜間は熟睡されていますか？」

表 2 つづき

F．感情障害
　20．悲哀
　　　「悲しそうな様子が見受けられますか？」
　21．抑うつ
　　　「憂うつそうで，生きていても仕方ないなどとおっしゃることがありますか？」
G．不安および恐怖
　22．間近な約束や予定に関する不安
　　　「間近になった約束や予定について何度も尋ねられますか？」
　23．その他の不安
　　　「そのほかに，不安を抱いておられる様子がありますか？」
　24．独りぼっちにされる恐怖
　　　「独りぼっちにされることを異常に怖がられますか？」
　25．その他の恐怖
　　　「そのほかに，なにか特定のものを異常に怖がられますか？」

全般評価
「以上の症状は下記のどれに該当しますか？」
　0：介護者にはまったく負担はなく，患者自身にも危険性はない
　1：介護者への負担と患者自身の危険性は軽度である
　2：介護者への負担と患者自身の危険性は中等度である
　3：介護者への負担は耐えがたく，患者自身も非常に危険性が高い

（朝田　隆，本間　昭，木村通宏，ほか：日本語版 BEHAVE-AD の信頼性について．老年精神医学雑誌 10：825-834，1999 より許諾を得て転載）

を評価対象としているので，評価者が患者と接する時間の長短によって結果が影響を受ける．したがって，患者にもっとも長時間接している介護者に評価を依頼する必要がある．一方で，一部の行動は特定の介護者や特定の状況に限定して出現する場合があることも考慮する必要がある．

　DBD スケール日本語版では，認知症患者の主たる介護者の負担感と被介護者の DBD スケール得点との間に有意な正の相関が認められている[4]．同じ対象における被介護者の簡易知能質問紙法（SPMSQ）の誤答数と介護者の負担感との間には有意な相関関係は認められなかったことから，介護者の負担感の検討のためには，SPMSQ よりも DBD スケールによる評価のほうが有用であると述べられている．また，DBD 得点と認知機能得点（Mini-Mental State：MMS）との関係の検討では，アルツハイマー型認知症群では両者の間に有意な負の相関が認められたが，混合型認知症群では有意な関連は認められなかったという報告もある[5]．家族介護者のうつ症状と身体症状についての調査では，調査開始時に被介護者の DBD 得点が 17 点以上だった介護者は，17 点未満だった介護者と比較して，1 年後のうつ症状と身体症状が有意に悪化していたという[6]．このように DBD スケールによる評価は，認知症患者の介護者の心身の負担を予測する上でも有用である．

4 Behavioral Pathology in Alzheimer's Disease Rating Scale（BEHAVE-AD，表2）

　BEHAVE-AD は，アルツハイマー病にみられる精神症状に対する薬物療法の効果を評価することを目的として，Reisberg らによって開発された尺度である[7]．BEHAVE-AD は朝田らによって日本語に翻訳されており，日本

語版の評価者間信頼性と内的整合性が明らかにされている[8]。

7つの下位尺度（妄想観念，幻覚，行動障害，攻撃性，日内リズム障害，感情障害，不安および恐怖）と全般評価から構成されており，質問項目数は全般評価を含めて26である。前述のDBDスケールには含まれていない，妄想観念や幻覚などの項目が下位尺度にある。介護者もしくは親族に対するインタビューに基づくが，評価そのものは専門家が実施する必要がある。過去2週間に観察された行動の異常を評価対象とする。

5 Cohen-Mansfield Agitation Inventory（CMAI）

CMAIは，主としてナーシングホーム居住者を対象にして，介護スタッフなどの非専門家にも容易に評価できることを意図して作成された評価法である。異常行動を攻撃的行動と非攻撃的行動とに分類している。本間らによる日本語版ではBEHAVE-ADとの併存妥当性が確認されている[9]。

■ 重要ポイント

1. 問題行動・周辺症状はBPSDに含まれる。
2. DBDスケール，BEHAVE-AD，CMAIなどの評価法がある。
3. 問題行動・周辺症状の評価にあたっては，その背景や患者自身にとっての意味を理解する努力が必要である。

文献

1) Finkel SI, Costa a Silva J, Cohen G, et al.: Behavioral and Psychological Signs and Symptoms of Dementia; A consensus statement on current knowledge and implications for research and treatment. Int Psychogeriatr 8（suppl 3）: 497-500, 1996.
2) Holtzer R, Tang MX, Devanand DP, et al.: Psychopathological features in Alzheimer's Disease; Course and relationship with cognitive status. J Am Geriatr Soc 51: 953-960, 2003.
3) Baumgarten M, Becker R & Gauthier S: Validity and reliability of the Dementia Behavior Disturbance Scale. J Am Geriatr Soc 38: 221-226, 1990.
4) 溝口 環，飯島 節，江藤文夫，ほか：DBDスケール（Dementia Behavior Disturbance Scale）による老年期痴呆患者の行動異常評価に関する研究．日本老年医学会雑誌 30: 835-840, 1993.
5) 栗田 正，磯貝行秀，栗田正文，ほか：Alzheimer型痴呆と混合型痴呆における問題行動と認知機能障害との関係．日本老年医学会雑誌 31: 860-864, 1994.
6) Baumgarten M, Hanley JA, Infante-Rivard C, et al.: Health of family members caring for elderly persons with dementia. Ann Intern Med 120: 126-132, 1994.
7) Reisberg B, Borenstein J, Salob SP, et al.: Behavioral symptoms in Alzheimer's disease; Phenomenology and treatment. J Clin Psychiatry 48（Suppl）: 9-15, 1987.
8) 朝田 隆，本間 昭，木村通宏，ほか：日本語版BEHAVE-ADの信頼性について．老年精神医学雑誌 10: 825-834, 1999.
9) 本間 昭，新名理恵，石井徹郎，ほか：コーエン・マンスフィールドagitation評価票（Cohen-Mansfield Agitation Inventory：CMAI）日本語版の妥当性の検討．老年精神医学雑誌 13: 831-835, 2005.

第2章 どのようなことを調べるのか，その意味は

V ムード気分・意欲の評価

(中居　龍平)

1 対象とするムード気分・意欲とは

21世紀が「こころの時代」といわれ，メンタルヘルスの重要性が強調され，臨床的な精神医学だけでなく，生活場面でもひろく認識されている言葉であるにもかかわらず，2009年現在，年間の自殺者数が12年間連続して3万人以上という統計値が，状態の深刻さと問題の解決が決して容易でないことを物語っている。

特に高齢者の場合，認知症以外のメンタルヘルスへの関心はけっして高いとはいえず，総合的機能評価（CGA）の中でもムード・意欲の評価の普及が低い状態である。もっとも簡便性から高齢者のGeriatric Depression Scale（GDS）の総合的機能評価（CGA）での普及率は12％にとどまっている[1]。

認知症評価とは異なる「ムード・気分」・「意欲」が独立した項目として総合的機能評価（CGA）のなかに採用されている理由は，ムード・意欲が運動機能をふくめた生活機能と密接な関係があり，医療的対応だけでなく介護対応と直接結びつく実践的な側面を保持しているからである。

しかしながら，実践的な意味を持つはずのムード・意欲を測定対象としてあらためて眺めると，明確に定義を行うことの困難に直面する。

精神医学での気分障害の定義では『長期にわたる過度の悲しみ，過度の喜び，またはその両方からなる感情障害』とされている。この定義から気分の本質を抽出しようとすると，感情の内容を問わず，むしろ感情と程度と持続性が本質であるかのように伺える。この定義をすすめて考えると，感情の時間と程度を軸にした座標面上に表現された一つの精神状態が気分ということになり，感情と気分とを本質的に線引きすることが論理的に不可能となる。

したがって，本稿では常識的に気分・意欲の便宜的な定義として，短時間の感情状態よりは広範な広がりと持続的な感情状態としてすすめる。

比喩をこころみれば，『表情は刻々と変化するが，人相はあまり変わらぬ。』という比喩が妥当かもしれない。この場合は当然のことながら表情は感情であり人相はムード・気分に相当する。

2 どのような指標を用いればよいのか？

ムード・意欲は広義には一つの精神心理状態に含まれるが，心理評価を行う際に，常に問題点として提起されるのが，客観性と定量性の確保の難しさである。このことは人間行動全般の評価にも関わることであるが，できるだけ幅広く心理状態をきめ細かく評価しようとすると，結果として対象に対する検査質問の項目数は多数とならざるを得ず，実際1940年代の米国で人格評価のために提案されたMinnesota Multiphase Personality Inventory（MMPI/MMPI-2）は当初566項目に渡る評価項目が含まれていた。詐病の検出には有効とされ，一部の専門家の間での高い評価を得ている指標であるが，現実には幅広い利用には結びつかず現在は簡易版が提供されて

いる[2]）。

　人間の一般心理状態まで広げて考察すると，ことの本質が理解できるかもしれない。ここに『怒り』という抽象的な心理状態が存在し，他方個別的な『怒りの行為』が存在すると仮定すると，『個々の怒りを表す行為』と『怒り』という抽象的な心理状態との間には無限のバリエーションが存在し，たとえ抽象的な『怒り』を把握できたとする個別的な『怒りの行為』が仮にあったとしても，直ちに『怒り』全体を表してはいないことに気づき，再び怒りを表す個別的な『怒りの行為』を探すことになる。これは結果として独の哲学者ディルタイ（1833〜1911）の循環論の引用を行うまでもなく，追跡の無限循環状態に陥ることになる。

　したがって**表1**に掲げているように，単一の評価法で一つの心理状態を判定評価できないのは，指標の使用する環境・目的などの使用用途を中心とした便宜的な理由だけではない。実際の評価法はスクリーング目的であるか，診断目的であるのか等の目的用途と使用する場面によって分けて用いられているのは，言語による評価項目を用いて評価するという方法を採るかぎり，公準的な評価法は本質的に不可能であり，一定の限界のなかで心理評価を行わざる得ない事情を背景にしているためである。

　このような事情を前提にして心理評価の客観性を確保するために，心理学では，統計学的な手法で各項目の信頼性と妥当性を確保し，評価指標の客観性を維持することにつとめながら，項目数を選定しており，現在医療，介護場面で主に利用されている評価法はおおむね一定の評価を得ている指標である。

　したがって，目的，対象，使用場面に応じた心理検査法を選択することが重要であり，現在ムード・意欲に使用されている主な指標の特徴と**表1**にまとめた。

3　評価項目内容の数と評価方法の意味は？

　多くの指標は評価する心理状態を構成されると想定される下位尺度に分類し，統計学的な手法で指標の内的整合性，および信頼性と妥当性が評価されて提案されており，項目内容の妥当性は担保されていることは前項においてもふれたが，一見単純で限定的な評価項目であっても，単一の質問項目が1対1の関係にある心理状態を反映しているとは限らない。

　例えば『一杯のコップの水を飲む』という行為は「場面」，「主体」，「視点」をどこに重点を置くかによって無限のバリエーションが成立する。水を飲む行為が単に生理的な喉の乾きを潤す行為だけでなく，可能性としては直前にテレビでみた映画で高ぶった感情をおさめるための就眠儀礼の一つであるかもしれず，あるいは気が散りそうな作業の継続を促すための自分に対する励ましの行為であるかもしれない。このように人間の行動には行為の意味とは異なる多義性を保持することに注意すべきである。

　したがってムード・意欲の関連指標で『あなたはうつになりやすいですか？』という質問が評価指標の項目として適当でない理由も実はこの言葉の保持する多義性に存在している。この質問項目でのうつという概念が質問をする側も受ける側も寸分違わぬ同一の概念であれば，必要十分な心理評価の質問として成立することになるが，実際のうつ概念は個別に多義的な内容をもち，診断基準にかかわる臨床医学的においてすら概念は変遷をかさねている。実際DSM-Ⅳにしめされる診断基準も版をかさねるたび，うつ概念も多少ながらも修正と変遷が避けられず，変化そのものが制度化している現実がある。その結果，多義的内容を包含する心理状態を単一の項目内

表 1　主な評価指標

指標名	日本語版	評価法	評価項目数	評価必要時間（分）	特徴
【ムードまたはうつ指標】					
BDI (Beck Depression Inventory)	有	自己採点方式	21	30	臨床精神科医からみた診断関連項目を取り入れ，身体機能障害には偽陽性が出やすい。
Cornell Scale of Depression in Demenita	未	介護者評価	19	不定	認知症患者のうつ状態評価。認知症診断に数項目が当てられている。
Hamilton Depression Scale (HAM-D)	有	質問方式	17 または 21	不定	うつ状態の経時的変化に敏感に反応。身体症状に重点評価。
Geriatric Depression Scale (GDS)	有	質問方式	30 または 15	不定	高齢者のうつ状態に焦点を当てているのが特徴。ただし認知症高齢者評価は担保されない。
改訂 PGC モラール・スケール（Philadelphia Geriatric Center Moraie Scale）	有	質問方式	11	10	生活満足度尺度 A（Life Satisfaction Index A）とならび欧米ではもっとも使用頻度が高く，項目数も旧スケールの 22 項目から 11 項目に再構成された指標であるが，信頼性と妥当性も確保されている。最近では，ソーシャル・サポートやソーシャル・ネットワークなどの研究でも使用されている。
生活満足度尺度 A	有	質問方式	10	10	生活満足度に焦点をあて，項目の内部一貫性を示す α 値は 0.88 を確保している。
Zung-report inventory	有	自己採点方式	20	45	高齢者には偽陽性の可能性。軽度な症状でも頻度依存性で得点形成される。
【意欲・不安・情動変動の指標】					
Vitality Index	有	観察方式	5	3	短時間での評価と ADL 機能変化ともに変化し治療効果判定に有効。
Beck Anxiety Inventory (BAI)	有	自己採点方式	21	不定	高齢者に適応は担保されているが，HAM-A，STAI との相関は低い。
Cohen-Mansfield Agitation Scale (CAMI)	未	質問方式	29	不定	認知症の興奮症状としてはもっとも信頼性の高い指標。頻度と程度に依存する。
Hamilton Anxiety Scale (HAM-A)	未	質問方式	14	30	不安の深刻度の評価指標。身体症状に重点評価。
Overt Aggression Scale (OAD)		質問方式	16	10 分以下	情動変動の指標としては評価をえており，重症度の評価のために治療介入の結果の記載項目が含まれている。
State-Trait Anxiety Inventory (STAI)	有	自己採点方式	20	不定	不安状態と不安の状態のなりやすい特性の二側面を評価。

表 2 高齢者のストレス内容

	内容
□ライフイベント	自分や家族の重篤疾患の罹患体験，兄弟姉妹との死別，親しい友人との死別がもっとも深刻な影響を与える項目として考えられている（文献；下仲淳子：高齢期における心理・社会ストレス．老年精神医学雑誌 11：1339-1346, 2000 より）．
□知的機能の低下	流動性知能は 20 歳にあるものの，経験学習によって成熟する結晶性知能は老年期がピーク．
□感情の変化	生存に関する充足感の低下，刺激に対して疲労や倦怠感を自覚しやすい．いったん生じた感情興奮の沈静に時間がかかる．
□欲動の変化	食欲・性的関心・睡眠欲・排泄欲などが低下しやすく，ムード・意欲に容易に反映する．
□性格変化	性格の柔軟性の低下と硬化が指摘され，社会不適応状態から孤立化しやすい傾向．

容では対象とする心理状態の必要十分な評価ができないことは容易に判断できる．

項目数の多項目化は一面では対象とする心理状態に焦点を当てやすいが，対象とする心理の状態を構成する小部分にのみ集中し，対象心理の輪郭は明確にするものの，実際の心理状態よりも狭い把握に陥ることになり評価法としては不安定となる．他方，項目数を少ない評価で行おうとすると，対象とする心理状態を広範な概念で把握する可能性が高く，心理の周辺状態である輪郭は不鮮明となり，目的とする心理状態よりも拡散した心理状態を補足してしまう可能性がある．

したがって，構成項目数と評価方法（自己評価式・観察法など）は指標の本質的な性格を体現しており，使用する「場面」，「主体」，「視点」に留意して使用することが必要である．

4 高齢者のムード・意欲の特徴

老年期うつ病の有病率は 3～5％程度と考えられている[3]．しかしながら研究によっては入院高齢者のうつ症状は 23％にのぼり，抑うつ傾向も含めた数字は 77％を占める．Erikson らのライフサイクル理論によれば[4]，個人の精神発達過程を，出生から死にいたるまでを成長が持続する連続的な成熟過程として時間として認識し，特に 65 歳前後の高齢者は観念的にせよ，死を意識しながら様々な喪失体験に直面しながら，人生の集大成に取り組む時期に相当する．また同時に身体や精神機能の衰えを自覚しながら，経験を統合しながら次世代へ伝える営みとされている．

高齢者は表2に示したように一般的なストレスの内容に限定しても成長期・青年期に比較して多様であり，個々人でも骨折・脳血管障害などの運動機能障害だけでなく，担癌状態など数年に及ぶ医療管理を前提に社会生活を営む場合がある．

このような一般の老化に伴うストレスの結果としてのムード・意欲の評価は CGA を通じて把握することができ，継続的な測定により変化をいち早く検出することが可能となる．

5 ムード・意欲を評価する場面を選ぶ必要性はあるか？

地域在住高齢者を対象にした Visual Analog Scale を用いた Quality of Life（QOL）の評価の研究によると，重要視している項目を順番に列挙すると①家族関係，②友人関係，③生活満足度，④主観的気分，⑤主観的経済状態の順番で[5]，高齢者における生活満足度は身体状態や ADL，認知機能ではなく経済状態や家族関係などの非医学的要因が重要な役割を果たしている．個別的な ADL である高齢者の転倒に関しても転倒群と非転倒群との比較で，Geriatric Depression Scale（GDS）評価

表 3 Geriatric Depression Scale（GDS）簡易版の日本語訳

1	毎日の生活に満足していますか	いいえ	は　い
2	毎日の活動力や周囲に対する興味が低下したと思いますか	は　い	いいえ
3	生活が空虚だと思いますか	は　い	いいえ
4	毎日が退屈だと思うことが多いですか	は　い	いいえ
5	大抵は機嫌良く過ごすことが多いですか	いいえ	は　い
6	将来の漠然とした不安に駆られることが多いですか	は　い	いいえ
7	多くの場合は自分が幸福だと思いますか	いいえ	は　い
8	自分が無力だなあと思うことが多いですか	は　い	いいえ
9	外出したり何か新しいことをするよりも家にいたいと思いますか	は　い	いいえ
10	なによりもまず，物忘れが気になりますか	は　い	いいえ
11	いま生きていることが素晴らしいと思いますか	いいえ	は　い
12	生きていても仕方がないと思う気持ちになることがありますか	は　い	いいえ
13	自分が活気にあふれていると思いますか	いいえ	は　い
14	希望がないと思うことがありますか	は　い	いいえ
15	周りの人があなたより幸せそうに見えますか	は　い	いいえ

1, 5, 7, 11, 13 には「はい」に 0 点，「いいえ」に 1 点を，2, 3, 4, 6, 8, 9, 10, 12, 14, 15 にはその逆を配点し合計する。5 点以上がうつ傾向，10 点以上がうつ状態とされている。

（松林公蔵，小澤利男：総合的日常生活機能評価法―Ⅰ評価の方法　d．老年者の情緒に関する評価．Geriatric Medicine 32：541-546, 1994 より許諾を得て転載）

ではうつ状態と非うつ状態とでは有意にうつ状態のほうが転倒傾向を示している。一般的な気分が ADL と直接的な関係をもち，また抑うつ状態の有無が生活満足度のすべての影響をあたえている基礎的な心理条件であることが示されている。

ムード・意欲を測定することは QOL の医学的な原因・結果，非医学的な原因・結果を問わず表現形としてはムード・意欲に反映していることを示しており，潜在的うつ状態にある可能性のあるすべての地域在住高齢者や施設入所者に対して，測定する意義を保持している。

6　評価諸標の種類

1）Geriatric Depression Scale（GDS）簡易版の日本語訳（表3）

開発当初から高齢者のうつ状態を評価対象にすることから，CGA にもっとも採用されているムード・意欲の評価指標である。Hamilton Depression Scale と異なり，身体機能評価は行わず，身体機能が十分でない高齢者に配慮されている。簡易版では 30 項目から 10 項目になり，評価項目数は少ないが，指標としての特異度，感度ともに 80％以上を確保しており有用性は担保されている。インタビューによる指標であるが，被検者は「はい」「いいえ」の選択で 5 点以上がうつ傾向，10 点以上がうつ状態のカットオフ得点とされている。

注意点としては，指標としては認知症を保持している場合は担保されず，CGA のなかの認知症評価得点を確認しながら，評価する必要がある。

2）Zung 自己評価式抑うつ尺度日本語版（表4）

世界的にもベック抑うつ尺度（Beck Depression Inventory：BDI）の日本語版（林

表 4 Zung 自己評価式抑うつ尺度日本語版

	質問項目	回答			
		1点	2点	3点	4点
1	気分が沈んでゆううつ	いいえ	時に	たいてい	いつも
2	朝方一番気分がよい	いつも	たいてい	時に	いいえ
3	泣いたり，泣きたくなったりする	いいえ	時に	たいてい	いつも
4	夜がよく眠れない	いいえ	時に	たいてい	いつも
5	食欲は普通にある	いつも	たいてい	時に	いいえ
6	異性に関心がある	おおいに	かなり	少し	ない
7	やせてきた	いいえ	少し	かなり	たいへん
8	便秘する	いいえ	時に	たいてい	いつも
9	心臓がどきどきする	いいえ	時に	たいてい	いつも
10	疲れやすい	いいえ	時に	たいてい	いつも
11	考えはよくまとまる	いつも	たいてい	時に	いいえ
12	何事もたやすくできる	いつも	たいてい	時に	いいえ
13	落ち着かず，じっとしていられない	いいえ	時に	たいてい	いつも
14	将来に希望がある	おおいに	かなり	少し	ない
15	気分はいつもに比べてイライラする	いいえ	少し	かなり	たいへん
16	気楽に決心できる	いつも	たいてい	時に	いいえ
17	自分は役に立ち必要な人間だと思う	おおいに	かなり	少し	いいえ
18	自分の人生は充実している	たいへん	かなり	少し	いいえ
19	自分が死んだほうが，他のものにとってよいと思う	いいえ	時に	たいてい	いつも
20	日常生活に満足している	おおいに	かなり	少し	いいえ

SDS 判定基準（三京房）：40点未満＝抑うつ性乏しい，40点台＝軽度抑うつ性あり，50点以上＝中等度抑うつあり

（福田一彦，小林重雄：日本版 SDS 自己評価式抑うつ性尺度．SDS うつ性自己評価尺度 Self-Rating Depression Scale 使用手引．pp3-15，三京房，1983 より許諾を得て転載）

1988，以下 BDI）に次いで用いられている自己評価による評価指標である。日本語版もあり，信頼性・妥当性も担保され，おもに4段階の頻度を得点に採用される。項目数は20であるため，評価時間は45分以内とされ，評価時間の負担はやや高い。

判定は20項目の合計点数を求め，40点がカットオフ得点とされ，40点以上が陽性とされうつ傾向と判定される。高齢者一般に高い得点傾向をしめすが，背景には身体症状（食欲不振・不眠・便秘）の評価項目が多く含まれていることによる。その結果うつ傾向を持たない高齢者にも，うつ傾向の評価がおりやすく注意を要し，特に70歳以上の高齢者のうつ評価には慎重さが必要である。

3）PGC モラールスケール（表 5）

下線の選択に対して1点ずつ配点され高得点ほどモラールが高いと判断される。

7 評価時の注意点

検査を受ける被検者の対応は観察方式を除いたインタビュー方式の場合，協力的な場合も無関心であることも好意的な場合から敵対的な態度など様々なケースがあると思われる。評価場面では評価者と被検者という関係が日常的な関係ではなく，被検者はすでに心理的な緊張状態のもとに置かれていることに配慮する必要がある。

表 5　PGC モラールスケール

●あなたの現在のお気持ちについてうかがいます。あてはまる答の番号に○を付けてください。

1. あなたの人生は，年をとるにしたがって，だんだん悪くなっていくと思いますか。
   　　1．そう思う　　　　2．そうは思わない
2. あなたは去年と同じように元気だと思いますか。
   　　1．はい　　　　　　2．いいえ
3. さびしいと感じることがありますか。
   　　1．ない　　　　　　2．あまりない　　　　3．始終感じる
4. 最近になって小さなことを気にするようになったと思いますか。
   　　1．はい　　　　　　2．いいえ
5. 家族や親戚，友人との行き来に満足していますか。
   　　1．満足している　　2．もっと会いたい
6. あなたは，年をとって前よりも役にたたなくなったと思いますか。
   　　1．そう思う　　　　2．そうは思はない
7. 心配だったり，気になったりして，眠れないことがありますか。
   　　1．ある　　　　　　2．ない
8. 年をとるということは，若いときに考えていたよりも，よいことだと思いますか。
   　　1．よい　　　　　　2．同じ　　　　　　　3．悪い
9. 生きていても仕方がないと思うことがありますか。
   　　1．ある　　　　　　2．あまりない　　　　3．ない
10. あなたは，若いときと同じように幸福だと思いますか。
    　　1．はい　　　　　　2．いいえ
11. 悲しいことがたくさんあると感じますか。
    　　1．はい　　　　　　2．いいえ
12. あなたには心配なことがたくさんありますか。
    　　1．はい　　　　　　2．いいえ
13. 前よりも腹をたてる回数が多くなったと思いますか。
    　　1．はい　　　　　　2．いいえ
14. 生きることは大変きびしいと思いますか。
    　　1．はい　　　　　　2．いいえ
15. 今の生活に満足していますか。
    　　1．はい　　　　　　2．いいえ
16. 物事をいつも深刻に考えるほうですか。
    　　1．はい　　　　　　2．いいえ
17. あなたは心配事があると，すぐにおろおろするほうですか。
    　　1．はい　　　　　　2．いいえ

（古谷野亘：QOL などを測定するための測度（2）．老年精神医学雑誌 7：431-441，1996 より許諾を得て転載）

興奮しやすく暴力的な被検者に接する時は特に，インタビュー中は質問の語調は威嚇的にならないように常にリラックスした気分を維持するように努める必要がある。当初から敵対的な雰囲気にある場合には，可能な限り1対1の対面は避け，場合によっては検査を行う部屋の扉は開放状態にしておくことが望ましい。さらに評価をすすめていく過程で，インタビューは評価内容のみに集中するのではなく，検者は被検者の服装をふくめた外観・対応態度にも注意を払う必要がある。一般に服装はその場における被検者の心理状態の反映であり，補足的情報として記録しておくことが有効であることがある。

いわゆるインタビューから得られる周辺的な情報，すなわち性格・気質の痕跡でも反映する行動を確認して時は記載しておく必要がある。人格障害を示唆する場合は前頭葉や側頭葉の機能異常を反映しているかもしれない。一例を挙げれば，ムードは気分的な病的

高揚感も存在し，過度の興奮状態や誇大妄想的な発言などは躁病を配慮し，場違いな易怒性や心因性の震えや発汗，手掌の発汗などは不安症の表現として検査中に注意する．

スクリーニングとしてのムードの評価内容は多彩で趣味，仕事，性生活，食欲，睡眠パターンばかりか，死生観をふくめた構成で，広い範囲での評価であることから，病的なムード機能障害が疑われる場合はさらに詳細な評価が必要となることもある．医療機関の受診歴を保持していても，忙しい診察場面や介護場面では十分なインタビュー時間を確保できないこともあり，診断されないままに放置されることもあり，その場合は専門医への受診を促す必要が生じることもある．

ることで，評価結果を潜在的なうつ状態だけでなく，高齢者の運動機能も含めた生活環境を敏感に反映し，重要な高齢者の総合的機能評価項目の一つである．

文　献

1) 鳥羽研二，秋下雅弘，田中繁道，ほか：日本における総合的機能評価の知識と利用及び主治医意見書について日本老年医学会教育認定施設，療養型病床群，老人保健施設の多施設共同調査．日老医誌 38：139-147，2001．

2) Tellegen A, Ben-Porath YS, McNulty JL, et al：The MMPI-2 Restructured Clinical Scales；Development, validation, and interpretation. University of Minnesota Press, 2003.

3) 笹栗友寿，渡辺昌祐：老年者のうつの特徴．Geriatoric Medicine 29：215-219, 1991

4) Erikson EH, Erikson JM & Kivinik HQ：Vital involvement in old age. WW Norton, 1986.

5) 松林公蔵：地域在住高齢者の QOL に関する評価法の検討（障害高齢者の生活機能評価に関するガイドライン策定のための総合的研究（主任研究者，鳥羽研二）平成 13 年度　総括・分担研究報告書）．

6) 松林公蔵，小澤利男：総合的日常生活機能評価法─Ⅰ評価の方法　d．老年者の情緒に関する評価．Geriatric Medicine 32：541-546, 1994．

7) 福田一彦，小林重雄：日本版 SDS 自己評価式抑うつ性尺度．SDS うつ性自己評価尺度 Self-Rating Depression Scale 使用手引．pp3-15, 三京房, 1983．

8) 古谷野亘：PGC モラールスケール．QOL などを測定するための測度（2）．老年精神医学雑誌 7：431-441, 1996．

■ 重要ポイント

1. 『気分・ムード』は一般に人間の内的状態を表す一種の調子として理解されているが，西洋哲学研究の脈絡においては，近代においては理性に代わって見いだされた人間存在の根底をささえる一つの心理状態である．

2. 医学的には『気分・ムード・意欲』はそれぞれ心理学的な手法で客観的評価指標が開発され，測定目的，測定場面を配慮す

第2章 どのようなことを調べるのか，その意味は

VI コミュニケーションの評価

(町田 綾子)

コミュニケーション障害とは一般に，ことばによる意思疎通が困難な状態である。コミュニケーション障害の原因には失語症や構音障害などの言語障害，失行や失認，認知症，頭部外傷などによる高次脳機能障害などがある。また高齢者では聴覚障害，視覚障害，意欲の低下，うつ状態などが原因のコミュニケーション障害もみられる。多様な疾患を併せ持つことの多い高齢者のコミュニケーション障害の評価は全身状態把握の一助となり，医療・介護を行う上で不可欠である。

またコミュニケーション能力はリハビリテーション，レクリエーション，環境調整等を行うと改善することがある。そのためコミュニケーション能力を評価することでそれらの効果を知ることができる。さらにコミュニケーション障害を把握することでその人にあったコミュニケーション手段を適切に選択することが可能となる。

しかしコミュニケーション障害のみを評価することを目的とした検査法はなく，コミュニケーション障害の原因となっている疾患や障害を把握し言語機能検査，認知機能検査，うつ，高次脳機能検査，聴覚検査など必要に応じた検査を実施する。ここでは主に言語機能の評価について述べる。

1 スクリーニング

コミュニケーション障害が疑われた場合，スクリーニングを行い必要に応じて詳細な検査を行う。スクリーニングでは主に障害の種類を把握することを目的とする。各種の心理検査や言語機能検査などコミュニケーション障害の原因となる疾患に対する検査は，実施や結果の解釈に専門的な技術や知識が必要となるため，スクリーニングの結果から眼科や耳鼻科，精神科，リハビリテーション科などとの連携が必要となる。

コミュニケーション障害，言語障害に対するスクリーニングには標準化されたものはなく，施設ごとに対象疾患や患者のレベルにあわせさまざまなものが作成，使用されている。

我々が作成した中等度から重度の認知症患者にも使用可能な認知・言語スクリーニング検査（ミニコミュニケーションテスト）を**表1**に示す。見当識，言語の2領域，13の下位項目から構成されており，最高得点は100点である[1]。

実施に際しては事前に視覚，聴覚のレベル，利き手，麻痺の有無などを確認する。

① 名前
② 年齢
③ 出身地
④ 日付
⑤ 時間

①から⑤は見当識および記憶についての課題であり認知症などでは低下しやすい。

⑥ 発声持続

最低限の発話に必要な呼気量の有無や有声音での発声の不可を確認する。発声障害，構音障害で低下しやすい。

⑦ 数唱

自動的発話の保持をみる。重度の認知症においても比較的保たれる機能である。

⑧ 復唱

聴覚過程の障害の有無，言語表出の障害の

表1　ミニコミュニケーションテスト

1	名前		誤答/無反応	0	
			Yes-No	3	
			自発	5	/5
2	年齢	（±2歳まで）	誤答/無反応	0	
			正答	5	/5
3	出身地	（地名がでればよい）	誤答/無反応	0	
			正答	5	/5
4	日付		誤答/無反応	0	
			季節または月	3	
			日付または曜日	5	/5
5	時間見当識	ごはんはたべましたか	誤答/無反応	0	
		朝食・昼食/昼食・夕食	正答	5	/5
					/25
6	発声持続	/a:/	5秒未満	0	
			5秒以上	5	/5
7	数唱	1〜10	誤答/無反応	0	
			斉唱	3	
			語頭ヒント	7	
			正答	10	/10
8	復唱		誤答/無反応	0	
		単語：まめ　桜　大根　カタツムリ	1単語1点	/4	
		短文：きれいなバラが咲いた	正答	6	/10
9	呼称	リンゴ　猫　メガネ　鉛筆　自動車	誤答/無反応	0	
		バナナ　犬　テレビ　ご飯　電車	1単語1点	/10	/10
10	口頭命令		誤答/無反応	0	
		目をつぶって下さい		2	
		窓を指さして下さい		3	
		左手の親指で鼻を触って下さい		5	/10
11	語列挙	動物の名前をできるだけたくさん言って下さい	3語未満	0	
		（無反応の場合「犬」をヒントとしてあたえる）	3語以上	5	
			5語以上	7	
			7語以上	10	/10
12	情景画の説明	発話レベル	誤答/無反応	0	
			単語レベル	1	
			文レベル	4	
		表出単語数　語	5語未満	1	
			5語以上	2	
			10語以上	4	
			15語以上	6	/10
13	短文の音読	ジャックと豆の木の冒頭	誤答/無反応	0	
			不完全	5	
			正答	10	/10
					/75
					/100

有無の評価を行う．記憶力障害，失語症のタイプによっては障害される．

⑨ 呼称

視覚過程における障害の有無，喚語能力の障害の有無を評価する．認知症，失語症など

で呼称障害が起こりやすい。視覚障害があると課題の絵がみえず実施できない。

⑩ 口頭命令

聴覚的理解の障害の有無，失行の有無を評価する。記憶力，理解力，行為など複数の機能が関わるため比較的むずかしく，認知症，失語症，高次脳機能障害などでは低下しやすい。

⑪ 語列挙

言語表出の評価であり，失語症，認知症，意欲の低下した人などでは得点が低下する。

⑫ 情景画の説明[2]

視覚的認知過程の障害，口頭叙述能力の障害，統語障害の有無を評価する。視覚障害があると実施困難。感覚性失語症や初期から中等度のアルツハイマー型認知症では発話量に内容が伴っていないことが多い。

⑬ 音読

読字障害の有無，言語表出の障害の有無を評価する。

実施時間は7分～9分程度である。

2 失語症の評価

2006年に行われた日本言語聴覚士協会の調査によると失語症の検査は7割以上の施設で標準失語症検査（Standard Language Test of Aphasia：SLTA）が単独で用いられており，その他の施設ではSLTAとWAB失語症検査日本語版（The Western Aphasia Battery, Japanese Edision）や失語症鑑別診断検査（老研版）D.D.2000などを併用している[3]。

また，他の失語症検査としては，重度の失語症患者を対象とした検査として重度失語症検査，失語症者のコミュニケーション能力を測定する検査として実用コミュニケーション能力検査（CADL）などがある。

いづれの評価も実施，結果の解釈には専門的な知識を必要とする。

1）標準失語症検査（Standard Language Test of Aphasia：SLTA）[4~6]

最もよく使用されている失語症検査である。Ⅰ．聴く，Ⅱ．話す，Ⅲ．読む，Ⅳ．書く，Ⅴ．計算の5領域，26の下位検査で構成されている。

Ⅰ．聴く
  1．単語の理解：単語を聴いて4つの絵から正解を指差す
  2．短文の理解：短文を聞いて4つの絵から正解を指差す
  3．口頭命令に従う：10個の物品を言われた通りに動かす
  4．仮名の理解：音を聞いて6つの平仮名から対応する文字を指差す

Ⅱ．話す
  5．呼称：20の絵をみて呼称する
  6．単語の復唱：単語を復唱する
  7．動作説明：絵をみて動詞を言う
  8．まんがの説明：4コマまんがの説明をする
  9．文の復唱：文章を復唱する
  10．語の列挙：1分間に動物名をできるだけ想起する
  11．漢字単語の音読：漢字で書かれた名詞を音読する
  12．仮名1文字の音読：仮名の理解で使用した10個の平仮名を音読する
  13．仮名単語の音読：漢字単語の音読で使用した5語を平仮名で示したものを音読する
  14．短文の音読：短文の理解で使用した短文を音読する

Ⅲ．読む
  15．漢字単語の理解：漢字単語で書かれたカードを見て絵を選択する
  16．仮名単語の理解：仮名単語で書か

れたカードを見て絵を選択する
17. 短文の理解：短文が書かれたカードをみて絵を選択する
18. 書字命令に従う：文字で書かれた指示に従い10個の物品を動かす

Ⅳ．書く
19. 漢字単語の書字：絵をみて対応する漢字単語を書く
20. 仮名単語の書字：絵をみて対応する仮名単語を書く
21. まんがの説明：4コマまんがをみて内容を書く
22. 仮名1文字の書取：仮名1文字を聞き取りによって書く
23. 漢字単語の書取：漢字単語を聞き取りによって書く
24. 仮名単語の書取：仮名単語を聞き取りによって書く
25. 短文の書取：まんがの説明として想定される短文の書取

Ⅴ．計算
26. 計算：加減乗除の計算を筆算で行う

評価は6段階の反応レベル，正誤の2段階評価で行われ，結果はプロフィールとして示される（**図1**）。失語症のタイプや重症度をプロフィールから読み取るには専門的な知識や熟練を要する。SLTAの実施時間は失語症者の場合60分以上かかるとされており，数回に分けて行われることが多い。

2）WAB失語症検査日本語版[5,6]

自発話，話しことばの理解，復唱，呼称，読解，書字，行為，構成から構成されている。自発話から流暢性が評価でき，非言語性課題も含まれているのが特徴である。結果から失語症のタイプと重症度判定が可能とされている。

3）失語症鑑別診断検査（老研版）[5,6]

聞く，読む，話す，書く，数と計算の5部門から構成されている。正誤の2段階で評価し結果はプロフィールで表す。重症度尺度では重症度判定が可能。

3 構音障害の評価

運動障害性構音障害の評価としては標準失語症検査補助テスト（SLTA-ST），標準ディサースリア検査，旭式発話メカニズム検査，日本音声言語医学会試案1短縮版などが用いられている。各施設の特性，患者層などにあわせ複数の検査を併用することが多い。

1）標準失語症検査補助テスト（SLTA-ST），発声発語器官および構音の検査[7]

SLTA補助テスト大項目の1つである。失語症に合併しやすい運動障害性構音障害，嚥下障害，発語失行が失語症に与えている影響を評価することを目的としており，以下に示す分野，計211項目について検査，評価を行う。結果は所見の有無について有・疑・無のチェックを行い，構音検査では音声を記述する。発声器官の形態，運動の所見については記録用紙の図に記入する。

1. 発話明瞭度：全部分かるからぜんぜん分からないまでの5段階で評価する
2. 発声発語器官の機能：1分間の呼吸回数，深呼吸の不可，発声持続，呼気持続時間などを調べる。また発声発語器官（顔面，口唇，舌など）の形態，運動機能を調べる。
3. 食事動作：飲み込み，流涎，むせなどについて問診する
4. 口腔顔面の随意運動：舌を中心とした複合動作を検査する
5. 交互運動：パ，タ，カ，およびパタカの5秒間の回数，音の置換，リズムなどを評価する

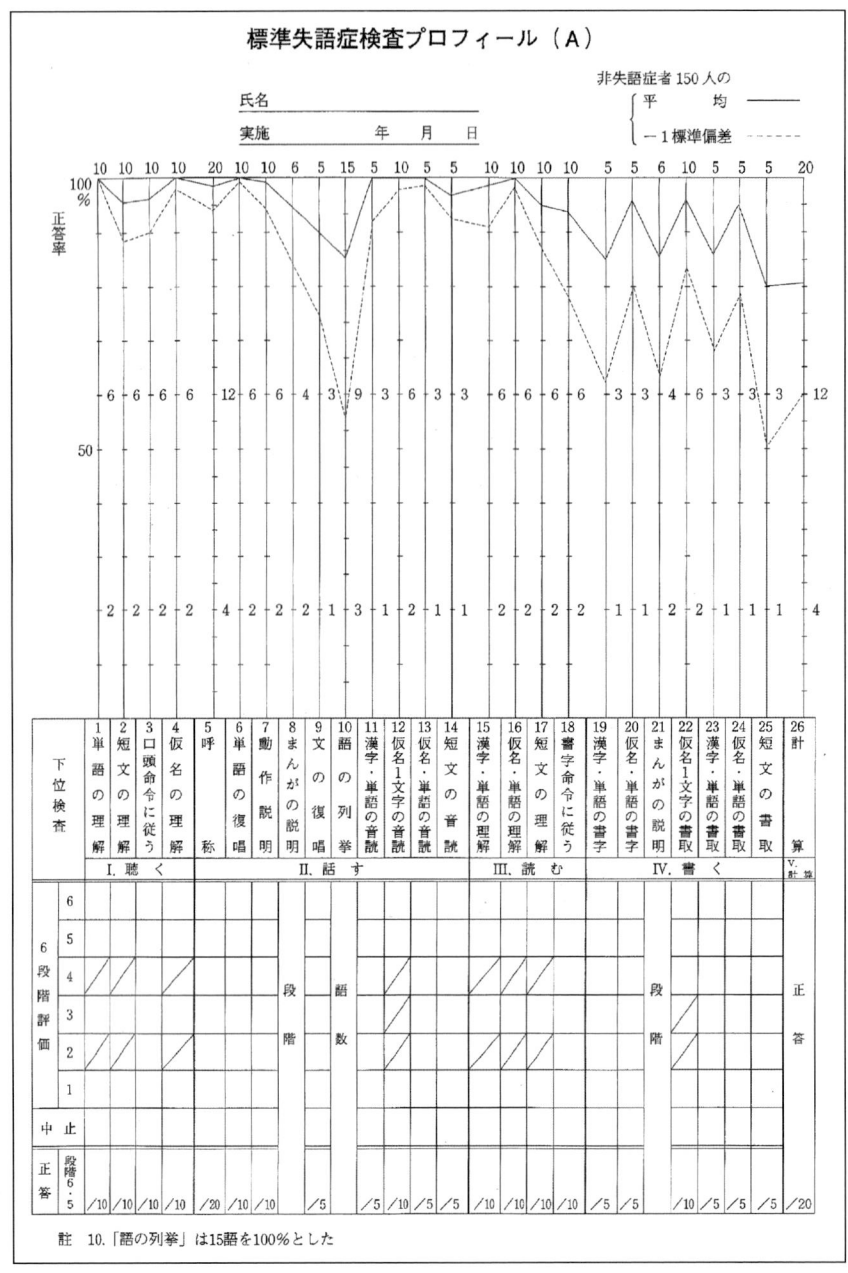

60　第2章　どのようなことを調べるのか，その意味は

図1　SLTA プロフィール
(日本高次脳機能障害学会：標準失語症検査　記録用紙より許諾を得て転載)

6．構音検査：単音節，単語，短文，長文について評価する
7．プロソディ：プロソディ，歌，声と共鳴の評価

以下の項目がスクリーニング項目とされて いる。

・顔面：ふくらませる―ひっこめるの交互運動
・下顎：噛む動作
・口唇：突き出し―横に引くの交互運動
・舌：上下の交互運動

- 口腔顔面の随意運動：息を吹く，下口唇を噛む，口笛を吹く，咳払いをする，舌打ちをする，額にシワをよせる
- 交互運動：パタカ
- 構音検査：ひゃ，みゅ，じょ，ぴゅ，ぎゅ，ちょ，じぇ，りゅ，バス，しろ，ひよこ，つえ，ラジオ

2）標準ディサースリア検査

旭式発話メカニズム検査をもとに作成された。一般的情報，発話検査，発声発語器官検査の3部から構成されている標準化された総合的な検査である。

4 その他の疾患の評価

一時的な意識障害，せん妄等がなく，言語機能が保たれているのにコミュニケーションがとれない時は認知機能評価が必要である（認知機能の評価参照）。またうつ，気分障害によってコミュニケーション意欲の低下，注意力，集中力，記憶力の低下をきたしコミュニケーション障害を呈することがあるため，うつが疑われる場合には評価を行う必要がある。

■ 重要ポイント

1. コミュニケーション障害をきたす疾患，障害に対し検査を行い，総合的にコミュニケーション能力を評価する。

文　献

1) 町田綾子，馬場　幸，平田　文，ほか：痴呆性高齢者の言語コミュニケーション能力を短時間に測定する「ミニコミュニケーションテスト」の開発と信頼性・妥当性の検討．日本老年医学会誌，40：274-281，2003．
2) 笹沼澄子，綿森淑子，物井寿子，ほか：失語症の言語治療，付 鑑別診断検査・治療絵カード．医学書院，1978．
3) 川岸　惠，板倉登志子，小林範子，ほか：運動性構音障害の現状報告．言語聴覚研究，3：85-88，2006．
4) 日本高次脳機能障害学会（旧 日本失語症学会），編，日本高次脳機能障害学会（旧 日本失語症学会）Brain Function Test 委員会，著：標準失語症検査マニュアル．新興医学出版社，2004．
5) 藤田郁代，監修，藤田郁代，立石雅子，編：標準言語聴覚障害学　失語症学．pp152-155，医学書院，2009．
6) 日本言語療法士会，編著：言語聴覚療法　臨床マニュアル．p28，協同医書出版社，1995．
7) 日本高次脳機能障害学会（旧 日本失語症学会），編，日本高次脳機能障害学会（旧 日本失語症学会）Brain Function Test 委員会，著：標準失語症検査補助テストマニュアル．新興医学出版社，2004．

第2章 どのようなことを調べるのか，その意味は

VII 社会的ネットワークの評価

（中居　龍平）

1 社会的ネットワークとは？

1979年ノーベル平和賞に叙せられた著明な社会活動家で宗教家でもあった修道女マザー・テレサ（1910～1997）は，路上で行き倒れて瀕死の状態にある貧しき人に対して手を握り，惜しみない祈りを続けたことで知られている。貧しき余命もない名もない人に何を祈っているのかの問いに対して彼女は『私が祈り捧げているのは，ひたすらあなたが生まれてきたのは決して無意味ではないことと，あなたがこの世界に生まれてきたことの感謝を繰り返し祈るのです。人はまったく孤独な状態におかれるとすぐに命が尽きてしまうような気がします。』と答えた。

医学的な明確な根拠は明らかでないが，少なくとも社会的な孤立が時に生命予後をも左右する重要な因子である印象を，多くの病人に接してきた一人の修道女に与えたことになる。

高齢医学での社会的ネットワークは「個人としての高齢者を中心に構築された社会的人間関係」と定義され，CGA（Comprehensive Geriatric Assessment）を行い，その評価結果に対して実効性を持たせて，介護行為の主体を形成するのが社会的ネットワークである。介護保険の導入以来，高齢者介護は保険給付内容の範囲内で検討と改正で議論され，本来多様な社会的ネットワークの要素の一部を構成する社会保険・介護保険のみに注目されている。介護保険が予防給付まではサービスを拡大している背景を考慮しても，本来高齢者を取り巻く社会環境まで視点を広げて評価を行うことは，CGAの基本的な立場からも必要であり，CGAの中での積極的な採用が望まれる。

2 社会的ネットワークを評価することの意味

CGAの最終的な目標は，対象とされる高齢者が保持している機能を最大限にまで引き出すことができるケアプランを作成することを目標にしている。しかしながら実際のCGAの正否は，評価時点での評価を受ける高齢者をとりまく社会環境の機能が決定的な意味を持つ。CGAを行う時点での高齢者の社会的な属性を無視してCGAがなされたとしても『すべてのCGAはすべて済ますことができました。ところで私はどうすればいいのでしょうか？』という高齢者のつぶやきが聞こえてくることになる。

CGAを行う場合に不可欠な前提条件は，一人の高齢者は個別に様々な社会的な背景のなかで生活しており，社会的存在として程度の差はありながらも，適合性を維持している事実である。理想的な社会的ネットワークを想定して，対象とする高齢者の評価を行うわけではなく，評価時の生活維持に実際的な効果をもたらしている高齢者の現実的な環境を評価する対象という側面と，同時に実際の介護ケアプランに実行性を持たせる機能的な側面を保持していくのも社会的ネットワークである。

1）介護主体の実態は？

意外なことであるが，一般に家族以外に各種NPO団体・宗教団体・人種別相互扶助組

表 1 高齢者像の変化

	明治期の高齢者	今日の高齢者
総人口の占める割合	少数	少数から多数派への移行状態
家族形態	大家族	核家族から独居
経済背景	自営業，農業などの家族経営	給与所得者または退職者
	地域性に密着	
地域との関係	親密　重要視	地域に疎遠傾向
公徳・公共性への意識	道徳心への敬意	都市在住で個人主義傾向
長期的介護の必要性	比較的低い	慢性期疾患を背景に高い
介護をおこなう主体	短期傾向で長期的な担い手は不足	60％が中高年の女性

織，各種財団・慈善組織など社会の組織化が進んでいると信じられている欧米においても，高齢者の支援，補助の主要な役割を果たしているのは家族でその割合は85％である[1]。しかもさらに問題を複雑にしているのは職業的に従事している介護またはヘルスケアの担当者が，高齢者虐待への危惧から，家族主体の高齢者援助の事実を過小評価または重視しない傾向があり，認識をあらたにする必要がある[2]。

2）高齢者実態の時代的変化

社会的ネットワーク評価をする際に，現時点で評価の対象としている高齢者の内実の変化も無視することはできない。過去100年の経過での変化は，世界的な規模で変化をきたし，介護面に直接，間接に大きな社会的影響を与えてきた（表1参照）。我が国おける高齢者における独居高齢者世帯数は，平成30（2020）年には一般世帯に14.7％に達すると予測されている[3]。また高齢者群の客観的統計値の変化も大きく，合計特殊出生率の数値，未婚率，離婚率どれをもみても，数世代で構成されていた，いわゆる古典的な家族機能の低下は避けようのない現実である。

今日，家族介護がなお高齢者介護の主体である現実と，今後社会介護での家族介護の役割を調整してゆくことが必要であり，その調整機能においても社会的ネットワークの評価が必須である。

ⅰ）性差

介護をうける高齢者の性差の影響の報告は多く[4]男性は女性に比較して生涯を通じて働いて労働市場に身を置くことを好み，その結果として，退職後は社会的な関係が中断しやすく，終生持続する人間交流の確保が難しい。他方，女性は家庭中心の生活が基本となることから役割主体の人間関係である職場からは一定の距離を置くことになり，自分たちが居住する地域社会や近隣者との関係を重視する傾向がある。さらには育児を通じて，同世代の強い紐帯を保持していることもある。一般的な高齢者の実体は，女性が職場を直接的な関係から距離があるだけ，幅広い人間関係をはぐくむことができ，また男性は競争社会にさらされた前半生の反動で，後半生で新たな社会的な人間関係を形成することが不得意な状況に置かれる。

ⅱ）集団の多様性

現在の高齢者は大きな社会変動を経験しており，高齢者集団は決して同質性的な集団ではない。年齢層によっても異なるソーシャルネットワークを保持している。後期高齢者は前期高齢者よりも教育機会に乏しく，戦争体験の有無によってもソーシャルネットワークの内容は異なる。女性にしても家庭電気製品の普及期以前の世代と，多くの家事労働から解放された世代とは異なるソーシャルネットワークを保持する。またIT技術の有無，す

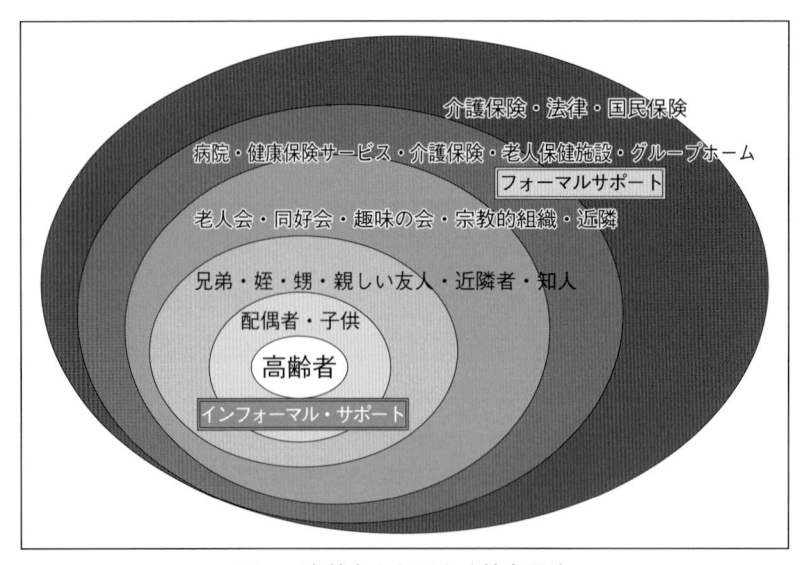

図 1　高齢者をとりまく社会環境

(円の外側から内側へ)
- 介護保険・法律・国民保険
- 病院・健康保険サービス・介護保険・老人保健施設・グループホーム 【フォーマルサポート】
- 老人会・同好会・趣味の会・宗教的組織・近隣
- 兄弟・姪・甥・親しい友人・近隣者・知人
- 配偶者・子供
- 高齢者 【インフォーマル・サポート】

表 2　高齢者の社会的援助

社会的援助の分類	援助主体
インフォーマル・サポート（非公的援助）	家族・友人関係など，（主に血縁関係など高齢者が長期の間，意識的または無意識的に維持している関係）
フォーマル・サポート（公的援助）	社会保険・医療保険・社会福祉

すなわちコンピュータでの情報収集可能な集団と無縁な集団においてもソーシャルネットワークは異なる状況が存在する。

3　社会的ネットワークにおけるインフォーマル・サポートとフォーマルサポート（図1）

社会的ネットワークの概念を介護の実態にそくして考えるとき便利な概念である。

SliverstoneとBurack-Weissらは社会的ネットワークをインフォーマル・サポートとフォーマルサポートの分類にこだわらず，社会全体が保持する援助機能に焦点ををあわせた統合概念を提唱しているが[5]，歴史的な経緯をふくめ現在も有効な分類である。なかでもLitwakらは家族によるインフォーマル・サポートを発生的側面に注目して援助を受ける高齢者への精神的な補助機能だけでなく，血縁などの自然発生的側面と原則的には対面式機能を保持する特徴あるサポートシステムサービスとしてとして捉えている[6]。

インフォーマル・サポートでは専門知識を背景としないが，反面，様々な規約や制約のとらわれない介護援助が可能で，また実際に長時間にわたる介護援助が可能なサポートで，時間への束縛の濃淡がインフォーマル・サポートとフォーマルサポートとを区別する上で重要な点であるとしている。

それぞれの担うサービス内容は**表2**に示したが，実際にはフォーマルサポートに比較してインフォーマル・サポートは『時間どおりに2時間の生活援助』などの介護よりはより自由度を活かした対応ができ，その結果，排尿介助などの24時間体制で被介護者からの

突然の要求にも対応を可能にしている。

しかしながら、家族中心の提供する介護援助は介護全体が重度に変化してくるとインフォーマル・サポート内だけの対応では介護内容が限定的にならざるを得ず、特に認知症の行動異常に対しては、専門的な知識なしには困難となる。また介護内容が重度とはいえない口腔ケアは誤嚥性肺炎の予防に有効なケアであるが、専門性が高く、インフォーマル・サポートではなくフォーマルサポートが対象となる。

このようにインフォーマル・サポートとフォーマルサポートの境界は時に曖昧になることがあるが、援助をうける高齢者に必要なサービスを前提にもれなく列挙し評価する際には実現可能なケア・サービスプラン作成を行う上で実践的な分類である。

1）社会的ネットワークの評価を行うときの注意点

ⅰ）介護をになうのは男性か女性か。

男性はインフォーマル・サポートおよびフォーマルサポートの設定調整に有効でありことが多く、一般的な介護への姿勢は消極的である。他方女性は一般に介護自体が軽介助あるいは極端な介護負担が生じるまでは、日々の介護を担当する傾向があり、安定した介護状態下においても、突然の介護環境の変化に対して介護代替者を常に念頭において対応する必要がある。

ⅱ）友人・近隣者の役割

高齢者介護の情動面の介護に限定するとインフォーマル・サポートでの友人、近隣者の役割は意外なことに家族とほぼ同等の影響力を保持している[5]。

また、近隣者のサポートの利点は緊急時の対応で有効に機能することが多く、ケアプランの作成にあたっては、家族や介護職が家人の承諾のうえで、近隣者にたいして介護情報を日頃から提供することでさらに近隣者のサポート機能は強化されることになる。

2）インフォーマル・サポートでケアプラン全体が改善される効果

インフォーマル・サポートの対象は心身の障害から起因する個別的な生活介助ばかりでなく社会的孤立を避ける点や生活満足感まで幅広いサービスを特徴としており[5]、長期の共通の生活体験の中ではぐくまれた援助が主体で、介護をうける高齢者の生活の質の維持には重要な役割を果たす。

雇用・契約関係にある介護職は客観性に基づいた必要な介護提供は可能でも、長年の友人の代わりはできないことは注意する必要がある。

また、個別化と都市化のなかで、人が自分の人生におけるライフサイクルとしてまとまった形で認識するには、宗教的な祭事や様々な公私を問わず文化的な行事や祝祭日の存在は不可欠な要素である。特に欧米での社会的ネットワークでは宗教団体（教会、シナゴーグ等）が地域活動主体で、家族・友人とならんで重要な役割を果たしている。我が国での宗教人口は形式的には神道系、仏教系の信者数は2億900万人（文部科学省調査）と現実感に乏しい数値が先行しているが、今後は宗教的な基盤や多くの文化組織（趣味・同好会など）を背景にしたケアプラン作成を求められる時代がくるかもしれない。

いずれにしても、ケアプランの作成には医療情報だけでなく、社会とのつながり、個人が何ものかに属しているという帰属感に常に留意することがもとめられる。

3）個別面談時の実際

家族にインタビューする介護職は、インタビューする相手が複数同席している場合は、敬意をもって年長の介護者にまず話を向けることが大事である。

座席の位置はインタビューを行う人間が介護を受ける予定者のすぐ間近に席に座り、家

族介護者はやや後方に控えた位置での面談を行うのが望ましい。その結果，介護提供者は言語以外の重要な情報を確認できるケースもある。一例をあげれば，介護を受ける高齢者が支障なくインタビューに応じている姿をみて，家族介護者が意外性とときに驚きの表情を見せたときは，さらに面談を続けて実態の把握を行うことができる。

介護を受ける高齢者本人の了解を得たうえで家族介護者に必要な質問を行うことは重要であるが，介護提供者への面談はあくまで介護を受ける高齢者を主体に行い，補完的に行われるべきである。介護提供者からの情報にどれほどの信頼性をおくかは，当然のことながら介護をうける高齢者の能力によって判断されることになるが，家族介護者の介護認識は高齢者全体の介護度に対して貴重な情報であることには変わりはない。

このようにインフォーマル・サポートの評価は注意深い対応のうえに成り立つ情報であり，形式的で表面的な評価は，介護を受ける高齢者に不利益につながることを念頭におく必要がある。

4 社会的ネットワークで得られる効果

① ソーシャルネットワークの維持は高齢者の健康状態，罹患しているストレスを軽減する[7,8]。
② 高齢者が社会的に孤立した状態におかれると罹病率の増加・死亡率の増加につながることから，ソーシャルネットワークによって社会的な孤立を検出する効果がある。
③ ソーシャルネットワークが機能することで高齢者の健康維持に有効な行動選択につながる[9,10]。
④ 高齢者が疾病などで要介護状態に陥った場合，ソーシャルネットワークを利用することで，高齢者がおかれた状況に速やかに適用でき，速やかな疾病の回復につながる[11,12]。

5 社会的ネットワーク指標の多数存在する理由

これまでの諸研究から，単独項目で必要十分な社会的ネットワークの状態をあらわす項目が検討されたが，現在ではいずれも欠点が判明している。もっとも有名な項目は独居か否かを問う項目と，配偶者または非配偶者の存在を問う項目である。

独居か否かの問いは社会的ネットワークよりも身体・精神状態のより強い相関をみとめ，結婚状態の有無はより周辺の条件に左右されることが多く，社会的ネットワークの信頼性の点で問題点を残した。

良好な関係を示した項目としては高齢者自身が現状に自身を保持しているかどうかという項目と緊急時に電話で助けをもとめることができるかどうかの項目であった。

また社会的ネットワークの評価対象として高齢者自身や家族・近隣者・住宅状況などに焦点をあてた評価法もあるが，それぞれ限定された範囲ではあるが，有効性は認められている。

これらの一般的な研究成果から，現在用いられている Lubben Social Network Scale（LSNS）のように多様な要素をそれぞれ取り入れて項目構成がなされている。

測定時間もふくめ臨床場面だけでなく，介護場面でも利用が進んでいる。

現在，我が国では研究者レベルの検討もふくめ，社会的ネットワークの評価の多くの場合，独自の評価票を作成して実施されている場合が多い。おのおのの外出頻度での閉じこもりの評価の実施[13]など地域性，年齢，性差，疾病背景，などとともに実施されている。

表 3 Lubben の Social Network Scale（LSNS）

(1) 少なくとも月に1回以上，顔を合わせる機会や消息をとりあう親戚兄弟は何人いますか？
　　0点…0人　　　2点…2人　　　4点…5〜8人
　　1点…1人　　　3点…3〜4人　　5点…9人以上
(2) もっとも親しい親戚や兄弟との間で，実際の消息のやりとりや顔を合わせる機会はどのくらいですか？
　　0点…1ヵ月に1回未満　　2点…月に2〜3回　　4点…週に2〜3回
　　1点…月に1回　　　　　3点…週に1回　　　5点…毎日
(3) あなたが個人的なことでも，気兼ねなく話すことができる親戚や兄弟は何人位いますか？
　　0点…0人　　　2点…2人　　　4点…5〜8人
　　1点…1人　　　3点…3〜4人　　5点…9人以上
(4) 少なくとも月に1回以上，顔を合わせる機会もち，消息をとりあう友人は何人いますか？
　　0点…0人　　　2点…2人　　　4点…5〜8人
　　1点…1人　　　3点…3〜4人　　5点…9人以上
(5) もっとも連絡をとる友人と，実際の消息のやりとりや会う機会はどのくらいですか？
　　0点…1ヵ月に1回未満　　2点…月に2〜3回　　4点…週に2〜3回
　　1点…月に1回　　　　　3点…週に1回　　　5点…毎日
(6) あなたが個人的なことでも，気兼ねなく話すことができる友人は何人位いますか？
　　0点…0人　　　2点…2人　　　4点…5〜8人
　　1点…1人　　　3点…3〜4人　　5点…9人以上
(7) 重要なことを決める時に，よく人に相談しますか？
　　0点…全くない　　　2点…時々　　　4点…ほとんどいつも
　　1点…めったにない　3点…しばしば　5点…いつも
(8) 他の人が重要なことを決める時に，相談されることはよくありますか？
　　0点…全くない　　　2点…時々　　　4点…ほとんどいつも
　　1点…めったにない　3点…しばしば　5点…いつも
(9) あなたが自分以外の家族，友人，近所の人に対して，世話などをして手伝うことがありますか？
　　0点…全くない　　　2点…時々　　　4点…ほとんどいつも
　　1点…めったにない　3点…しばしば　5点…いつも
(10) あなたは誰と住んでいますか？
　　0点…独り　　　　　　　　　4点…子供，親戚，友達
　　2点…家政婦・付添婦など　　5点…配偶者

（James Lubben, et al.：Social Support Network. In：Comprehensive Geriatric Assessment. pp130-131, McGraw-Hill, 2000 より引用）

6　代表的なソーシャルネットワークの評価

　社会的に高齢者の支援体制を整えることは心身の諸機能を維持する点で効果があるが，逆に，高齢者が社会と没交渉状態に陥ると，疾病からの回復を妨げられ，身体障害のリスクや，死亡率を高めることになる．老年医学の視点からは，この高齢者の社会的支援体制を評価する際に，簡便で評価項目に矛盾のない評価指標が求められてきた．

　そこで開発された代表的な評価指標として，Lubben のソーシャルネットワークの評価がある（表3）．これは James E. Lubben が，1988年に考案したソーシャルネットワークを評価する指標で，地域活動，病院，施設などさまざまな場面で利用されている（表4）．

　指標項目数は10項目からなる質問方式で構成され，各項目の評価は第（1）〜（9）項目は5段階，第（10）項目の「あなたは誰と住んでいますか？」は4段階で評価する．

　Lubben は Lubben Social Network Scale（LSNS）が比較的早期に開発・提案された評価指標であったことから，開発から15年以上経過して，社会的な孤立状態にあるかどうかのスクリーニング機能を主体とした6項目

表 4 LSNS が利用されている場面

```
[地域活動のなかで]
・アンケート協力が期待できる地域高齢者の趣味の集まり
・地域保健活動の各種主催行事の集まり
・家族が病気になったという情報を得たとき
・以前から地域活動に参加しない高齢者または高齢者世帯が判明したとき
[病院で]
・基本情報として，初診時または入院時に実施
・重篤な疾患の診断を受けたとき
[施設で]
・基本情報として入所時に
・入所者の家族の面会機会が減っているとき
・外泊希望・外出希望が急に減ったとき（多くなったとき）
```

からなる LSNS-6 と，さらに項目を 18 項目までに拡大した研究者向けの LSNS-18 を提案した．新たに提案された LSNS-18 の Cronbach α 係数は開発者によれば 0.8 である．

■ 重要ポイント

1. 社会的ネットワークは地縁・血縁関係が希薄となる時代状況のなかで，高齢者を巡る社会的ネットワークの重要性は増している．とくに意識されにくい漠然とした家族関係を主体とする社会的ネットワーク（インフォーマル・サポート）を評価することにより，ネットワーク参加者の相互の意識が明確になり，その結果として活性化するのが社会的ネットワークである．

2. 社会的ネットワークの評価指標は短縮版を含め多数の指標が開発されており，総合的機能評価（CGA）の定期的な評価に組み入れることで，社会的ネットワークのなかでもフォーマルサポートへの導入契機への適切な判断が成される必要がある．

文献

1) Penrod J & Kane R：Who cares? The Size and Scope, and composition of the caregiver support system. Gerontologist 35：489-497, 1995.
2) Damron-Rodriguez J：Linkage of formal and informal supports for elderly；a research synthesis for practice, International Perspective on Healthcare for Elderly. Chap XVII, Peter Lang, 1994.
3) Siverstone B & Burak-Weiss A, Social Work Practice With the Frail Elderly and Their Families. Charles C Thomas, Springfield, IL, 1983.
4) 国立社会保障・人口問題研究所「日本の世帯数の将来推計」2009 年．
5) Litwa KE：Helping the Elderly. The GuilfordPress, 1985.
6) Morioka K：Generational relations and their changes as they affect the status of older people in japan. In：Aging and Generational Relations Over the life course（ed Hareven T）. University of Delaware, 1992.
7) Cohen S & Syme SL：Issues in the study and application of social support. In：Social Support and Health（eds Cohen S & Syme SL）. pp3-22, Academic Press, 1985.
8) Berkman LF：Social networks, support, and health：taking next step forward. Am J Epidemiol 123：559-562, 1986.
9) Hamilton GP：Using a prevent elder abuse family system approach. J Gerontol 15：21-26, 1989.
10) James Lubben, Meranie Gionda.：Social Support Network. In：Comprehensive Geriatric Assessment（eds Dan Osterweil, Kenneth Brummel-Smith & John C Beck）. pp130-131, McGraw-Hill, 2000.
11) Crawford G：Support networks and health-related change in the elderly；Theory-based nursing strategies. Family and Community Health, 10：39-48, 1987.
12) Robinson BC：Validation of a caregiver strain index. J Gerontol 38：344-348, 1983.
13) 梅津初子：地域における早期痴呆症への取り組み．ジェロントロジー 15：37-40, 2003.

第2章 どのようなことを調べるのか，その意味は

Ⅷ　ケア負担感の評価

（山田　如子）

　高齢者は年齢を重ねるに従い，ADL や認知機能が低下し，やがて要介護状態に移行する。要介護状態となった高齢者を支えるのは，医師による在宅医療と家族による在宅介護である。なかでも，専門家ではない家族による介護は，必ずしもその理想像とは一致しない先の見えない道のりであり，介護者の感じる負担感やストレスはその在宅生活の継続を阻害するもっとも大きな要因のひとつである。

　近年の日本では稀にみる速さで高齢化社会が進行しており，それに伴って要介護者の数や，要介護状態となってから死亡するまでの要介護年数は，増加の一途を辿っている。こうした状況の中で要介護高齢者の在宅生活をできるだけ長く継続するために，介護者の負担を定期的に評価し，またその関連要因を明らかすることで介護者に必要な援助を探ることが重要となる。

　介護者の感じる「介護負担」とは，米国のペンシルバニア州立大学 Zarit 教授によると「親族を介護した結果，介護者が情緒的・身体的健康，社会生活および経済状況に関して被った損失の程度」であると定義され，それを測定できる尺度として Zarit 介護負担尺度（Zarit Caregiver Burden Interview：ZBI）が作成された[1]。本稿では，日本における介護負担研究においてもっとも頻用されている Zarit 介護負担尺度日本語版（J-ZBI）および J-ZBI 短縮版（J-ZBI_8）について述べ，さらに，杏林大学付属病院もの忘れセンターでの介護負担に関する調査結果と，その増悪の負荷因子である介護サービス利用の現状についても紹介する。

1 Zarit 介護負担尺度日本語版（J-ZBI）と J-ZBI 短縮版（J-ZBI_8）

　ZBI は，介護者の心身の健康状態，経済的負担，社会生活上の制約，要介護者との関係についての質問項目から構成されている。荒井らはこれを日本語版（J-ZBI）に訳し[2]，さらに 8 項目からなる日本語短縮版（J-ZBI_8）を作成した[3]。

　22 項目からなる J-ZBI の最初の 21 項目までは，介護者にとって介護がどの程度負担となっているのかについて尋ねており，「思わない（0 点）」から「いつも思う（4 点）」までの 5 段階評価で尋ねている。そして最後の 1 項目は，介護者にとって総合的な介護負担がどれほど重いのかを「全く負担ではない（0 点）」から「非常に大きな負担である（4 点）」までの 5 段階から尋ねるものであり，22 項目中最高得点 88 点でもっとも介護負担が重いとされる。

　J-ZBI_8 は，介護負担をより簡便に測定するために作成された尺度である。作成にあたっては，在宅介護者に J-ZBI を施行して因子分析を行い，それに基づき項目を選定した[3]。因子分析の結果は，Personal strain（介護を必要とする状況または事態に対する否定的な感情の程度），Role strain（介護により介護者の社会生活に支障をきたしている程度）の 2 因子が抽出され，それぞれの項目として 5 項目，3 項目が挙げられており，信頼性と妥当性が確認されている[4]。ただし標準化された尺度ではないため，相対的な評価としてで

はなく継時的な個人内差をみる尺度として用いることに留意されたい。

2 これまでの介護負担に関する研究

在宅高齢者，なかでも認知症患者の介護負担についての研究は，総合的機能評価（CGA）との関連から検討されることが多い。そしてそこには周辺症状の悪化との関連が少なからず認められる。

介護者側の要因としては，その性別や続柄について諸般の研究があり，今のところ一致した見解は認められていないが，夜間介護の必要性がある場合や介護者自身に健康上の問題がある場合，介護協力者がいない場合などにおいて，介護負担が重いという結果が得られている。また，介護サービスの使いやすさ[5]や，誰とも介護を分かち合えないという孤独感なども介護負担に影響する要因として報告されている[6]。

3 杏林大学付属病院もの忘れセンターにおける介護負担の調査研究

杏林大学付属病院では，2000年9月よりCGAを診療に取り入れたもの忘れ外来が，また2006年11月からはその機能を拡充したもの忘れセンターが開設され，適切な医療の提供と地域医療機関・福祉サービスとの密接な連携を推進し，一日でも長く在宅生活を継続できることを目標として診療に取り組んでいる。

今回，もの忘れセンター通院症例の，家族の介護負担の決定因子について検討し，また介護保険の利用状況についても調査したものをここに報告する。

1．症例呈示

症例は，もの忘れセンター通院症例169名（男性51名，女性118名）で，初診時の平均年齢は78.49±6.02歳。平均14ヵ月間にわたってCGAの記録・解析を行った。CGAは，日常生活機能についてはBarthel Index（BRTL）と手段的ADL（I-ADL），認知機能検査はMMSE，情緒機能（抑うつ）はGDS15，意欲はVitality Index（VITL），周辺症状は痴呆行動障害尺度（DBD），家族の介護負担はZBIを実施した。また介護状況については通院介助者にインタビューを行った。

2．初診時におけるCGAの横断的解析

初診時のCGAの結果について，介護負担との単相関をみた。日常生活機能や認知機能，意欲においては，低下している症例ほど家族の介護負担が高かった。また周辺症状の数が多い症例ほど介護負担は高いという結果であった（図1）。

3．初診時の介護保険利用状況

今回の症例のうち，28.3％が介護保険サービスを利用しており，14.3％が介護保険認定済みではあるがまだサービスは利用しておらず，そして残りの57.4％は，初診の時点ではまだ申請していなかった。

この3群（介護保険サービス利用群，介護保険認定済み群，未申請群）の間で，介護負担と，初診時に介護負担の有意な説明変数であった周辺症状とI-ADLのそれぞれで，差があるかどうかを検討した。その結果，I-ADLにおいて3群間での有意差があった一方で，周辺症状と介護負担においては，介護保険サービス利用群と介護保険認定済み群との間に差がみられなかった（図2）。

この結果より2つの仮説が考えられる。ひとつは，生活自立機能をサポートするような介護サービスはあっても，周辺症状に対応するようなサービスや介護負担を軽減させるようなサービスが現状では存在しないという仮説である。そしてもうひとつは，介護サービスを利用しても家族にとっての周辺症状の数は変わらず，また介護負担も軽くなったと実感しにくいというものである。どちらの仮説が採択されるかについては今後の継続的な調

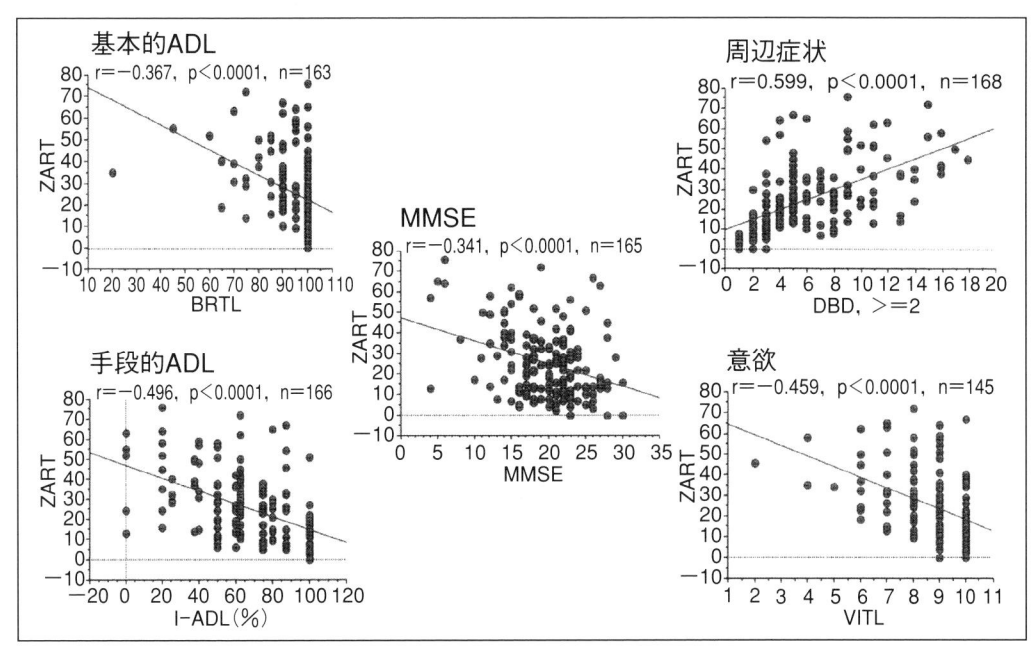

図1　初診時の総合的機能評価の各項目と介護負担との単相関

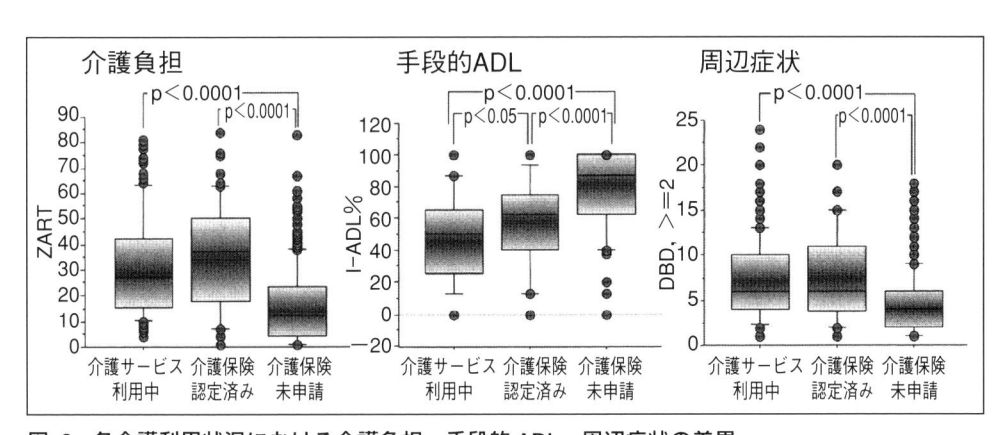

図2　各介護利用状況における介護負担，手段的ADL，周辺症状の差異

査が必要であるが，いずれにしても周辺症状が介護負担の重要因子であることが示唆される。

4．CGAの縦断的解析

平均14ヵ月間で，CGAの各項目におけるその変化量を検討したところ，生活自立機能と意欲に低下が見られ，家族の介護負担は増加していた。一方，認知機能は初診時と同じレベルに保たれていた。また周辺症状と抑うつについては，有意差はなかったが増加傾向にあった。

各項目の初診時から再診時にかけての変化量と，介護負担の変化量との重回帰分析を行ったところ，周辺症状と意欲が，介護負担の説明変数として有意であった。すなわち，周辺症状が増えるほど，また意欲が低下するほど，家族の介護負担は有意に増加するという結果であった（図3）。

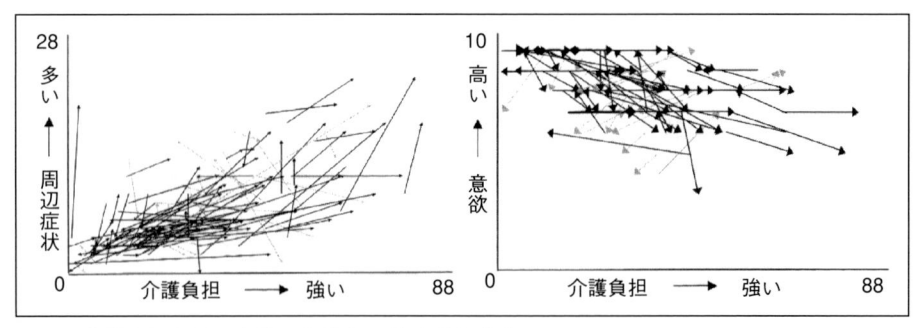

図3 介護負担と周辺症状，意欲との継時的な変化

5．介護者へのインタビューからみえてきた現状

通院介助者に対する介護状況についてのインタビューによると，家族が介護負担を重く感じていても，必ずしも介護保険サービスを利用しているわけではないことがわかってきた．その理由を自由回答方式で尋ねたところ，「本人が拒否している」というのが圧倒的多数であった．比較的軽度な認知症例の場合，デイサービスやショートステイなど，家族が自分のための時間を確保できるようなサービスを強く拒否してしまうことが少なくない．実際に行ってみることもせずに拒否しているケースはもちろん，試しに行ってみて，「二度と行きたくない」「自分よりも重度な人ばかりで話もできずにつまらなかった」といった感想を抱くこともあるようである．またショートステイを利用してみたものの，「本人がかわいそうだったのでもう連れて行けない」と答えた家族もいた．

家族の要望として意外に多かったのが「話し相手になってくれる人がほしい」「食事の配達をしてほしい」というものである．ゆっくり話を聴いてあげたいが時間が取れない，他の家族とは違うメニューの支度に手間がかかるといった，他人の目から見れば日々の生活におけるわずかな労力に対してでも，毎日介護と向き合っている家族は負担を感じていることが窺い知れる．

今後，介護負担軽減のためには，J-ZBIやJ-ZBI_8を活用して介護負担を測った上で，適切な介護サービス利用を促すことが主眼となる．その際，要介護者の介護度に応じた一律のサービス提供ではなく，本人の要望や家族の生活状況，主要介護者の特性など，個々のニーズに応じたきめ細やかなサービスの提供が望まれる．

■ 重要ポイント

1. 「介護負担」とは，「親族を介護した結果，介護者が情緒的・身体的健康，社会生活および経済状況に関して被った損失の程度」であると定義され，それを測定できる尺度としてZarit介護負担尺度（Zarit Caregiver Burden Interview：ZBI）が作成された．

2. 要介護高齢者の在宅生活をできるだけ長く継続するために，介護者の負担を定期的に評価し，またその関連要因を明らかにすることで介護者に必要な援助を探ることが重要となる．

文　献

1) Zarit SH, Reever KE & Back-Peterson J：Relatives of the impaired elderly；Correlates of feelings of burden. Gerontologist, 20：649-655, 1980.

2) Arai Y, Kudo K, Hosokawa T, et al.：Realiability and Validity of the Japanese version of the Zarit Caregiver Burden Interview. Psychiatry Clin Neurosciences, 51：281-287, 1997.

3) 荒井由美子,田宮菜奈子,矢野栄二:Zarit 介護負担尺度日本語版の短縮版(J-ZBI_8)の作成;その信頼性と妥当性に関する検討.日本老年医学会誌,40:497-503,1997.

4) Kumamoto K & Arai Y:Validation of 'Personal Strain' and 'Role Strain';Subscale of the short version of the Japanese version of the Zarit Berden Interview(J-ZBI_8).Psychiatry Clin Neurosciences, 58:606-610, 2004.

5) 荒井由美子,上田照子,増井香織,ほか:介護負担増悪のリスクファクター;ZBI を利用して.日本老年医学会誌,39:108,2002.

6) 仲秋秀太郎:わが国におけるもの忘れ外来;その歴史的レビュー.老年精神医学会誌,15:117-122,2004.

第2章 どのようことを調べるのか，その意味は

Ⅸ　サービス利用の評価

（加藤　雅江）

1 医療機関において高齢者の療養相談を受ける視点

　医療の進歩により，多くの高齢者が治療を受けながら，日常生活を送ることができるようになった。以前であれば，救命できなかったであろう方が救命されることは喜ばしいことではある。が，反面，療養の長期化や後遺障害を持っての生活が避けられないものとなる。このことは患者・家族に経済的・精神的な負担を強いることにも繋がる。医療ソーシャルワーカーとして面接を進める中で，入院を契機にさまざまな課題が表面化する場面に遭遇する。それは，家族関係そのものであったり，家族間の価値観・思いの違いであったり。日常生活を行う上では，なんとか拘らずに過ごせた事柄が，治療の開始や入院といった事柄を契機に避けては通れない課題になったり，真正面から向き合わなければならない問題になったりする。入院中の患者・家族の考える治療の終了，つまり退院時のイメージは入院前と同じ，あるいはそれに近いものを想定する。患者・家族が希望を捨ててしまっては，良くなるものもよくならない。だから精一杯希望に添えるように支援したいと思う。しかし，短い入院期間を考えると，家族の思いと医療者側の思いが必ずしも一致するとは限らない。そこをまず，私たちがそのような状況を理解したうえで，スタート地点に立ちたいと思う。

　病気の早期発見，治療，再発・重篤化防止を目的とする医療の場において私たち医療ソーシャルワーカーは，社会福祉の視点からサービスの提供を媒介に対象者支援を行っている。患者・家族の思いを知り，より良い関係を築き，効果的な支援を展開するために不可欠な面接技術とは何かを考えてみた。まず面接や支援をスタートさせるときに必要なのは，相手の立ち位置をつかむこと，相手の求めていることは何かを知ることである。この時，相手の話す事柄に集中するのではなく，感情に焦点を当て，関係構築を目的に面接が進められると良いと考える。対象者が病気を抱えた患者，その家族であっても，病気や療養といったことにばかり焦点を合わせ過ぎず，患者，家族の生活全般を視野に入れた支援を行いたい。病気を抱えた人，である前に，それぞれに，その人なりの役割を持ち，地域で，家庭でそれぞれの役割を持って生活する人として対象者を見る視点が大切である。

　支援を進めていく上で私たちに必要なことは，支援者として出来ることは限界があるということ，その上で，支援者として自分の果たすべき役割を知ることである。あくまでも対象者が自分の不安や悩みを自分で感じ，解決できるよう働きかけることが私たち支援者の果たすべき役割であると思う。相手の不安を吸い取って，先回りして解決してしまうことは，対象者自身が力を蓄え，成長する機会を奪ってしまうことに他ならない。必要なときにはいつでも支援の手を差し伸べることが出来るように程よい距離で傍らに居続けられる関係を作っていくことが必要である。

2 社会資源を活用するということ

　現代社会は情報であふれている。得ようと

思う事柄があれば，インターネットに単語を入れるだけで，多くの情報・社会資源を手に入れることが出来る。そのような中で，社会資源を媒介に支援を展開する際，注意したいことについて考えてみる。もっとも重要なことは，社会資源を活用する際に十分なアセスメントを行うことである。私たちソーシャルワーカーが面接を行う目的は，対象者が持っている力が発揮できない「理由」を見極め，その「理由」に対してアプローチを行うことである。対象者の周りの外的な要因が「理由」の原因であれば，その外的な要因を解決できるようなアプローチを行う。それは，経済的な問題であったり，家族関係の問題であったり，仕事に関する問題であったりする。また，対象者自身の内的な要因が「理由」の場合もある。他に気をとられていて課題に取り組むことが出来ない状況にあったり，疾病により集中できない状況などが考えられる。アセスメントを十分に行った上で，対象者が求めている支援に必要な社会資源が何であるのか。どのような目的で社会資源を活用しようとしているのか。相手を混乱させるだけの情報にならないだろうか。社会資源の導入により，対象者の生活機能自体が低下するようなことが無いだろうか。そういったことを十分に検討した上で，社会資源を提供するタイミングを計れたらよいと思う。そして，対象者の生活機能の向上が社会資源の利用目的となるため，その目的が対象者にも理解できるよう，伝えることが重要となる。家族から，「サービスが入ると助かるんだけど，自分たち家族の手の出しようが解らなくなるし，主体的に関わることができなくなって，傍観者になってしまうんです」と言われた言葉が頭に残る。家族が果たすべき役割は残し，対象者の生活機能は維持できるよう，目的を持って社会資源の活用が出来るよう支援を行うことが重要である。

3 退院支援の実際

　退院支援とはそもそも退院を目的にある時点で急にたてる支援計画ではないと考える。病気を発症し，入院をした時点で治療計画，看護計画が立てられる。その延長線上に退院支援があるべきである。医療機関の中でだけ安静が保てたり，医療機関の中でだけ適応できるADL（日常生活動作）では意味がないのである。もっといえば，患者であるその人が入院前にどんな役割を持ち，どんなことを大切に生活してきたのか，あるいは，地域の中でどのようなサービスや支援を受けながら生活していたのか。これまでの患者の生活を知り，そのエッセンスを十分反映させた上での医療提供でなければ意味がない。これまでの生活に根ざした流れを分断することなく，生活者としての視点をいかに医療の中に持ち込むか，その作業を患者・家族とどこまで協働していくことが出来るかによって効果的な退院支援が展開されることとなる。

4 脳卒中患者退院支援の試み〜患者・家族参加型の退院支援〜

【症例】
　前日まで杖を使いながらも，買い物や老人会の会合に積極的に出ていた78歳の女性，Aさんが脳出血で当院に搬送された。突然のことに疲れた様子のご主人と娘さんにお目にかかったのは入院翌日だった。Aさんはご主人と二人暮らし。生活はAさんが切り盛りしているような家庭だった。右半身の麻痺が重度で残るだろうことが医師からの説明であった後だったため，Aさんもご主人も表情が硬く，自分ひとりでは介護はできないとご主人はうつむいたままだった。2週間の治療の間，リハビリテーションも順調に進み，回復期リハビリテーション病院への転院が検討された。この間，リハビリテーションや食事場

図1 脳卒中地域連携診療計画書

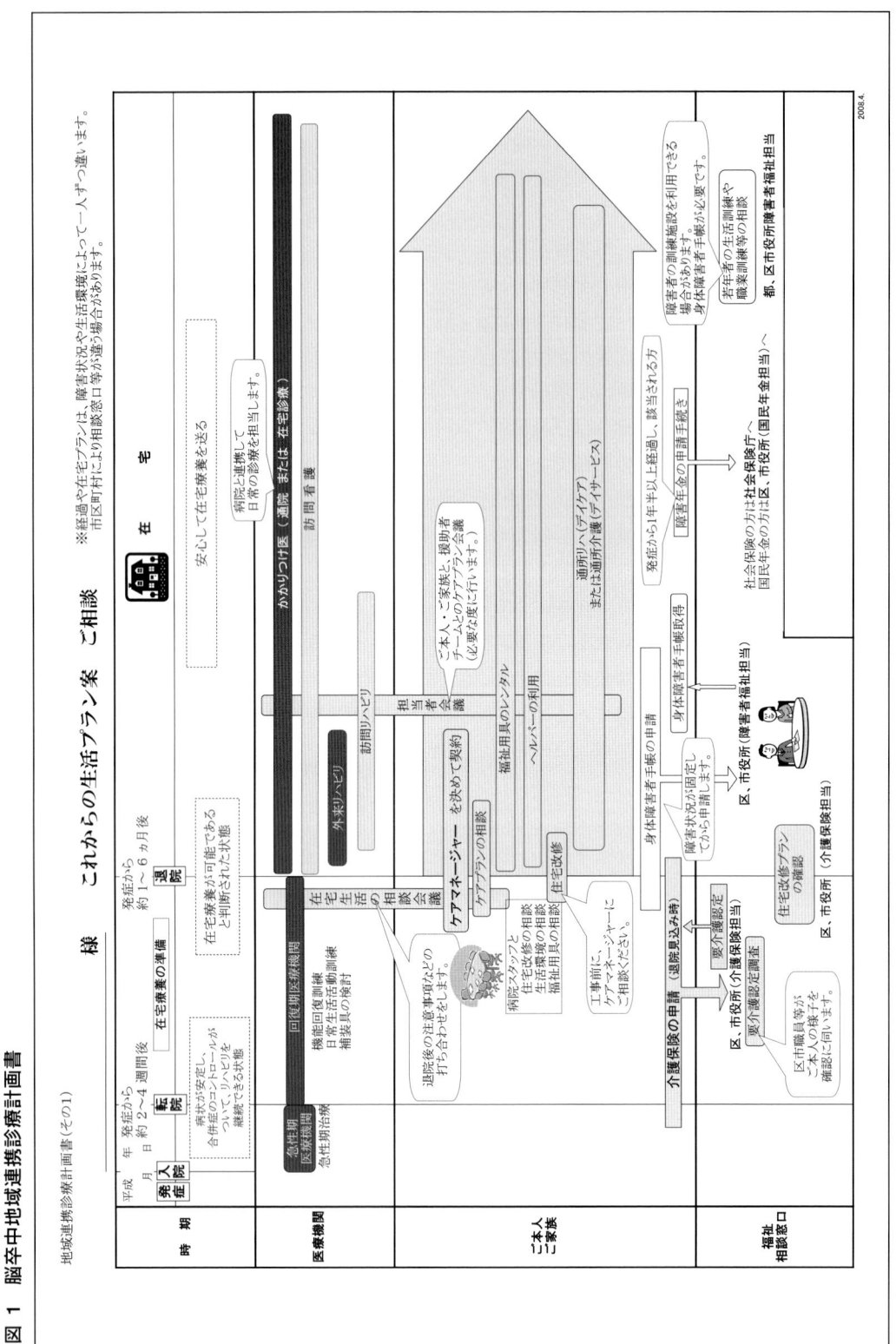

地域連携診療計画書（その1）

様　これからの生活プラン案　ご相談

※経過や在宅プランは、障害状況や生活環境によって一人ずつ違います。市区町村により相談窓口等が違う場合があります。

時期	平成　年　月　発症	発症から約2〜4週間後　転院	発症から約1〜6ヵ月後　退院	在宅
	発症／入院	在宅療養の準備		
				安心して在宅療養を送る

医療機関
- 急性期医療機関／急性期治療：病状が安定し、合併症のコントロールがついて、リハビリを継続できる状態
- 回復期リハ医療機関：機能回復訓練、日常生活動作訓練、補装具の検討：在宅療養が可能であると判断された状態
- 外来リハビリ
- 訪問リハビリ
- かかりつけ医（通院　または　在宅診療）：病院と連携して日常の診療を担当します。
- 訪問看護

ご本人・ご家族
- 在宅生活の相談会議
- ケアマネージャーの相談：ケアプランの作成
- 病院スタッフと住宅改修の相談、生活環境の相談、福祉用具の相談
- 工事前に、ケアマネージャーにご相談ください。
- ケアマネージャーを決めて契約
- 住宅改修
- 福祉用具のレンタル
- ヘルパーの利用
- ご本人・ご家族と、援助者チームでのケアプラン会議（必要な度に行います。）
- 通所リハ（デイケア）または通所介護（デイサービス）
- 身体障害者手帳の申請
- 退院後の注意事項などの打ち合わせをします。
- 身体障害者手帳取得：障害状況が固定してから申請します。
- 障害年金の申請手続き：発症から1年半以上経過し、該当される方。社会保険の方は社会保険庁、国民年金の方は区、市役所（国民年金担当）へ

福祉相談窓口
- 介護保険の申請（退院見込み時）：区、市役所（介護保険担当）
- 要介護認定：区、市役所（介護保険担当）
- 要介護認定調査：区市職員等がご本人の様子を確認に伺います。
- 住宅改修プランの確認：区、市役所
- 区、市役所（障害者福祉担当）
- 障害者の訓練施設を利用できる場合があります。身体障害者手帳が必要です。若年者の生活訓練や職能訓練等の相談
- 都、区市役所障害者福祉担当

2008.4.

（北多摩南部脳卒中ネットワーク研究会作成、武蔵野赤十字病院医療連携センターより許諾を得て転載）

Ⅸ　サービス利用の評価　77

表 1　退院支援アセスメントシート　療養型 Ver.

1 医療行為				
□経管栄養	□胃ろう	□カテーテル管理	□透析	□バルーン留置
□褥瘡	□気管切開	□吸引	□酸素	□リハビリテーション
□その他（　　　　　　）				

2 ADL			
移動	□自立	□部分介助	□全介助
排泄	□自立	□介助	□オムツ
食事	□自立	□部分介助	□全介助
入浴	□自立	□部分介助	□全介助
コミュニケーション	□可能（　　　）	□不可能（　　　）	□その他（　　　）

3 入院前 ADL
□自立
□要介護
□施設入所中

4 介護上の課題	
□なし（　　　　　　　）	□あり（　　　　　　　）

5 家庭環境			
□独居	□高齢者世帯	□日中独居	□その他（　　　）

6 家族の介護体制	
□なし（　　　　　　　）	□あり（　　　　　　　）

7 費用負担	
□困難（　　　　　　　）	□可能（　　　　　　　）

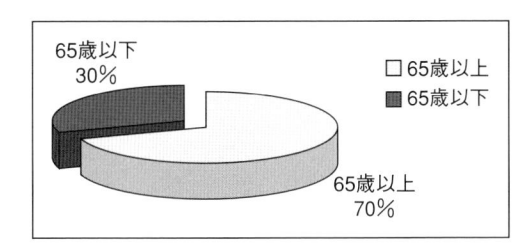

図 2　全入院患者年齢分類

65歳以下 30%
65歳以上 70%

面などご主人が参加し，関わることができる場面を病棟のスタッフと意識的に作り，利用できる社会資源についても説明していった。Aさんが安定するにつれ，ご主人も介護に取り組みたいと意欲を見せるようになり，娘さんが近くに転居し協力してくれることとなった。転院先の調整と並行して，介護保険の申請を行い，娘さんが出来る支援，不足しそうな支援について話し合いを行った。デイサービスや，ショートステイについても具体的にイメージが持てるよう，施設見学を設定した。回復期リハビリテーション病院の医療ソーシャルワーカーに当院入院中の面接経過について引継ぎを行い支援の継続をお願いした。2ヵ月半，回復期リハビリテーション病院で加療し退院してきたAさんは再び当院の外来に戻ってこられた。右半身の麻痺は残り，車椅子中心の生活となったものの，地域のケアマネともつながり，ヘルパーさんの訪問，デイケア，訪問リハビリテーションの利用も開始した。以前のように明るくなったとご主人も笑顔だった。

　当院では，2006年より，脳卒中センターおよび脳外科病棟において専任のソーシャル

ワーカーが入院患者に対し，入院後3日以内にインテーク面接を行い，退院支援を行っている。退院支援マップ(**図1**，参考資料；北多摩脳卒中ネットワーク研究会作成)やアセスメントシート(**表1**，参考資料；杏林大学病院医療福祉相談室作成)を用い，これまでの生活状況，家族背景，利用していた社会資源等を確認し，課題の抽出を行う。またこれらの資料を患者・家族に提示することによって早期から退院後の生活が具体的にイメージできるよう働きかける。その結果，患者・家族が主体的に，退院支援計画の策定に参加することが出来るようになる。

2009年4月1日～11月1日までに脳卒中センターに入院した患者のうち70%が65歳以上の高齢者であった(**図2**)。この65歳以上の患者のうち8割以上が入院前の日常生活は自立していた(**図3**)。入院前に介護保険の申請をし，利用していた方は1割程度だった。この患者群の半数が自宅退院となっている(**図4**)。自宅退院になっているとはいえ，入院前の日常生活動作から考えると，若干何らかの不便さを抱えての退院となる場合が多い。インテーク面接の際に，介護保険や，利用可能な社会資源について伝え，今後の療養についての希望を確認する。この支援を通して，患者・家族が具体的な退院の時期やその時々に必要な手続きやその窓口を知ることができ，見通しを持って療養生活を送ることが可能となる，と考える。単に退院先の施設や医療機関を選んだり，在宅調整を行うのではなく，退院支援を通して，どのような療養生活を送りたいか，その選択をする意味を考えられるよう面接を行っている。ひいては家族のあり方についてまで考えるきっかけになれば，と思う。

同時に，患者・家族との面接から得た情報を医師，看護師，リハビリテーションスタッフに伝え，それぞれの業務の中に生かしてもらう。患者・家族とともにスタッフ間でも計画が共有されることが重要である。

■ 重要ポイント

1. 医療ソーシャルワーカーは社会福祉を学問的基盤に業務を行っている。患者を「病気を持った人」として疾病や治療を中心に捉えることから，「地域で役割を持って生活する人」へと視点を移して支援計画を立て，それを医療の場に持ち込んでいくことが仕事である。この支援計画を立てたり，治療・看護計画を立てる際に患者，家族が自分たちのこととして参加していけるような医療の提供を「チーム医療」として行うことが重要である。

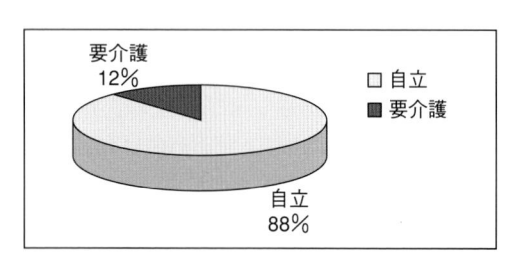

図3 入院前ADL

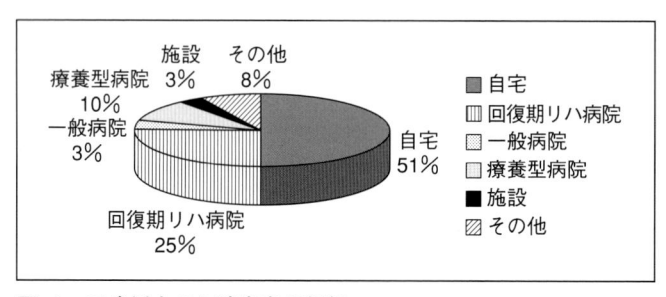

図4 65歳以上の入院患者の転帰

第3章
高齢者によくある症状と生活機能の関係

第3章 高齢者によくある症状と生活機能の関係

I 老年症候群（Geriatric Syndrome）とは何か

（鳥羽　研二）

1 老年症候群の歴史的経緯

1980年代に現れた比較的新しい概念で，原因不明の意識消失発作，無痛性狭心症，せん妄など高齢者に独特な，あるいは高齢者で異なった症状表現の症候が次々に報告された。我が国では1982年に原澤道美先生らが，老年者における特異な病態として教科書に最初に記述し，1992年，折茂肇先生らの編集による，新老年学に老年症候群という名前が初めて登場した。

その後この概念は必ずしも定着してはいなかったが，2002年には老年病専門医のテキストにその正式な名前が掲載され，少なくとも専門医には常識的な用語として今日に至っている。

2 老年症候群の定義

老年症候群の定義は，お年寄りに多くみられ，原因は様々であるが治療と同時に介護・ケアが重要である一連の症状，所見を指す。

欧米では，この重要性からGeriatric Giantと呼ばれ，老年医学の教育の初日に行われており，Merck Manual of Geriatricsでも第1章のProblem Oriented Aproachに述べられており，高齢者に接するうえでの最初の重要な手がかりと位置づけられている。

例えば転倒・骨折は骨粗鬆症が基盤にあることが多いが，脳血管障害，糖尿病による下肢血管障害，起立性低血圧などによる歩行不安定やめまいなどによってもおきる。一旦骨折したあとは，寝たきりになり介護負担が発生することがすくなくない。

表1　加齢による変化と老年症候群

加齢による変化	老年症候群
白髪・禿頭	
視力低下（暗順応）	転倒
聴力低下（感音声・弁別能）	抑うつ
歯の喪失（80/20）	低栄養
味覚の低下	低栄養
嗅覚低下	低栄養
声の低音化	
嚥下機能低下	誤嚥
繊毛運動低下	発熱（肺炎）
運動時心拍出量増加が少ない	息切れ
一秒量低下	息切れ
肺活量低下	息切れ
腸蠕動低下	便秘
肝臓薬物代謝遅延	Cmax（薬物中毒）
腎機能低下	T half（薬物中毒），浮腫，脱水
濃縮力低下	夜間多尿
膀胱容量減少	頻尿
筋肉量減少	転倒・歩行速度遅延
骨量減少	骨折
関節可動域低下	転倒

ここで原因はともかく，転倒を予防すること，転んでも骨折を起こさないこと，骨折後に早期にリハビリをし機能を回復すること，機能が低下しても褥瘡などの合併症を防ぐことなどが，転倒・骨折という老年症候群からみた高齢者の医療介護の視点となる。

原因として加齢変化（表1）によるものや，疾患の合併症として見られるものがある。

疾患との関連では，例えば，糖尿病では高血糖，糖尿病性神経症，白内障・網膜症，大血管障害である脳血管障害によって，多彩な老年症候群をおこす（表2）。

表 2　疾患・合併症によって増える老年症候群（井藤英喜原図）

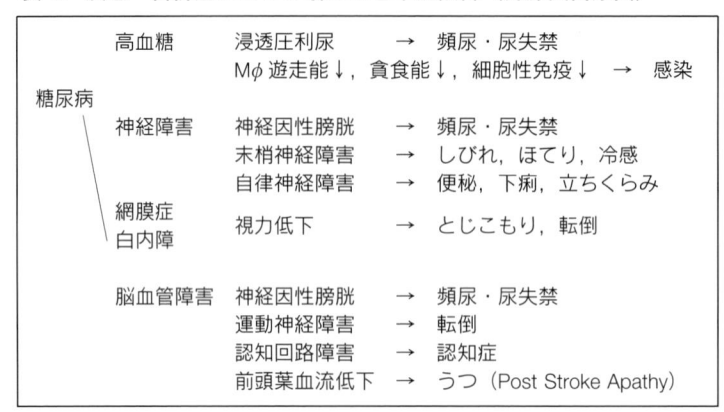

```
         高血糖    浸透圧利尿              → 頻尿・尿失禁
                  Mφ遊走能↓，貪食能↓，細胞性免疫↓ → 感染
糖尿病
         神経障害  神経因性膀胱            → 頻尿・尿失禁
                  末梢神経障害            → しびれ，ほてり，冷感
                  自律神経障害            → 便秘，下痢，立ちくらみ

         網膜症
         白内障    視力低下                → とじこもり，転倒


         脳血管障害 神経因性膀胱           → 頻尿・尿失禁
                  運動神経障害            → 転倒
                  認知回路障害            → 認知症
                  前頭葉血流低下          → うつ（Post Stroke Apathy）
```

表 3　老年者主要症候の評価方法

主要症状	評価方法
意識障害	Japan Coma Scale
せん妄	DSM IV
うつ症状	GDS Scale
言語 聴覚視力障害	症状，理学所見
骨粗鬆症	厚生省判定基準
尿失禁	頻度，失禁量，便失禁の合併有無
誤嚥	咽頭口腔の理学所見，水飲みテスト
脱水	症状，理学所見
低体温	体温
肥満，るい痩	Broca 桂，BMI，Cr-Height Index
褥瘡	Shea の分類，色分類
呼吸困難（呼吸器）	Hugh Jones
手足のしびれ	頻度，強さ，局在
動脈硬化	眼底，PWV，%FMD
痛み（頭胸腹腰膝関節）	頻度，強さ，薬剤依存度
ADL	BADL，IADL
認知症	MMSE
不眠	頻度，一回睡眠，薬剤依存度
めまい	頻度持続時間，合併症状
骨関節変形	変形性関節症変形度分類
骨折	腰椎圧迫骨折基準，他は有無
夜間頻尿	回数
便秘，下痢	頻度，薬剤依存度
発熱	頻度，慢性感染症の存在の有無
浮腫	局在，程度
低栄養	Mini Nutritional Assessment
喘鳴，喀痰咳嗽	症状，理学所見
呼吸困難（循環器）	NYHA 基準
間歇性跛行	出現距離，API
不整脈	理学所見，心電図分類
出血傾向，吐下血	症状，理学所見

表 4　Ressident Assessment Protocols (RAPs) と老年症候群の比較

RAPs（問題領域）	老年症候群
1）せん妄	○
2）認知症	○
3）視覚障害	○
4）コミュニケーション障害	○
5）ADL 障害	○
6）尿失禁	○
7）人間関係	×
8）うつ	○
9）問題行動	○
10）活動活性化	×
11）転倒	○
12, 13）栄養，経管栄養	○
14）脱水	○
15）口腔ケア，誤嚥	○
16）褥瘡	○
17）向精神薬	○
18）身体抑制	×

3　老年症候群の分類

　1982 年に高齢者の原因不明の意識消失発作が記述されて以来，このような老年症候群は教科書的には 50 以上になる（**表 3**）。

　老年症候群の一部は，ケアプラン（MDS-RAPs）における問題領域と重複する（**表 4**）。

　すなわち，老年症候群を多数持つことは，ケアプランで問題領域を多く抱えると考えていいと思われる。

I 老年症候群（Geriatric Syndrome）とは何か 83

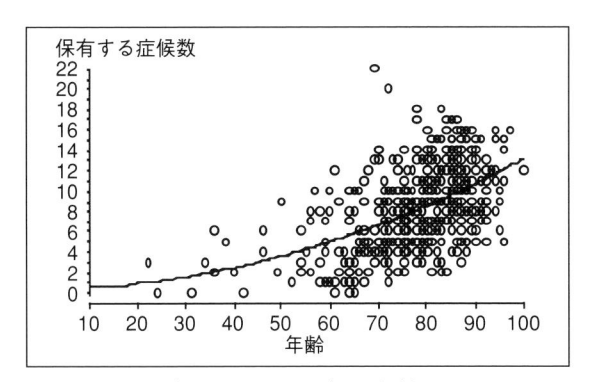

図1 症候数（Geriatric Scale）と年齢
n＝472, R＝0.5, p＜0.0001

入院入所高齢者において，老年症候群の数は加齢によって，指数関数的に増加し，85歳では平均8個以上の老年症候群をもつ（図1）。学生には，年齢を10で割った数の問題点があるから，高齢者を丁寧に診察するように教えている。

老年症候群は大きく3つに分類される（図2）。

1つ目は，主に急性疾患に付随する症候で，若い人と同じくらいの頻度でおきるが，対処方法は高齢者では若い人と違って工夫が必要な症候群で，めまい，転倒，腹痛，意識障害などがこれに該当する。

2つ目は，主に慢性疾患に付随する症候で，65歳の前期老年者から徐々に増加する症候群である。これらは高血圧，糖尿病，慢性閉塞性肺疾患，関節疾患などに付随する症状で，浮腫，呼吸困難，認知症，関節痛などがこれに含まれる。

3つ目に，日常生活活動度（ADL）の低下と密接な関連を持ち，75歳以上の後期高齢者に急増する症候で，介護が重要な一連の症候群がある。この中でもっとも頻度の高いのがADL低下であり，廃用症候群と多くの共通点がある。これには，骨粗鬆症，低栄養，嚥下困難，便秘，尿失禁，褥瘡，せん妄，抑うつなどがあげられる。

この3層構造をもつ老年症候群の意義である，3つの老年症候群の分類と加齢変化は，高齢者は慢性疾患をもち，あるとき急変して救急医療が必要になり，油断すると寝たきりに関連する多くのケア労力を必要とする症候群が急増してしまうことを示している。

4 老年症候群と日常生活機能の関連

基本的日常生活機能（Barthel Index：後述）の低下した症例では，老年症候群の数が比例して増加し，寝たきりに近い症例では，自立群が平均2個なのに対し，約3倍の6個の老年症候群を保有する（図3）。

多数例の縦断調査によって，認知症，転倒，

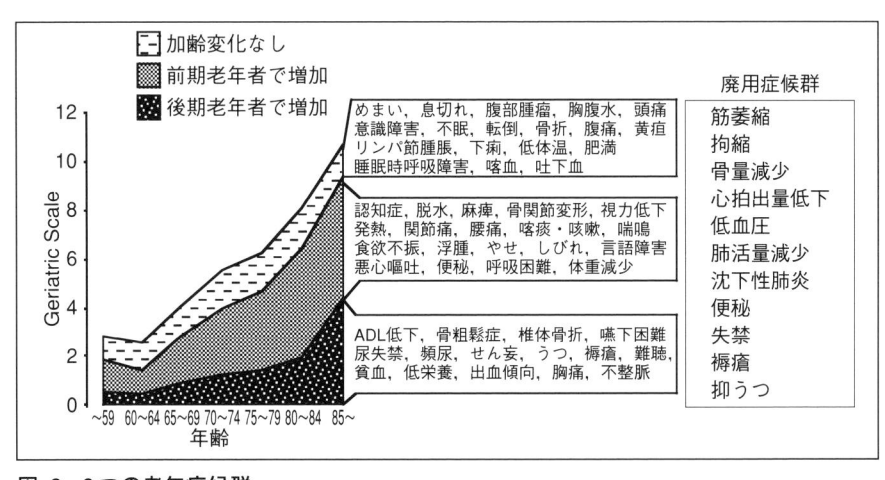

図2 3つの老年症候群

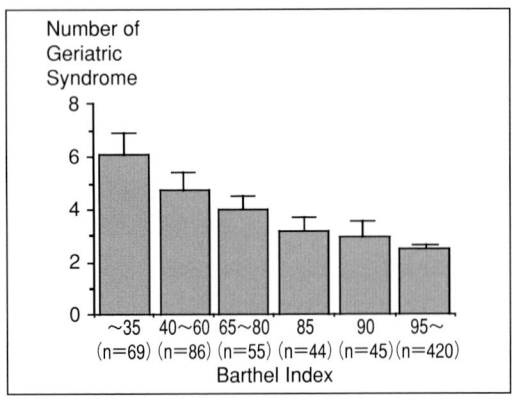

図 3 基本的日常生活活動度と老年症候群

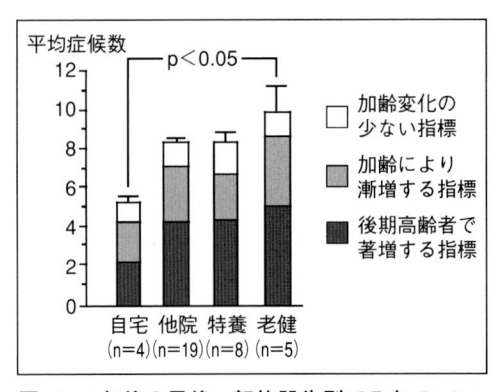

図 4 1年後の予後・転施設先別でみた Geriatric Scale

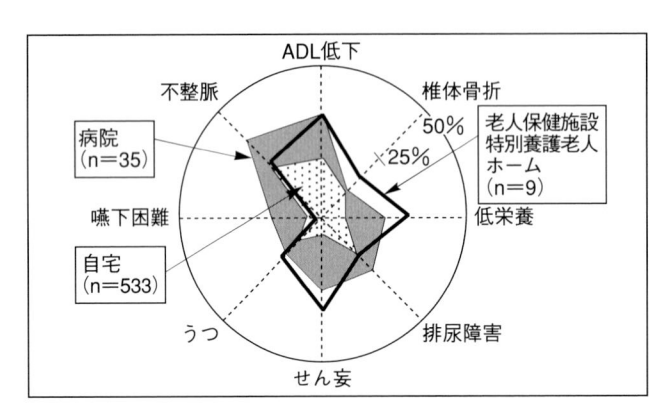

図 5 老年症候群の頻度と退院後の行き先

膝関節痛，発熱，食思不振，低栄養，抑うつ，視力低下などは，生活機能低下の独立した危険因子であることが示されている。

慢性期ケアにおける意味では，在宅介護では，老年症候群の数は老人保健施設より絶対数が少ないことが特記され，老年症候群の絶対数が，在宅介護の限界を示すものさしになっている可能性がある。

5 老年症候群と予後との関連

療養型病床群から，自宅復帰できたグループは，老年症候群の絶対数が少なく，ADL阻害要因となる症候数が，在宅復帰できなかった症例の半分以下であり，老年症候群の絶対数は在宅への退院支援においても阻害要因であることがわかっている（図4）。急性疾患を主として扱う大学病院の大規模な退院調査においても，特に嚥下困難などのADLの低下や，うつやせん妄などの精神障害が復帰阻害要因であることが示されている（図5）。

まとめ

このように，老年症候群は，臓器別内科のみでは扱えない領域であり，複数の老年症候群を上手にマネージメントできることは，高齢者医療でもっとも重要な資質の一つではないかと考えらる。老年症候群は，看護評価の概念とも近いものであり，介護と医療の共通言語を醸成しチーム医療を形成する上でも，重要な視点であると思われる。

■ 重要ポイント

1. 老年症候群とは高齢者に多い，あるいは特有な症状所見の総称である．

2. 老年症候群は3層構造をもち，後期高齢者に特有な症候群がある．

3. 後期高齢者に特有な老年症候群はADL阻害要因で，ケアプラン領域と類似する．

4. 老年症候群の増加は在宅復帰阻害要因となり，老年症候群の予防治療が重要．

5. 基本的ADLの低下症例は老年症候群を多くもつ．

6. 基本的ADL，手段的ADLは入院，外来診療上患者の治療効果にも影響し，的確な評価が必要である．

文　献

1) 老年症候群．Gerontology New Horizen, 11：10-92, 1999.
2) 老年症候群．Geriatric Medicine, 36：827-892, 1998.
3) 鳥羽研二，大内尉義：後期高齢者；老年病症候の特徴と検査の重要性．綜合臨床, 47 (1)：41-45, 1998.
4) 鳥羽研二：シンポジウム介護保険と高齢者医療；施設介護の問題点．日本老年医学会雑誌, 34 (12)：981-986, 1997.
5) 日本老年医学会, 編：老年医学テキスト；老年者に特有な症候．pp33-55, メディカルビュー社, 東京, 1997.
6) 折茂　肇：老年病研修マニュアル；老年者に特有な徴候・病態．pp23-73, メディカルビュー社, 東京, 1994.
7) The Merck Manual of Geriatrics；A problem oriented aproach（eds Abrams WB et al）. pp5-169, Merck & Co., Inc, White Station USA, 1995.

第3章 高齢者によくある症状と生活機能の関係

Ⅱ 誤嚥性肺炎

(海老原 覚・海老原 孝枝)

1 誤嚥性肺炎とは

抗菌薬が進歩した現在においても，肺炎は我が国の全死亡原因の第四位，高齢者に限ってみると第一位である。高齢者の肺炎の多くは誤嚥性肺炎である。本邦の入院を要した肺炎で誤嚥性肺炎の割合は，70代で70％，80代で80％，90代では95％近くにのぼっている[1]。

誤嚥性肺炎は嚥下機能障害の存在により発症する肺炎と考えられる。しかし問題となる嚥下機能障害の程度はさまざまで，誰がみても明らかなものから日常生活のなかでは見過ごされてしまう程度のものまでが含まれる。いずれにしても，高齢者ほど嚥下機能障害を引き起こす原因疾患に罹患する頻度が高いため，誤嚥性肺炎はほとんどの場合高齢者に発症する。

2 嚥下障害の頻度と生活機能の関わり

高齢者の一見食欲不振と思われる症状の背景に，嚥下障害が潜在し，栄養障害をきたすことになったりする。嚥下機能障害により，食事がとれなくなったり，たとえ食事がとれたとしても食事行為によりかなりのエネルギーを使い消耗していく。そうしてその他の生活機能にも影響を与えADLが低下していくこととなる。以上のことより，嚥下機能の高齢者の生活機能・QOLに及ぼす影響がきわめて大きいことには異論はないと思われる。

このような高齢者の嚥下障害の頻度はどれぐらいなのだろうか。山脇らの全国の医療機関，老人保健施設，訪問看護ステーションを対象とした5千人規模の調査ではその割合は，老人保健施設29.5％＞訪問看護ステーション17.7％＞医療機関14.7％の順であった[1]。そのなかでも高齢になればなるほど嚥下障害の割合は高くなってくる。また脳血管障害は嚥下障害を合併する率が高く，誤嚥性肺炎の発症も高い。脳血管障害後全期間にわたる嚥下障害の合併率は22～65％であると報告されている[2,3]。

3 嚥下障害の評価法

嚥下障害の診断にあたり，嚥下機能を評価する必要がある。その機能評価の簡単な方法としては，反復唾液嚥下テスト（Repetitive Saliva Swallowqing Test：RSST），改訂水飲みテスト（Modified Water Swallowing Test：MWST），食物テスト（Food Test：FT）がよく使用される。反復唾液嚥下テストは比較的状態が悪い患者にも行え，呼吸状態が安定している場合には水や食物を利用した改訂水飲みテストや食物テストが有用な評価法である。

反復唾液嚥下テストでは，検者は指腹を患者の喉頭隆起におき，唾を実際に嚥下するよう命じ，嚥下運動を観察する。患者に空嚥下（唾液嚥下）を反復してもらい，嚥下反射の随意的な惹起能力を評価する。口腔乾燥のある場合は人工唾液などで口腔を湿潤させてから空嚥下を行ってもらう。高齢者では30秒間に3回以上，空嚥下の反復ができることが正常の目安となり，2回以下だと誤嚥をしている者が多い。空嚥下の評価は嚥下とともに喉

表1 改訂水飲みテストの判定

評点	症状
1点	嚥下なし，むせるまたは呼吸切迫を伴う。
2点	嚥下あり，呼吸切迫を伴う（Silent Aspirationの疑い）。
3点	嚥下あり，呼吸良好，むせまたは湿性嗄声を伴う。
4点	嚥下あり，呼吸良好，むせない。
5点	4点の症状に加え，追加嚥下運動（空嚥下）が30秒以内に2回可能。

（才藤栄一：摂食・嚥下障害の評価．リハビリテーションレジデントマニュアル第2版（千野直一，木村彰男，編）第5刷．p50，医学書院，2008より許諾を得て転載）

表2 フードテストの判定

評点	症状
1点	嚥下なし，むせるまたは呼吸切迫を伴う。
2点	嚥下あり，呼吸切迫を伴う（Silent Aspirationの疑い）。
3点	嚥下あり，呼吸良好，むせるまたは湿性嗄声や中等度の口腔内残留を伴う。
4点	嚥下あり，呼吸良好，むせない。口腔内残留ほぼなし。
5点	4点の症状に加え，追加嚥下運動（空嚥下）が30秒以内に2回可能。

（才藤栄一：摂食・嚥下障害の評価．リハビリテーションレジデントマニュアル第2版（千野直一，木村彰男，編）第5刷．p50，医学書院，2008より許諾を得て転載）

頭がしっかり挙上運動することで判断する。

高齢の患者では嚥下が完全に惹起されず，不完全な喉頭挙上運動が連続して起こる場合があるが，その場合は空嚥下としてのカウントはしない。喉頭挙上に伴い喉頭隆起が検者の指を乗り越え上方に移動し，またもとの位置へと戻る運動が観察できると一回である。

改訂水飲みテストは3 mlの冷水を口腔内に入れて嚥下を行わせ，嚥下反射誘発の有無，むせ，呼吸の変化を評価する（表1）。頸部聴診法を併用すると本検査の判定をより正確に行うことができる。

食物テストはプリンあるいは粥4 gを口腔内に入れ，改訂水飲みテストと同様に嚥下反射誘発の有無，むせ，呼吸の変化を評価する（表2）。本検査も頸部聴診法との併用で判定をより正確に行うことができる。

4 嚥下障害の検査法

嚥下障害の専門的検査としては嚥下造影検査（Videofluorography：VF検査）や嚥下内視鏡検査（Videoendoscopy：VE検査）がある。嚥下障害の詳細を知るために重要な検査である。しかし，これらの検査は基本的に座位で行っており，夜間意識がないときの不顕性誤嚥のリスクの評価に有効かは疑問が残る。これに対し，仰臥位で，蒸留水（1 cc）を口蓋垂の高さまで挿入した経鼻カテーテルより注入し，蒸留水注入から嚥下運動が起こるまでの時間を嚥下反射の潜時として測定する簡易嚥下誘発試験は，肺炎につながる嚥下障害の検出で，感度・特異度とも優れていると考えられている。

5 嚥下反射と飲み込む物の温度の関係

誤嚥性肺炎の対策の基本は嚥下障害対策である。嚥下障害の対策のヒントが高齢者の日常の生活そのものにあることを私たちは研究で明らかにしてきた。誤嚥対策としては食事の工夫が重要であることはいうまでもない。これまでの摂食・嚥下障害に対する食事の工夫としてはおもに"とろみ"等といった食べ

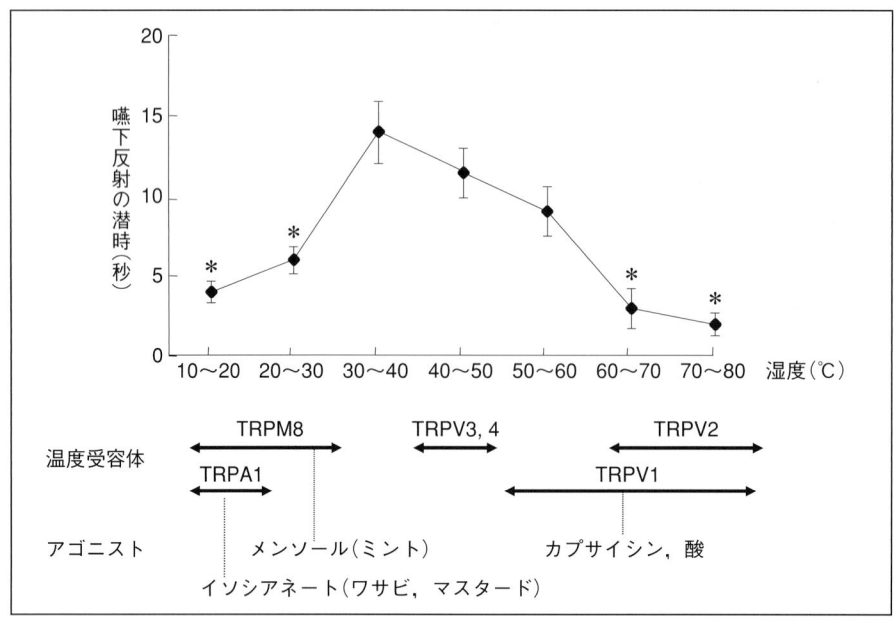

図1 蒸留水の温度と嚥下反射の関係

物の物性の面にのみ注目が置かれていた。しかしながら，食べ物の要素というのはもちろんとろみだけではない。味があり，匂いがあり，見た目がありそれ以外にもありとあらゆる人間の感覚に訴える要素がある。そこで「人間が食べ物を飲み込みやすい温度はいったい何℃ぐらいなのか？」ということを調べてみた。

摂食・嚥下障害があり嚥下反射が遅延している高齢者に，さまざまの温度の蒸留水（1 cc）を口蓋垂の高さまで挿入した経鼻カテーテルより注入し，蒸留水注入から嚥下運動が起こるまでの時間を嚥下反射の潜時として測定した。すると注入した蒸留水の温度と潜時との関係は**図1**のようにベル形となった[4]。体温付近（30～40℃）においてもっとも嚥下反射が遅延し，温度がそれから離れれば離れるほど嚥下反射の潜時が短縮したのである（**図1**）。このことは高齢者の食事は熱いもの，冷たいもののほうが嚥下を改善するということを示している。つまり，高齢者の嚥下機能はたとえ障害されていても温度感受性で

あり，それゆえに経口摂取時の食物の温度がその物性と同じように誤嚥予防に大事であることを見出した。

高齢者の介護食は介護者の負担減の観点からえてしてつくりおきになりがちであるが，本研究の結果からは温度に変化をつけて食事を出すことの重要性が示唆されている。食事は食べる直前に料理し，できたてを食べるようにしたほうがいい。作りおきをそのまま出すのはもってのほかで，常に電子レンジなどで直前に暖めることの重要性が示唆されている。また，高齢者は食事に時間がかかるので，目の前でぐつぐつ煮ている鍋物や，じゅーじゅー焼いている鉄板焼きなどを介護食として考慮する必要性もあるのではないかと思われる。そういったものが食欲もそそり栄養改善にもつながるものと思われる。

6 人が温度を感じる仕組み

人がどのようにして熱いものを熱いと感じ，冷たいものを冷たいと感じるのか？ そのメカニズムがわかってきたのは実はごく最

近のことである．外界の温度受容は，末梢感覚神経が温度刺激を電気信号に変換してその情報が中枢へと伝達されると考えられている．その際のある特定の温度にのみ反応する受容体が近年になって次々と発見されてきた[3]．温度受容に関わる分子として，哺乳類では末梢神経上に6つのTRPチャネル；TRPV1，TRPV2，TRPV3，TRPV4，TRPM8，TRPA1が知られていて，それぞれに活性化する温度が違っている（TRPV1＞43℃，TRPV2＞52℃，TRPV3＞32～39℃，TRPV4＞27～35℃，TRPM8＜25～28℃，TRPA1＜17℃）[5]．図1の下部に示されるように嚥下反射を活性化する温度領域より，これまで同定されている6個の温度感受性TRPチャネルのうち，TRPV1，TRPV2，TRPM8，TRPA1が嚥下反射の活性化に関与する可能性が示唆された．大変興味深いことに，それぞれの温度感受性受容体のアゴニストが香辛料のなかに存在することがわかっている（図1下）．そこで，我々はこれらの香辛料の成分が嚥下を改善するかどうか探索してきた．

7 嚥下反射・嚥下障害の改善法

1）唐辛子による嚥下反射改善

これまで既に我々は，TRPV1の唐辛子の辛味成分（カプサイシン）による急性刺激により一過性に嚥下反射が改善することは示してきた[6]．そこでTRPV1を慢性的に刺激することにより嚥下反射が持続的に改善されるかどうか，TRPV1を刺激する物質（アゴニスト）であるカプサイシンの含有トローチを作成して調べた．カプサイシントローチおよびそのプラセボを，施設入所中の高齢者をランダムに2群に分け投与し，一ヵ月の中期投与の効果をみたところ，一ヵ月の毎食前のカプサイシン投与により，カプサイシン含有トローチ群においてプラセボ群と比べ，有意に嚥下反射および咳反射が改善した[7]．つまりカプサイシントローチなどにより口腔および咽頭部のTRPV1の慢性刺激が嚥下反射を改善することが証明されたのである．このようなカプサイシンを含んだトローチなどの投与は高齢者の嚥下反射を改善して，誤嚥性肺炎の予防につながるものと思われる．

2）ミントによる嚥下改善法

図1の結果より，熱刺激と同様に冷刺激も嚥下反射を改善することがわかった．これまでミントの主成分のメンソール（menthol）が清涼感をもたらすことが知られていたが，2002年に涼冷刺激受容体遺伝子がメンソールの受容体TRPM8としてクローニングされた．そこで嚥下反射の遅延した高齢者に対し，10^{-4}M，10^{-3}M，10^{-2}Mのメンソール溶液とice cold waterを注入し，嚥下反射の潜時を測定する研究をした．すると高齢者の遅延した嚥下反射はメンソールの用量依存性に改善される（短くなる）ということがわかった[8]．このことはこれまで，摂食嚥下障害のリハビリテーションとして行われていたアイスマッサージという理学療法と同じ効果が，メンソール投与により薬物療法として得られることを示唆する結果である．さらに，メンソールなどの入った食品（ミント入りゼリーなど）が，絶食から開始する嚥下訓練食として適していることを示唆する結果でもあると考えられる．

3）黒コショウ匂い刺激による嚥下反射改善

これまでの摂食・嚥下障害に対する薬物療法（ACE阻害剤など）は誤嚥のリスクのある人に薬を内服させるというある意味矛盾を含んでいる方法であった．また非常にADL・意識レベルの悪い人には用いることができない方法である．これまで説明してきた，カプサイシンやメンソールによる方法も同様に経口摂取であるためリスクがある．そこで非常にADL・意識レベルの悪くてとても経口の方法がとれないような高齢者に対する摂食・

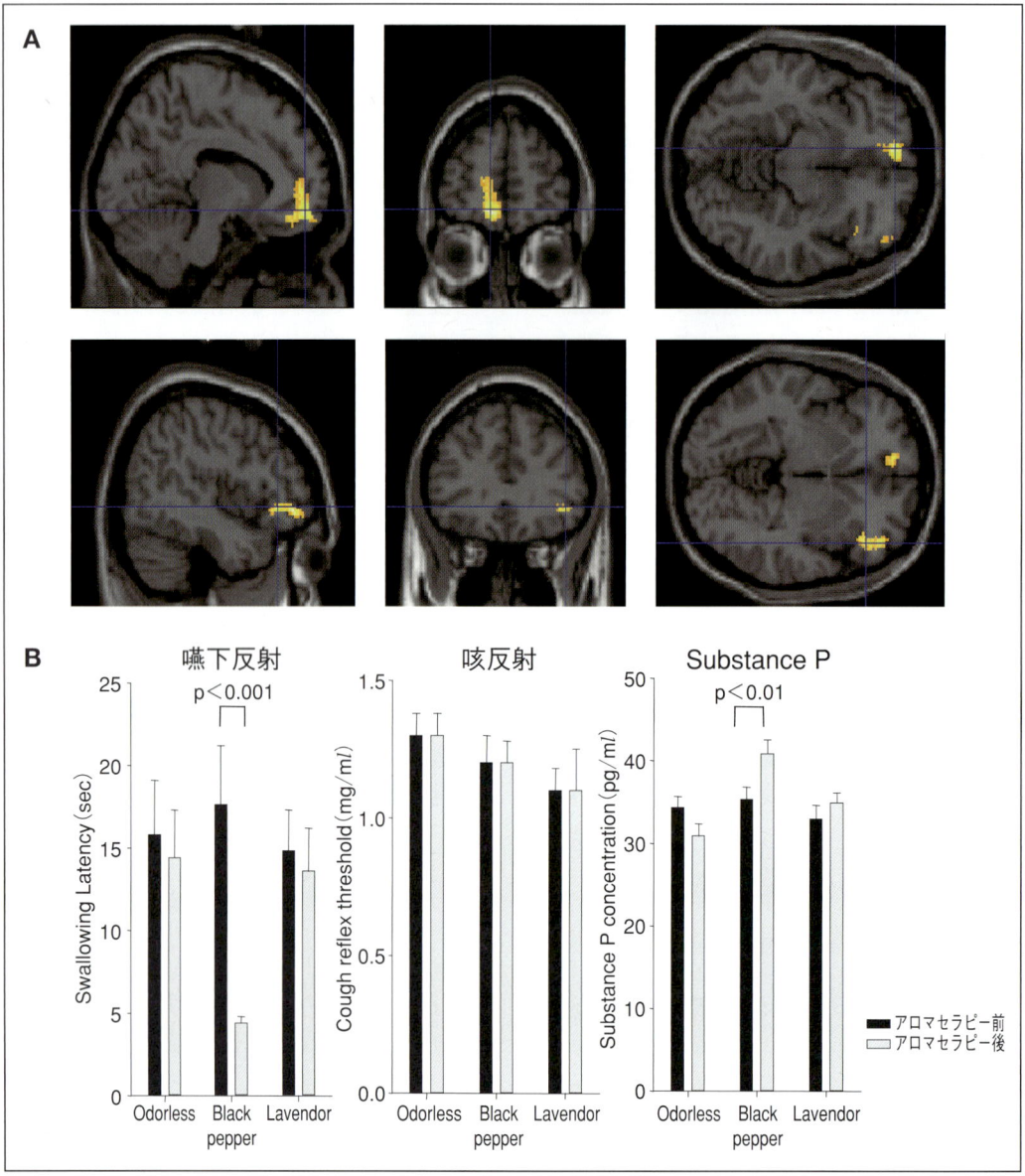

図2 ブラックペッパーアロマセラピーの効果
A：脳血流に対する効果
B：嚥下反射，咳反射，血中サブスタンスPに対する効果

　嚥下改善法として嗅覚刺激による方法を考案した．この方法を考案するに至ったきっかけは，ある介護職員の話である．ラーメンにコショウをふりかけた匂いに，嚥下障害の患者が反応したというのである．そこで黒コショウの匂いを高齢者に嗅がせて，脳血流を測る研究をしてみたところ，誤嚥と関係のある脳血流低下部位の脳血流を回復させることができる可能性を発見した（**図2-A**）．そこで黒コショウの匂い刺激が高齢者の嚥下を改善するかどうか調べるために，高齢施設入所者を任意に3群に分け，黒胡椒群，ラベンダー群，臭いなし群にふり分ける介入研究を施行した．それぞれ黒胡椒精油，ラベンダー精油，

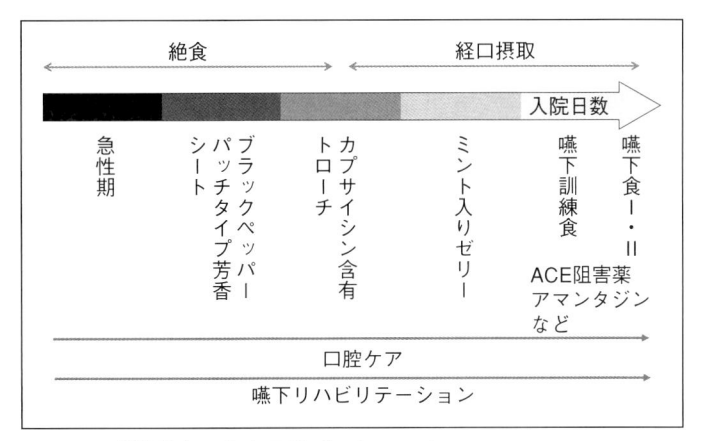

図3 誤嚥性肺炎の食事再開プロトコール

なにもつけないヌエットによって毎食前一分間の嗅覚刺激を一ヵ月間行い，嗅覚刺激介入の前後で嚥下反射，咳反射（クエン酸法），末梢血中のサブスタンスP濃度を測定した（**図2-B**）。すると嗅覚刺激の前後で嚥下反射を測定し比較したところ，ブラックペッパー刺激により嚥下反射が著明に改善した。同時に血液中のサブスタンスP濃度も有意に上昇した[9]。ラベンダー投与群，コントロール群ではこのようなことはなかった。この黒コショウ匂い刺激によるアロマセラピーはどんな状態の悪い患者にも行えるので非常に有望な摂食・嚥下障害治療法・誤嚥性肺炎予防法であると思われた。また，重症身障児の小児にも効果があることを確認している[7]。

4）口腔の知覚刺激による摂食嚥下障害改善法

口腔ケアが大切なのは，歯のある人も歯のない人も同様に肺炎の発症を約半分に減らすからである。そこで我々は口腔ケアのそのほかの誤嚥性肺炎予防機序を考え口腔ケアの嚥下反射，咳反射に対する影響を調べた。すると，口腔ケアは嚥下反射も咳反射も改善する効果があることがわかった[10,11]。このメカニズムとしてはブラッシングによる口腔の知覚（痛覚）刺激が，大脳の嚥下関連部分を活性化することによると考えている。

8 感覚刺激と嚥下障害

以上本稿において，温度感覚刺激，ある種の嗅覚刺激，口腔の痛覚刺激が嚥下反射を改善することを示してきた。重症の誤嚥性肺炎の患者が入院したときは基本的に絶食である。抗生剤などの治療により患者が回復したとき，食事を開始する過程が実は誤嚥性肺炎の治療においてもっとも重要でかつチャレンジングなステップである。そこで私どもはこれまでの私どもの研究成果を集結した感覚刺激を重点的に行う摂食・嚥下障害患者の食事開始プロトコールを使用している（**図3**）。このプロトコールを使用することにより我々の病棟では有意に食事再開後の誤嚥性肺炎の発症（再誤嚥）を少なくできた[12]。

■ 重要ポイント

1. 誤嚥性肺炎対策はなによりも嚥下障害対策が重要である。

2. 高齢者の嚥下はたとえ障害されていても，様々な感覚刺激により改善する可能性がある。

文　献

1) 山脇正永, 野村　徹, 編：嚥下障害のリスク管理. 医歯薬出版, in press.
2) Ramsey DJ, Smithard DG & Kalra L：Early assessments of dysphagia and aspiration risk in acute stroke patients. Stroke 34：1252-1257, 2003.
3) Marik PE：Aspiration pneumonitis and aspiration pneumonia. N Engl J Med 344：665-671, 2001.
4) Watando A, Ebihara S, Ebihara T, et al.：Effect of temperature on swallowing reflex in elderly patients with aspiration pneumonia. J Am Geriatr Soc, 52（12）：2143-2144, 2004.
5) Tominaga M & Caterina MJ：Thermosensation and Pain. J Neurobiol 61：3-12, 2004.
6) Ebihara T, Sekizawa K, Nakazawa H, et al.：Capsaicin and swallowing rflex. Lancet 341：432, 1993.
7) Ebihara T, Takahashi H, Ebihara S, et al.：Capsaicin troche for swallowing dysfunction in older people. J Am Geriatr Soc, 53（5）：824-828, 2005.
8) Ebihara T, Ebihara S, Watando A, et al.：Effects of menthol on the triggering of the swallowing reflex in elderly patients with dysphagia. Br J Clin Pharmacol, 62：369-371, 2006.
9) Ebihara T, Ebihara S, Maruyama M, et al.：A randomized trial of olfactory stimulation using black pepoer oil in older people with swallowing dysfunction. J Am Geriatr Soc, 54：1401-1406, 2006
10) Yoshino A, Ebihara T, Ebihara S, et al.：Daily oral care and risk factors for pneumonia among elderly nursing home patients. JAMA 286（18）：2235-2236, 2001.
11) Watando A, Ebihara S, Ebihara T, et al.：Oral care and cough reflex sensitivity in elderly nursing home patients. Chest 126：1066-1070, 2004.
12) Ebihara T, Ebihara S, Yamazaki M, et al.：Intensive stepwise method for oral intake using combination of transient receptor potential stimulation and olfactory stimulation inhibits the incidence of pneumonia in the dysphagic elderly. J Am Geriatr Soc 58（1）：196-198, 2010.
13) 才藤栄一：摂食・嚥下障害の評価. リハビリテーションレジデントマニュアル第2版（千野直一, 木村彰男, 編）. 医学書院, 2008.

第3章 高齢者によくある症状と生活機能の関係

III 言葉が通じない（コミュニケーション障害）

(町田 綾子)

1 コミュニケーションとは

一般には日常生活では他者とのやりとりは話しことばを用いて行われ、ことばによるコミュニケーションは人が社会生活をおくる上で不可欠なものである。

話しことばによるコミュニケーションは、図1に示す処理レベルを経て成立する。話し手は話そうとする内容に対し適切な単語を見つけ、文を作るといった言語学的レベルの処理を行う。次にそれを話し言葉として発するために呼吸、発声、構音といった運動を行う。生理学的レベルの処理である。音響レベルにおいて発せられた言葉は音となり聞き手の耳に伝達される。聞き手は生理学的レベルである聴覚神経の処理において音を脳に伝達する。脳では音を言語として認識し理解するといった言語学的レベルの処理がなされる。この繰り返しがコミュニケーションの成立である。

言語障害とはなんらかの疾患、障害によって言語の処理過程に不具合が生じた場合に起こるものである。またコミュニケーション障害とは、言語障害およびコミュニケーションの意欲や言語活用などの広い概念を含めたものであり、認知症や疾患を伴わない人にもみられる。

2 高齢者のコミュニケーション障害の特徴

高齢者では構音障害、失語症などの言語障害だけでなく、認知機能低下（認知症等）、情緒障害（うつ状態、意欲の低下等）、意識障害（せん妄等）、感覚器障害（聴覚障害、視覚障害等）により意思疎通がとりにくいコミュニケーション障害が生じやすい。

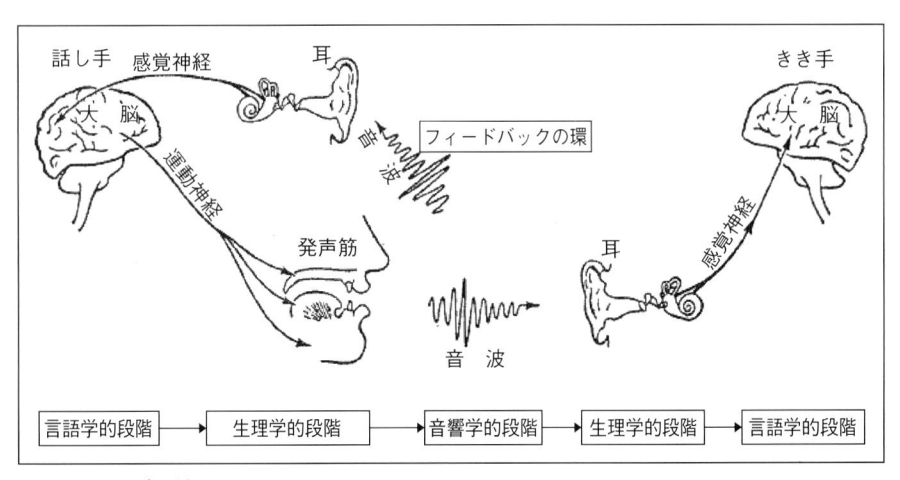

図1 ことばの鎖
(神山五郎，戸塚元吉，訳：話しことばの科学 その物理学と生物学．p4，東京大学出版会，1966より許諾を得て転載)

表1 認知症タイプと症状

タイプ		コミュニケーション障害に関連する症状
アルツハイマー型認知症		初期から記憶障害，見当識障害，被害妄想などが見られる。進行に伴い判断力，思考力の障害，遂行機能障害，徘徊や妄想，興奮などの行動障害が現れる。発話は流暢だがものの名前を思い出せない喚語困難から徐々にことばの意味理解も障害されてくる。
脳血管性認知症		脳血管障害による障害部位により症状に差がある。手足の麻痺，構音障害，抑うつ，感情失禁，せん妄などがしばしばみられる。人格・感情面は比較的保たれている。
レビー小体型認知症		記憶障害とともに幻視を伴うことが特徴。パーキンソニズムを示す。初期からバランスが悪く転倒しやすい。
前方側頭葉変性症[2]	前方側頭型認知症	記憶，見当識，計算などの認知機能は初期には比較的保たれる。人格変化，無表情，自発性低下，無関心，常同的行動，脱抑制・反社会的行動などを示す。進行性の失語は必発であり，中期には反響言語，反復言語がみられる。
	意味性認知症	呼称，意味理解，漢字の読みの障害がみられる。見当識，エピソード記憶，遂行能力，空間認知は保たれる。早期から人格，行動変化がみられる。
	進行性非流暢性失語	発話量の減少，失文法，復唱障害，音韻性錯語，努力性発語などがみられる。行動障害や認知障害は認められない。

1）認知症

認知症では認知障害による失語，失行，失認のほか，様々な随伴症状が現れコミュニケーション障害を呈する。

認知症は脳の変性部位によって様々な症状が現れ，進行に伴い変化していく。例えば言語野周辺の機能低下では失語，後頭・頭頂葉領域では視空間認知，前頭葉領域では注意障害や人格変化，運動の制御・抑制の障害などである[1]。認知症の対応には様々な認知機能低下や行動変化を理解すること，環境を調整し，患者の負担を軽減すること，言語だけでなく字や絵，身振り手振りなど非言語的手段も活用しコミュニケーションをできるだけ豊かにすることなどが必要である。

主な認知症のタイプとコミュニケーション障害に関わる症状を**表1**に示す。

2）うつ

高齢者のうつ病性障害（大うつ病およびその他のうつ病，気分障害）は，報告により差はあるもののおおむね高齢者の10～15％にみられるといわれ，施設入所や入院中の高齢者においては45％との報告もある[3]。

うつ病性障害は不安や焦燥感のほか注意力や記憶力の低下，無気力，行動障害などの症状を呈し認知症に似た状態をみせる。これらの症状は社会的交流を減らしコミュニケーション障害の原因となる。

3）視覚障害

白内障，緑内障，糖尿病網膜症，結膜炎，黄斑変性症などの眼科疾患により視力が低下し，本や新聞が読めない，テレビを見られない，人の顔や表情がわかりにくいなど社会生活上の情報収集，意思疎通，余暇などが困難となる。そのため社会活動や他者との関わりといったコミュニケーション意欲や機会が減少する。

表2 構音障害のタイプとその症状

分類	障害部位	主な症状	主な原因疾患
痙性麻痺	上位運動ニューロン	発話中,頻回な息継ぎや不自然な途切れがある。抑揚は単調で,発話速度は遅い。一貫した音の歪みや省略がみられる。運動パターンの障害,筋緊張の亢進を特徴とする。	脳血管障害外傷,腫瘍,多発性硬化症など
弛緩性麻痺	下位運動ニューロン	音の歪み,開鼻声,嗄声がみられる。筋力低下,筋緊張低下が特徴。	外傷,炎症,変性疾患,循環障害,代謝障害など
失調性麻痺	小脳運動系	音の誤りには一貫性がなく,声の大きさ,高さ,発話速度が変動する。	腫瘍,多発性硬化症,アルコール中毒,脳血管障害,外傷など
運動過多性	錐体外路	パーキンソン症候群に伴う構音障害。構音は不明瞭,音や音節の繰り返しがある。声は小さくなり,声の高さや大きさに変化がなく,抑揚も単調。	パーキンソン病など
運動低下性	錐体外路	声の強さの急激な変動が特徴的。構音は母音,子音とも歪みが認められる。	舞踏病,アテトーゼ,脳炎,感染症,遺伝性疾患など

4）聴覚障害

高齢者では老人性難聴,薬剤性難聴,突発性難聴,慢性中耳炎,耳垢塞栓などによる聴覚障害の頻度が比較的多い[4]。

聴覚障害は伝音難聴と感音難聴に分けられる。伝音難聴は外耳,中耳の部分の障害による難聴であり,感音難聴は内耳から聴覚中枢にいたる部分の障害である。高齢者に多く見られる老人性難聴は感音難聴にあたる。高い周波数の音ほど聞こえにくい特徴があるが,どの周波数の音も同じ程度に聞こえにくい水平型の難聴の場合もある。

アミノグリコシド系薬剤,利尿剤,抗がん剤による薬剤性難聴,耳垢により外耳が塞がれ聞こえが悪くなっている耳垢塞栓にも注意を要する。

聴覚障害により話し言葉を正確に聞き取れなくなるとコミュニケーションにおおきな支障をきたし,会話に参加できなくなることで意欲が低下し社会参加の機会も減っていく。慢性中耳炎,耳垢塞栓などは治療により聴力の改善が可能である。老人性難聴は有効な治療法はなく補聴器によって聞こえを補うこととなる。調整された補聴器によって聞こえやすくなることもあるが,完全にもとのように聞こえるわけではない。また小さな補聴器の音量調節,電池の交換,清掃などを高齢者が一人で行うのは困難で周囲の手助けや管理が必要となることも多い。

5）構音障害

構音障害とは呂律が回らない,話そうとする音とちがう音になる,声がでない,声が小さい,かすれる,はっきり話せないなどの構音に障害ある状態のことである。

原因は話しをする際につかう発声発語器官の形態,筋,神経の障害であり主な疾患には,脳血管障害,筋萎縮性側索硬化症（ALS）,脳腫瘍,外傷,パーキンソン症候群,癌などがある。発声発語に関わる器官は呼吸や,摂食に使用されるものであるため,呼吸パターンの異常や嚥下障害などを伴っていることが多い。

構音障害の症状は主に,上位運動ニューロン（錐体路）障害である痙性麻痺,末梢神経障害によって起こる弛緩性麻痺,小脳系の運動障害による失調性麻痺,錐体外路系の障害

表3 失語症のタイプと特徴

失語症のタイプ	自発話	呼称	聴覚的理解	復唱
ブローカ失語	非流暢	障害	保持	障害
ウェルニッケ失語	流暢	障害	障害	障害
全失語	非流暢または無言	障害	障害	障害
伝導失語	流暢	不定	保持	障害
失名詞失語	流暢	障害	保持	保持
超皮質性運動失語	非流暢	保持	保持	保持
超皮質性感覚失語	流暢	障害	障害	保持
混合型超皮質性失語	非流暢	障害	障害	保持

(日本言語療法士協会,編著:言語聴覚療法—臨床マニュアル—. p43, 協同医書出版社, 1995より許諾を得て一部改変)

である運動低下性,運動過多性に分けられる（表2）。

構音障害では音声による意思疎通が困難でも文字を利用することが可能であり,書字や文字盤を指さしてもらうことなどができる。しかし,パーキンソン病などにより手指に運動障害が生じている場合や認知機能低下がある場合には文字を用いた意思疎通は困難であり症状に応じたコミュニケーションツールが必要である。

また嚥下障害を併発している場合が多いため嚥下機能を評価し摂食には十分注意することが必要である。

6）失語症

失語症とは脳梗塞,脳出血,頭部外傷,脳腫瘍などで大脳の優位半球の言語野が損傷された場合に起こる習得された言語機能が崩壊した状態である。聴く,話す,読む,書く,計算の言語に関する機能が障害される。

失語症はその症状や損傷部位によりさまざまな分類がある。よく用いられるBensonの分類では,ブローカ失語,ウェルニッケ失語,全失語,伝導失語,失名詞失語,超皮質性運動失語,超皮質性感覚失語,混合型超皮質性失語に分けられる（表3）。

失語症によるコミュニケーション障害には個々の失語症タイプ,重症度にあわせたはたらきかけが必要であるが,一般的には短い文で話しかける,「はい,いいえ」で答えられるような問いかけをする,理解されていない場合には表現を少し変えながら話しかける,急な話題の転換をさける,身振りや手振りを加えたり,文字（かなより漢字が良い場合が多い）で示したりして話し言葉以外のものを併用する,実物をしめす,その場につれて行くなど状況判断ができるよう環境をつくるなどが効果的である。

> ■ **重要ポイント**
>
> 1. コミュニケーション障害とは,言語障害だけでなく意欲や言語活用などの広い概念を含めたものであり,認知症や疾患を伴わない人にもみられる。
>
> 2. 高齢者では言語障害だけでなく,老年症候群よりコミュニケーション障害が生じやすい。

文　献

1) 小森憲治郎:認知症にみられるコミュニケーション障害について. 神経心理学, 25:38-45, 2009.
2) 織田辰郎:前方側頭葉変性症（FTLD）の診断と治療. 弘文堂, 2008.
3) 鈴木映二, 藤澤大介, 大野　裕, 監訳:高齢者うつ病診療のガイドライン. 南江堂, 2003.
4) 川瀬哲明, 著, 大内尉義, 監修:老年病ガイドブック1 老年症候群の診かた. pp172-177, メジカルビュー社, 2003.

5) 日本言語療法士協会, 編著：言語聴覚療法—臨床マニュアル—. 協同医書出版社, 1995.
6) ピーター・B. デニシュ, エリオット・N. ピンソン：話しことばの科学 その物理学と生物学. p4, 東京大学出版会, 1966.

第3章 高齢者によくある症状と生活機能との関係

Ⅳ 心不全

(西永 正典)

1 うっ血性心不全とは？

うっ血性心不全とは，一般に「心筋障害により心臓のポンプ機能が低下し，末梢主要臓器の酸素需要に見合うだけの血液量を，絶対的にあるいは相対的に心臓が拍出できない状態にあり，肺や体静脈系にうっ血をきたして，生活機能に障害を生じた状態」と理解されている。その病態は，すべての心疾患の終末像であり，生命予後がきわめて悪いことは繰り返し多くの研究で明らかにされてきた。

心不全は，加齢とともにその有病率は増加するため，社会の高齢化が進む欧米で1980年代から問題とされるようになった。わが国を含めた先進国では，症候性の慢性心不全患者は全人口の2％に達するとする推計もある[1]。後期高齢者の人口割合の延びが大きいわが国では，今後さらに事態は深刻となる。

一方，この病態に陥ると，労作時の息切れ，四肢のむくみ，夜間排尿回数の増加，便秘などの症状により，高齢者の日常生活は著しく制限され，その生活機能障害は大きくなる。また，致死的な不整脈による突然死も少なくない。

心不全の病態研究により，肺うっ血などの血行動態の異常のほかに，交感神経系やレニン・アルドステロン系が亢進し，心不全の病態に関与している。このため，β遮断薬の長期予後改善効果やアンジオテンシン変換酵素阻害薬の心不全患者の生命予後の改善を示した大規模臨床研究の結果は，心不全の血行動態以外の病態の治療が有用であることを裏づけた。

超高齢社会に突入したわが国では，75歳以上の高齢者を中心にその患者数は著増し，その影響は，単に医学，看護，介護の領域にとどまらず，社会・経済問題となることは避けられない。この病態に立ち向かうためには，この病態自体の理解を深めるとともに，この病態における総合的機能評価（Comprehensive geriatric assessment：CGA）の意義についても十分な理解が必要と思われる。

2 高齢心不全の特徴

高齢の心不全患者の特徴として，無症候や非典型的症状の患者が多く，重症化するまで発見されないケースが少なくない。また，腎障害，貧血などの多くの病態が複合しており，全身諸臓器の機能低下を背景に，併せ持つ病態が心不全悪化に直接的あるいは間接的につながるばかりか，薬物療法の安全域が狭いなど治療に難渋するケースも多い。このため，高齢者心不全の再入院の割合は6ヵ月以内で27％，1年以内では35.2％と高く，さらに各病態の解決のために，入院が長期化しやすいことも特徴である。また，安静，服薬，塩分制限が心不全の治療原則であることから，過度の安静や食欲低下から下肢筋群の廃用性萎縮を生じ，ADL低下や栄養状態不良から要介護状態（寝たきり）の状態になりやすいことも知られている（図1）[2]。心不全が十分にコントロールされた状態では，適切なリハビリテーションがADL維持のために必要である。

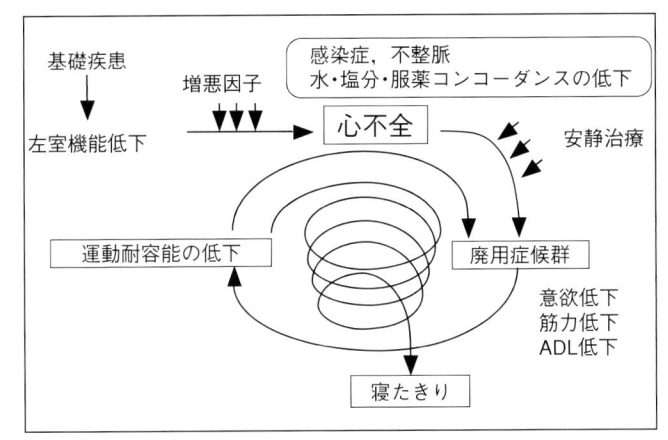

図1 高齢心不全患者の増悪とADL低下の悪循環
(内山 覚, 荒畑和美, 藤田博暁, ほか：包括的心臓リハビリテーションを施行した心不全患者の再入院規定因子についての検討. 心臓リハビリテーション 6：118-120, 2001 より許諾を得て改変)

3 心不全と認知機能低下

これまでの数多くの横断研究によれば，心不全患者の80％に何らかの認知機能低下の兆候がみられ，認知機能の中でも，注意力，実行機能，記銘力，精神運動速度の低下が起きやすいことが報告されている。これらの認知機能の低下は，服薬のコンコーダンスやQOLの低下の原因の一つと考えられ，生命予後とも関連する。さらに，心不全の経過と認知機能を追跡した最近の報告では，心不全の改善により，認知機能のうち注意力および実行機能は，12ヵ月にわたってゆっくりと改善するという[3]。

4 CGAの結果が高齢心不全の予後の予測に有用

最近の報告では，CGAより作られたMultidimensional Prognositic Index (MPI)が65歳以上の高齢者心不全の生命予後予測において，ニューヨーク心臓協会 (NYHA)分類や他の心疾患の指標 (Enhanced Feedback for Effective Cardiac Treatment, the Acute Decompensated Heart Failure National Registry regression model scores) より有用であることが報告されている[4]。

MPIは，基本的ADLや手段的ADLを含む身体活動度，認知機能，栄養状態，併存疾患，治療薬，社会サポートネットワークの状況を評価する項目からできており，心不全以外にも高齢者の疾患の予後の予測に有用であることが相次いで報告されている[5,6]。

5 高齢心不全にCGAを用いた対応の方法

高齢慢性心不全の病態管理で重要な点は，病態そのものの管理と同時に服薬管理，食事管理，リハビリテーションなどCGAに基づいた包括的な管理 (図2) が必要であるという点である[7,8]。

1) 服薬管理

外来や回診の受け答えは一見正常でも，認知機能が低下した高齢者は少なくない。定期的な認知機能検査や外来時の残薬チェックは，再入院を予防する意味でもきわめて重要である。認知機能や注意力や実行機能低下の場合は，介護者に服薬チェックをお願いするようする。

家族はもちろん，訪問看護やケアマネジャー，介護士からの情報も重要であることはいうまでもない。

また，定期的にミニメンタルテスト (MMSE) や改訂長谷川式簡易知能評価スケール (HDS-R) などの認知機能評価を行い，そ

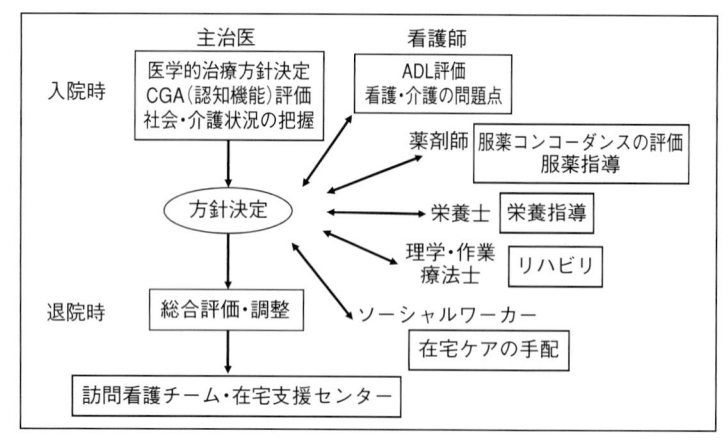

図2 CGAに基づくチームアプローチ
(西永正典,中原賢一,服部明徳,ほか:高齢慢性心不全患者に対する包括的診療計画—総合評価病棟と一般病棟との比較. Geriat Med 38:1048-1050, 2000より引用改変)

の中でも特に遅延再生ができない場合には,薬箱や薬カレンダーなどの導入を早期から積極的に進めるべきである.さらに,薬を入院中に自己管理にして,服薬が正確に行われているかどうかの判定も重要である.

比較的複雑な服薬の用法となっている場合には,特に認知機能が正常であっても,服用方法は一包化,1日1回服用などの工夫がなされるべきである.特に,利尿薬は高齢者でも敬遠される傾向にあり,十分なコンコーダンスが得られないことが知られている.本人や家族にその重要性を繰り返して説明納得してもらい,残薬が出ないようにすることが肝要である.

ただし,残薬がほとんどなくても安心してよいわけではない.高齢者では手指の変形のためや,視覚機能障害のために手指の巧緻運動能力が低下し,薬をシートから上手に出せず,落としてしまうことが見受けられる.一包化などで対応するとともに,定期的に手指の巧緻性を評価するボタンテストや,簡単な視機能の問診や検査を行うことも必要となる.

2）塩分・水分管理

高齢者心不全において,塩分制限を厳格に行うことは,増悪再入院を予防する意味で重要であるが,栄養士や訪問看護師とのチームを組みながら,本人の食欲や栄養状態を落とさせずに,時間をとって進めることが重要である.管理の目安は体重において,基準体重より2kg増えたら制限を強くするなど,患者,家族の理解が得やすいような管理計画を示すことが管理を長く維持するためのコツである.

3）リハビリテーション

心不全が安定期になっても過度の安静を続けていると,骨格筋の廃用性萎縮や呼吸筋仕事量の増大,調節機構不全などのいわゆるdeconditioningをきたし,運動耐用能の低下をさらに助長させることになる.高齢心不全患者では,特にこの悪循環（**図1**）に陥りやすいため,早期からのリハビリテーションを考慮する必要がある.

6 CGAに基づいた包括管理の効果

患者教育,訪問や電話などによる患者指導,治療薬（主には利尿薬）の調節などの「包括

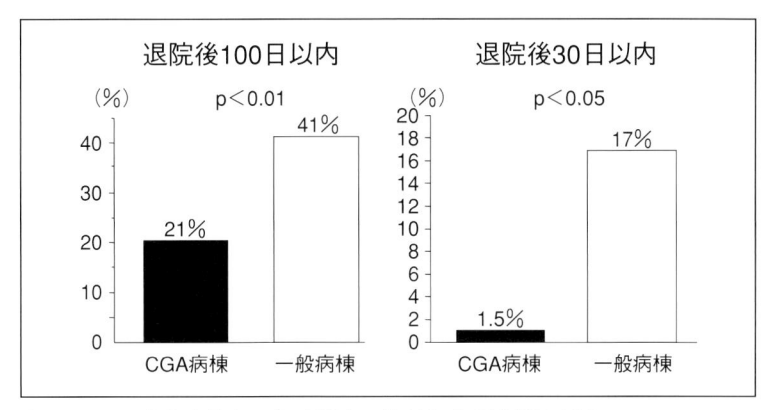

図 3 CGA 介入病棟と一般病棟とで比較した再入院の割合
(Nishinaga M. JMAL 50：461-466, 2007 より引用改変)

管理」が，高齢心不全患者の予後を改善させることが報告されている。さらに再入院を予防する効果は，ACE 阻害薬導入再入院 22％減少，β 遮断薬導入で 32％減少，ジギタリスで 23％減少，スピロノラクトンで 35％減少といわれる。「包括管理」による再入院の減少効果は，これら薬剤による介入と同等あるいはそれ以上といわれており，薬剤介入に包括管理を組み合わせることによって，相乗効果が期待できる。

実際，高齢心不全患者に対する包括管理により，再入院を約半分にでき，さらに 30 日以内の早期再入院を著しく減少させることができた（図 3）[8]。

まとめ

介護保険や医療制度の改定により，CGA の概念はかなり普及したが，医療と介護の連続性を担保する手段が，今のところ介護保険の主治医意見書だけしかないのでは心もとない。CGA が，切れ目のない高齢者の医療とケアの「切り札」として，特に心不全などの包括管理が必要な高齢患者に利用されることが期待される。

■ 重要ポイント

1. 75 歳以上の高齢心不全患者の対応は，通常の臓器別対応だけでは不十分で，再入院を繰り返す寝たきり高齢心不全患者が著しく増加することが推定される。

2. 高齢心不全患者には，総合的機能評価による生活機能障害を評価し，チームアプローチによるきめ細かな介入が，再入院を予防し，また，患者自身の ADL や QOL を向上させるだけでなく，介護者の介護負担の軽減も期待できる。

文 献

1) 和泉 徹：なぜ，いま，疾病負担の軽減なのか，またなぜ予防なのか．心不全を予防する―発症させない 再発させないための診療ストラテジー．pp2-11，中山書店，2006.
2) 内山 覚，荒畑和美，藤田博暁，ほか：包括的心臓リハビリテーションを施行した心不全患者の再入院規定因子についての検討．心臓リハビリテーション，6：118-120，2001.
3) Stanek KM, Guustad J, Paul RH, et al.：Longitudinal Cognitive Performance in Older Adults With Cardiovascular Disease；Evidence for Improvement in Heart Failure. J Cardiovasc Nurs, 24：192-197, 2009.
4) Pilotto A, Addante F, Franceschi M, et al.：Multidimensional Prognostic Index based on a comprehensive geriatric assessment predicts short-term mortality in older patients with heart failure. Circ Heart Fail, 3：2-3, 2010.
5) Pilotto A, Ferrucci L, Franceschi M, et al.：Development and Validation of a Multidimensional

Prognostic Index for One-Year Mortality from Comprehensive Geriatric Assessment in Hospitalized Older Patients. Rejuvenation Res, 11：151-161, 2008.

6) Pilotto A, Ferrucci L, Scarcelli C, et al.：Usefulness of the Comprehensive Geriatric Assessment in Older Patients with Upper Gastrointestinal Bleeding；A Two-Year Follow-Up Study. Dig Dis, 25：124-128, 2007.

7) 西永正典, 中原賢一, 服部明徳, ほか：高齢慢性心不全患者に対する包括的診療計画―総合評価病棟と一般病棟との比較. Geriat Med, 38：1048-1050, 2000.

8) Nishinaga M：Comprehensive Geriatric Assessment and Team Intervention. JMAL, 50：461-466, 2007.

第3章 高齢者によくある症状と生活機能の関係

V 息切れ

(寺本 信嗣)

1 息切れ

1）定義

息をするのに苦痛を感じたり，呼吸がしにくいと感じることをいう。つまり呼吸に関するつらい感覚の表現である。英語で表現される shortness of breath, breathlessness, dypnea などは基本的に同義であり，いずれも「息切れ」と翻訳される。

2）原因

肺自体の疾病に起因するもの（COPD，呼吸不全，気管支喘息，肺結核後遺症，肺血栓塞栓症，過換気症候群）と心機能低下によるもの（慢性心不全，心筋梗塞，発作性心房細動，貧血），代謝性疾患（糖尿病性ケトアシドーシス，重症筋無力症，甲状腺機能亢進症，肥満）とに大別される。また，強い不安などによる心因性のもの（心臓神経症や過呼吸症候群）も原因となる。

3）問診のポイント

問診の仕方として，「息切れ」があるとは言わない患者も多いので，工夫が必要である。「息が続かない」「坂道はしんどくないか」「続けてどのくらい歩けるか」「布団の上げ下ろしはつらくないか」「家事はしんどくないか」などと表現を変える必要がある。つぎに，息切れの起こり方を聞き（図1），急性，慢性進行性，発作性を把握する。

軽い運動で生ずる息切れか，むくみの有無，ヒューヒュー，ゼイゼイという喘鳴の有無，症状の増減について問診する。急に症状が現れ，ゼイゼイいう場合は，COPD，喘息を念頭において，症状の誘因，時間帯，発熱の有無，運動によって悪化したか，飲酒，薬剤服用の有無，風邪薬服用の有無（アスピリン喘息）を問診する。

高齢者では，誤嚥，異物の吸引も多いので，食事後の症状の悪化について問診する（び慢性嚥下性細気管支炎という病気が参考になる）。一般的には，座ると呼吸が楽になる場合は心臓が悪い可能性が高く，座っても楽にならない場合は喘息など呼吸性の可能性が高いが，高齢者では，心臓も呼吸器も悪い場合のほうが多く，鑑別にはあまり役立たない。

4）必要な検査とデータの解釈の仕方

呼吸数，呼吸パターン（会話可能，十分な吸気が可能，強制呼気が可能，奇異呼吸，胸郭の動き），心拍数（頻脈の有無），不整脈の有無，胸部X線（心拡大，肺うっ血，気胸の有無，胸水の有無，肺動脈主幹部の拡大と途絶，肺野の透過性亢進，（Westermark's sign 閉塞血管領域で肺野血管影の減少）），心電図（心筋梗塞所見，肺性 P，右軸偏位，不完全右脚ブロック，S1Q3，移行帯の時計回り回転），動脈血酸素飽和度（パルスオキシメータ，臥位，空気呼吸下 $SpO_2 \leq 90\%$ であれば呼吸不全），血液ガス（pHの低下（呼吸性アシドーシスの有無），pHの上昇（呼吸性アルカローシスの有無），$PaO_2 \leq 60$ mmHg であれば呼吸不全（$PaCO_2 < 45$ mmHg であればⅠ型呼吸不全，≥ 45 mmHg であればⅡ型呼吸不全））。

（注意点：低酸素血症は呼吸困難を悪化させるが，低酸素血症が息切れの原因になるわけではない。低酸素血症はないのに呼吸困難が見られる場合もある（例；過換気症候群））。

肺血栓塞栓症疑いの場合は早期に ^{99m}Tc 標

```
突 発 性：血圧低下（ショックなし）→自然気胸，誤嚥（気道内異物），過換気症候群，
                            発作性心房細動，肺炎（膿胸，胸膜炎）
         血圧低下（ショックあり）→緊張性気胸，肺梗塞（エコノミークラス症候群）
急   性：胸痛あり→心筋梗塞，発作性心房細動
         胸痛なし→ARDS
慢性進行性：意識障害なし→呼吸不全，肺線維症（間質性肺炎），心不全，貧血，重症筋
                    無力症，甲状腺機能亢進症，肥満
         意識障害あり→糖尿病性アシドーシス
発 作 性：COPD急性増悪，気管支喘息発作，肺線維症急性増悪，びまん性嚥下性際
         気管支炎（食後），肺癌（特に，中枢型（扁平上皮癌，小細胞癌），まれに肺
         胞上皮癌）
```

図1 息切れの鑑別

表1 Fletcher, Hugh-Jones の呼吸困難尺度

```
1度：健康な同年齢の人と同じ仕事ができ，歩行や階段昇降も普通にできる。
2度：同年齢の人と同じに歩けるが，坂道や階段では息が切れる。
3度：平地を歩行しても息が切れるが，自分のペースでならば1km以上歩ける。
4度：休みながらでなければ50m以上歩けない。
5度：会話や食事でも息が切れる。
```

（寺本信嗣，福地義之助：実地臨床からみた息切れの定量的評価. The Lung Perspectives 4：256-261, 1996 より許諾を得て転載）

表2 MRC息切れスケール（Medical Reseach Council dyspnea scale）

```
Grade 0：息切れを感じない。
Grade 1：強い労作で息切れを感じる。
Grade 2：平地を急ぎ足で移動する，または緩やかな坂を歩いて登る時に息切れを感じる。
Grade 3：平地歩行でも同年齢の人より歩くのが遅い，または自分のペースで平地歩行し
         ていても，息継ぎのため休む。
Grade 4：100ヤード（約91.4m）歩行した後息継ぎのため休む，または数分間平地歩行し
         た後息継ぎのため休む。
Grade 5：息切れがひどくて外出ができない，または衣服の着脱でも息切れがする。
```

MRC：British Medical Research Council（MRC）
MRC息切れスケールは世界で広く使用されているが，Grade 1〜5の5段階分類，5段階にGrade 0を加えた表2の分類，また，表2のGrade 1〜5を0〜4に修正した分類（American Thoracic Society）も用いられる。
（日本呼吸ケア・リハビリテーション学会 呼吸リハビリテーション委員会，ほか，編：呼吸リハビリテーションマニュアル―患者教育の考え方と実践―. p92, 照林社, 2007 より許諾を得て転載）

識人血清アルブミン（MAA）肺血流・ゼノンガス肺換気シンチを行う。FDP測定も診断補助に役立つ。

心不全の評価に，BNP測定が役立つ。

2 息切れの定量的評価

息切れは，呼吸器疾患や心疾患において臨床上最も重要な症候の一つであり，日常生活動作を制限するため，定量的に評価すべきである。その上で，自覚症状に対する薬物，酸素投与の改善効果を検証する。息切れ（呼吸困難）評価法としては，Fletcher, Hugh-Jonesの呼吸困難尺度（**表1**）が最もよく使われるが，間接評価法で定量性はない。また，表現

0	Nothing at all	（まったく息切れはない）
0.5	Very, very slight（just noticeable）	（ほんのわずか息がきれる）
1	Very slight	（ごくわずか息がきれる）
2	Slight（light）	（わずかに息切れがある）
3	Moderate	（中くらいに息切れがある）
4	Somewhat severe	（少し息切れがつらい感じがする）
5	Severe（heavy）	（息切れがつらい感じがする）
6		
7	Very severe	（だいぶ息切れがつらい感じがする）
8		
9		
10	Very, very severe（maximal）	（息切れ（呼吸困難）が最大限につらい）

図2 ボルグスケール
（寺本信嗣，福地義之助：実地臨床からみた息切れの定量的評価. The Lung Perspectives 4：256-261, 1996 より許諾を得て転載）

10cmまたは15cmの直線のスケール	
まったく息切れなし	最大の息切れ

図3 Visual Analog Scale（VAS）
（寺本信嗣，福地義之助：実地臨床からみた息切れの定量的評価. The Lung Perspectives 4：256-261, 1996 より許諾を得て転載）

は類似しているが，世界的にはMRC息切れスケール（Medical Reseach Council dyspnea scale）を用いることが多い（**表2**）。Grade 1〜5の5段階分類にGrade 0を加えた**表2**の分類を日本呼吸器学会としてはガイドラインに記しているが，Grade 1〜5を0〜4に修正した分類もAmerican Thoracic Societyを中心にModified MRC（MMRC）スケールとして世界では汎用されている。

近年，Stevens則（psychophysical law）[1]に基づく感覚生理学の発達とともに，息切れ，呼吸困難感を定量的に評価する方法が紹介されている。代表的なのは，10段階ボルグスケール（Borg scale, **図2**）とVisual Analog Scale（VAS, **図3**）である。これらを使って薬剤が果たして息切れの強さを測り，治療が効いたのかどうかを評価できる。COPD患者は息が切れるが，我慢強い人はあまり「つらい」とはいわない。しかし，6分間歩行距離試験などで運動をしてもらうと運動耐容能（歩行距離）も減少しており，運動終了時の息切れ指数も高くなる。ここで気管支拡張薬を吸入させると息切れが改善し，運動能も改善する[2]。息切れの改善は，しばしば，台所仕事が楽にできる，布団の上げ下ろしが楽，病院まで休まず歩ける，坂道も楽に登れる，などの間接的な表現によって日常生活に貢献していることがわかる。我々は，運動負荷試験を行ってそのときの酸素消費量（V_{O_2}）と息切れ（Borg Scale）との直線回帰分析を行うことによって，さらに定量的な呼吸困難評価法のために，X切片，傾きを計算する方法を報告している（**図4**）。傾きBorg Scale slope（BSS）は，息切れの感度，X切片Threshold load of dyspnea（TLD）は息切れの始まる運動代謝量と考えられる。この比較により，定量的に薬

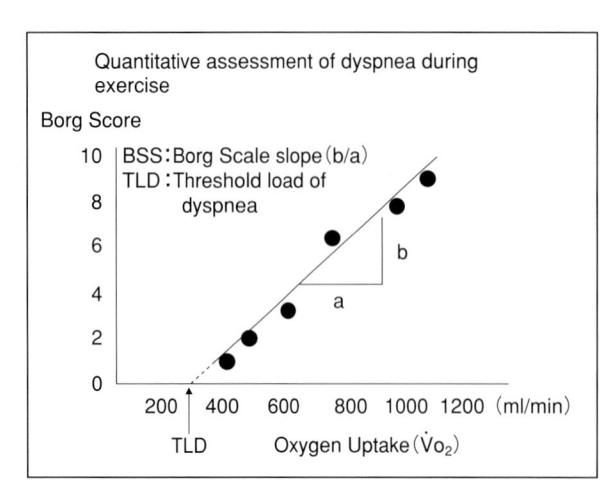

図4 運動負荷試験による酸素消費量（$\dot{V}o_2$）と息切れ（Borg Scale）との直線回帰分析を用いた定量的な呼吸困難評価法

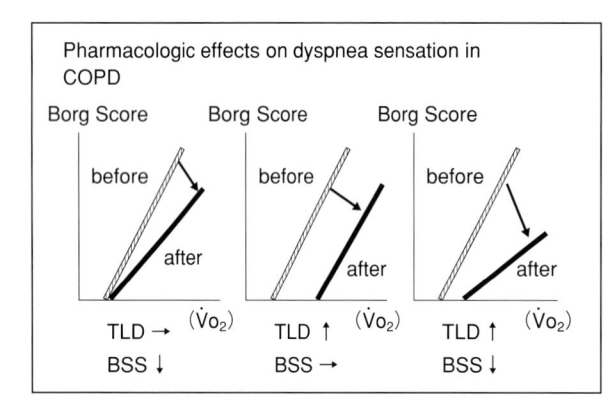

図5 運動負荷試験による酸素消費量（$\dot{V}o_2$）と息切れ（Borg Scale）との直線回帰分析を用いた定量的な呼吸困難評価法を指標とした薬剤やリハビリテーションの効果判定のパターン

剤やリハビリテーションの効果判定が可能である（図5）。また，息切れは，日常生活動作全般を障害するため，生活の質を評価することも大切である。呼吸器疾患，特に気管支喘息，COPDではSt. George Respiratory Questionnaire（SGRQ）で生活の質を評価する。それ以外にも，Short Form-36（SF-36），Chronic Respiratory Disease Questionnaire（CRQ）などの評価法がある。

3 息切れと予後について

息切れは，日常生活動作全般を障害するため，生活の質とも関連する。呼吸器疾患，特に気管支喘息，COPDで用いられる健康関連QOL指標であるSt. George Respiratory Questionnaire（SGRQ），Short Form-36（SF-36），Chronic Respiratory Disease Questionnaire（CRQ）などでQOLを評価される。慢性呼吸器疾患患者の多くはQOLが障害されており，健康関連QOLスコアは，一秒量や残気量といった肺機能との相関が乏しく，呼吸困難や抑うつ状態などと強い相関を示すことが知られている。つまり，QOLの障害は，肺機能などの生理学的指標とは異なるものであり，息切れを評価して，息切れの改善を目指す，薬物療法やリハビリテーション，心理的援助などの治療を行うことが患者のQOLの改善に寄与する。

息切れは，いろいろな疾病で生じうるため，息切れという症状で予後を規定することは難しい。しかし，いくつかの研究が慢性疾患で息切れが強いことは，予後悪化の指標である

表3 BODE 指標のポイント

	0	1	2	3
1秒率（％予測値）	≧65	50〜64	36〜49	≦35
6分間歩行距離（6MWD）	≧350	250〜349	150〜249	≦149
MMRC呼吸困難スケール	0〜1	2	3	4
体格指数（BMI）	>21	≦21		

6MWD：Distant walked in 6 min, MMRC：MRC息切れスケール（Medical Reseach Council dyspnea scale）の修正版, BMI：Body mass index
(Puhan MA, et al. Lancet 374：704-711, 2009 より引用)

表4 ADO 指標のポイント

	0	1	2	3	4	5
1秒率（％予測値）	≧65	36〜64	≦35			
MMRC呼吸困難スケール	0〜1	2	3	4		
年齢（歳）		40〜49	50〜59	60〜69	70〜79	80〜89

(Puhan MA, et al.：Lancet 374：704-711, 2009 より引用)

ことを示している．つまり，治療して，息切れを軽減できれば，生活機能レベルや QOL ともに予後を改善する可能性がある．有名な研究として，2004年に発表された BODE という新しい指標で予後を推定した試みがある．やせの指標としての BMI（B），肺機能障害（気流閉塞）の指標（O），呼吸困難度（息切れ）（D），運動能力（E）を点数化して，合計点が多いほど障害が大きく，その後の予後が悪いと報告されている[3]．ここでの呼吸困難度（息切れ）（D）は，British Medical Research Council（MRC）スケールで日本でのスケールとは少し異なる（表3）．

しかし，2009年には，この BODE 指標よりも，ADO 指数のほうが予後推定に優れていると報告された[4]．BODE から 6MWD の運動耐容能と BMI が外され，年齢による層別が加わった．つまり，一秒率，呼吸困難度（息切れ）（D）は，British Medical Research Council（MRC）スケール，年齢によるポイントの合計である（表4）．ここでも呼吸困難度

（息切れ）の評価は残っており，息切れが症状として重要であるだけではなく，疾患の生命予後への影響も大きいことを示している．

4 息切れの治療

1）問診につづいて，まず，酸素療法を行う．緊急の場合は，人を集めて，救急処置を行う．

2）緊急以外の場合

ⅰ）心疾患の場合

心不全では利尿剤，冠動脈拡張薬などを使用する．発作性頻脈などは抗不整脈薬を投与．

ⅱ）呼吸器疾患の場合

ⅱ-① COPD の場合

吸入抗コリン剤は安定期 COPD の第一選択薬である．COPD では副交感神経の緊張亢進による気道の収縮が気道閉塞の主体であるため，この経路を遮断する抗コリン剤が気管支を拡張する．tiotropium 吸入により気管支拡張効果とともに息切れの改善，運動脳の改

善，リハビリの効果が増加することが報告されている。

ii-② 気管支喘息の場合

気管支喘息は，気道炎症が病気の本態であるため，最も強力な抗炎症薬である吸入ステロイドの定期吸入が治療の原則である。それでも息切れ症状がある場合，まず短時間作用型 β2 刺激薬を一回 1～2 パフで頓用で使用する（1 日 5 回以内とし，それ以上であれば主治医を受診する）。吸入不可能症例では COPD 症例に準じてテオフィリン製剤内服，経口 β2 刺激薬内服，貼付剤 tulobuterol を使用する。経口ステロイドは，なるべく使用を避ける。一方，発作が生じた場合は，短時間作用型 β2 刺激薬を一回 1～2 パフで頓用し，15 分以上間隔をあけて使用し，2 度以上吸入使用しても治まらないときは救急を受診させる。受診後は，酸素投与，脱水改善，3 号液 200 ml にソルメドロール 125 mg＋アミノフィリン 125 mg の点滴を行う。これでも治まらないときは，吸入抗コリン薬を吸入させ，さらに，同じ点滴を行う。アドレナリンの皮下注射は，救命以外の目的では原則使用しない。

5 呼吸器機能障害の認定について

息切れに対する認定ではないが，肺機能障害と血液ガス所見とともに，どのレベルの生活障害かは認定の判定の因子である。

呼吸器機能障害の身体障害者の認定の等級は 1，3，4 級に分かれており，概ね以下の基準に準ずる（ただし，この認定書の作成は，有資格者でないとできない）。

1 級：呼吸困難による歩行不能，予測肺活量 1 秒率＜20，Pao_2＜50

3 級：20＜測肺活量 1 秒率＜30，50＜Pao_2＜60

4 級：30＜測肺活量 1 秒率＜40，60＜Pao_2＜70

■ 重要ポイント

1. 息切れは自覚症状なので客観的に評価するよう努める。
2. 息切れの原因を明らかにし症状を軽減することは ADL，QOL の改善に結びつく。

文　献

1) Stevens SS：Neural events and the psychophysical law. Science, 170：1043-1050, 1970.
2) Teramoto S, Fukuchi Y, Orimo H：Effects of inhaled anticholinergic drug on dyspnea and gas exchange during exercise in patients with chronic obstructive pulmonary disease. Chest, 103：1774-1782, 1993.
3) Celli BR, Cote CG, Marin JM, et al.：The body-mass index, airflow obstruction, dyspnea, and exercise capacity index in chronic obstructive pulmonary disease. N Engl J Med, 350：1005-1012, 2004.
4) Puhan MA, Garcia-Aymerich J, Frey M, et al.：Expansion of the prognostic assessment of patients with chronic obstructive pulmonary disease；the updated BODE index and the ADO index. Lancet, 374：704-711, 2009.
5) 寺本信嗣，福地義之助：実地臨床からみた息切れの定量的評価．The Lung Perspectives, 4：256-261, 1996.
6) 日本呼吸ケア・リハビリテーション学会 呼吸リハビリテーション委員会，ほか，編：呼吸リハビリテーションマニュアル―患者教育の考え方と実践―．p92，照林社，2007．

第3章 高齢者によくある症状と生活機能の関係

Ⅵ 栄養不良

(葛谷 雅文)

　高齢者,特に75歳以上の後期高齢者や,要介護高齢者においては栄養障害がおこるリスクが高い。いったん栄養障害に陥ると,患者の免疫能を低下させ,重篤な感染症に陥りやすくなったり,疾病の治癒を遅くさせたり,褥瘡を引き起こしたりし,高齢者の予後を左右する重要な因子の一つである。また栄養摂取不足は高齢者の健康障害のみならず,身体機能に係る様々な病態に大きくかかわっている。重度な栄養障害に陥ってしまうと,栄養療法が無効なことも多い。したがって定期的な栄養状態の評価は低栄養のリスクを早期に察知するのに役立ち,低栄養予防の介入をする上でも重要である。

1 栄養障害の定義ならびに評価法

　栄養状態を表現する指標が一定水準以下の場合を低栄養とするが,この水準は,通常予後悪化や合併症などの発生率が高くなるポイントによって設定される。低栄養の明確な定義は存在しないが,身体計測,その変動,血液データなどを総合的に検討して評価すべきである。

　表1に一般的に広く使用されている栄養障

表 1 低栄養指標

1) 身体計測

　A. body mass index (BMI) = 体重 (kg) ÷ [身長 (m)]^2
　　　18.5 未満　　　　　　やせ　　　　　　　25〜30 未満　　　　　　肥満
　　　18.5〜25 未満　　　　標準　　　　　　　30 以上　　　　　　　　高度肥満

　B. % usual body weight (% UBW) = 測定時体重 ÷ 平常時体重 × 100 (%)
　　　75%未満　　　　　　　　　　　　　　　高度栄養障害
　　　75〜85%未満　　　　　　　　　　　　　中等度栄養障害
　　　85〜95%未満　　　　　　　　　　　　　軽度栄養障害

　C. % loss of body weight = (平常時体重 − 現在の体重) ÷ 平常時体重 × 100 (%)
　　　6ヵ月以内の体重減少が 10%以上　　　　中等度以上の栄養障害
　　　一日の体重減少率が 0.2%以上　　　　　中等度以上の栄養障害

　　上腕三頭筋皮膚脂肪厚 (TSF)　　　　　　日本人年齢別標準値を基準とする*
　　上腕周囲長 (AC)　　　　　　　　　　　　標準値の 60%未満　　　　高度栄養障害
　　上腕三頭筋周囲長 (AMC) = AC − π × TSF　60〜80%未満　　　　　　中等度
　　上腕筋面積 (AMA) = AMC^2 ÷ 4π　　　　80〜90%未満　　　　　　軽度
　　　　　　　　　　　　　　　　　　　　　90%以上　　　　　　　　正常

2) 血液データ

　　血清アルブミン (半減期:17〜23 日):3.5 g/dl 未満を PEM**
　　プレアルブミン (半減期:1.9 日):10 mg/dl 未満を PEM
　　トランスフェリン (半減期:7〜10 日):200 mg/dl 未満を PEM
　　血清総コレステロール:150 mg/dl 未満を PEM

* 日本人の身体計測基準 JARD 2001, ** protein-enagy malnutrition

害の指標をあげた。栄養状態の評価の基本は身体計測である。その中でも体重はもっとも鋭敏であり，栄養評価の基本中の基本である。しかし，日常生活動作（activity of daily living：ADL）の低下がある高齢者では特別な機器がないと体重測定が困難なケースが多い。我々の検討でも在宅療養中の要介護高齢者では約30％が体重の測定ができない症例であった[1]。一方体格指標（body mass index：BMI）の計測に必須な身長の測定も要介護高齢者では難しいケースが多い。身長測定の基本は立位での測定ではあるが，寝たきりなどでは臥位測定もやむを得ない。それ以外に関節の拘縮，極度の円背などがあると身長測定自体が困難である。下腿長を測定することで身長を予測するような公式もあるが，あまり一般的ではない。それ以外の身体計測では上腕周囲長，上腕三頭筋皮下脂肪厚，上腕筋面積（周囲長）などが使用できる。一般的には日本人の年齢別基準値が報告されており，それとの比較になる。これら上腕の身体計測値も生命予後予測にも使用できる[2]。栄養指標としてはその値よりもむしろ経時的変化がより重要である。

しかし，高齢者医療の現場では身体計測のみならず，摂食状態，代謝性ストレス状態の把握，さらには高齢者の栄養障害の原因として重要な認知機能障害，うつの有無などの把握をぜひ実施してほしい。その意味では包括的な栄養評価法である subjective global assessment（SGA）や mini-nutritional assessment（MNA）などが使用しやすい。最近

表 2 Subjective Global Assessment（SGA）

A．病歴
1．体重変化 　　過去6ヵ月間の体重減少：＿＿＿＿kg，減少率：＿＿＿＿％ 　　過去2週間の体重変化：□増加　□無変化　□減少
2．食物摂取変化（平常時との比較） 　　□変化なし 　　□変化あり：（期間）＿＿＿＿（月，週，日） 　　食事内容：□固形食　□完全液体食　□低カロリー液体食　□飢餓
3．消化器症状（過去2週間持続している） 　　□なし　□悪心　□嘔吐　□下痢　□食欲不振
4．機能性 　　□機能障害なし 　　□機能障害あり：（期間）＿＿＿＿（月，週，日） 　　タイプ：□制限ある労働　□歩行可能　□寝たきり
5．疾患と栄養必要量 　　診断名：＿＿＿＿＿＿＿＿＿＿＿＿＿＿＿． 　　代謝性ストレス：□なし　□軽度　□中等度　□高度
B．身体（スコア：0＝正常；　1＝軽度；　2＝中等度；　3＝高度）
皮下脂肪の喪失（三頭筋，胸部）：＿＿＿＿． 筋肉喪失（四頭筋，三角筋）：＿＿＿＿． くるぶし部浮腫：＿＿＿＿，仙骨浮腫：＿＿＿＿，腹水：＿＿＿＿．
C．主観的包括評価
□栄養状態良好 □中等度の栄養不良 □高度の栄養不良

表 3 Mini Nutritional Assessment-Short Form（MNA®）日本語版

簡易栄養状態評価表
Mini Nutritional Assessment-Short Form
MNA®

Nestlé Nutrition INSTITUTE

氏名：_____

性別：_____ 年齢：_____ 体重：_____ kg 身長：_____ cm 調査日：_____

下の□欄に適切な数値を記入し、それらを加算してスクリーニング値を算出する。

スクリーニング

A 過去3ヶ月間で食欲不振、消化器系の問題、そしゃく・嚥下困難などで食事量が減少しましたか？
　0 = 著しい食事量の減少
　1 = 中等度の食事量の減少
　2 = 食事量の減少なし

B 過去3ヶ月間で体重の減少がありましたか？
　0 = 3 kg 以上の減少
　1 = わからない
　2 = 1〜3 kg の減少
　3 = 体重減少なし

C 自力で歩けますか？
　0 = 寝たきりまたは車椅子を常時使用
　1 = ベッドや車椅子を離れられるが、歩いて外出はできない
　2 = 自由に歩いて外出できる

D 過去3ヶ月間で精神的ストレスや急性疾患を経験しましたか？
　0 = はい　　2 = いいえ

E 神経・精神的問題の有無
　0 = 強度認知症またはうつ状態
　1 = 中程度の認知症
　2 = 精神的問題なし

F1 BMI (kg/m²)：体重(kg)÷身長(m)²
　0 = BMI が19 未満
　1 = BMI が19 以上、21 未満
　2 = BMI が21 以上、23 未満
　3 = BMI が 23 以上

BMI が測定できない方は、F1 の代わりに F2 に回答してください。
BMI が測定できる方は、F1 のみに回答し、F2 には記入しないでください。

F2 ふくらはぎの周囲長(cm)：CC
　0 = 31cm未満
　3 = 31cm以上

スクリーニング値
(最大：14ポイント)

12-14 ポイント： 栄養状態良好
8-11 ポイント： 低栄養のおそれあり (At risk)
0-7 ポイント： 低栄養

より詳細なアセスメントをご希望の方は、**www.mna-elderly.com** にありますMNAフルバージョンをご利用ください。

Ref. Vellas B, Villars H, Abellan G, et al. *Overview of the MNA® - Its History and Challenges.* J Nutr Health Aging 2006;10:456-465.
Rubenstein LZ, Harker JO, Salva A, Guigoz Y, Vellas B. *Screening for Undernutrition in Geriatric Practice: Developing the Short-Form Mini Nutritional Assessment (MNA-SF).* J. Geront 2001;56A: M366-377.
Guigoz Y. *The Mini-Nutritional Assessment (MNA®) Review of the Literature - What does it tell us?* J Nutr Health Aging 2006; 10:466-487.
® Société des Produits Nestlé, S.A., Vevey, Switzerland, Trademark Owners
© Nestlé, 1994, Revision 2009. N67200 12/99 10M
さらに詳しい情報をお知りになりたい方は、**www.mna-elderly.com** にアクセスしてください。

（Nestlé Health Care Nutrition より許諾を得て転載）

MNA の short form（MMA-SF）が開発され，さらに簡便にスクリーニングができるようになった（表2, 3）。両者ともアセスメントとあるが実際にはスクリーニング法と考えたほうが良い。SGA はもともと外科の患者の評価用に作成されたものであるが，高齢者にも使用できる。評価は評価者の主観により a) 良好な栄養状態，b) 中等度の栄養障害，c) 高度な栄養障害と，3 つに判別される。MNA は高齢者用に開発されたツールである。はじめにスクリーニングとして 6 項目の評価（合計 14 ポイント）を行い，12 ポイント以上を正常とし，11 ポイント以下の場合さらに残りの 12 項目の評価を行い，合計点で以下のように判定される（30 点満点）。a) 栄養状態が良好（24 点以上），b) 低栄養リスクあり（17 点以上 23.5 点以下），c) 栄養不良（17 点未満）。MNA は日本の高齢者にも使用できることが確認されている[3]。MNA の初めのスクリーニング 6 項目を点数化したものが MNA-SF である（表3）。

血液生化学的データの中では血清アルブミン値がもっともよく知られている栄養指標である。しかし，以下の点に注意して使用すべきである。

① 半減期が比較的長いため栄養療法の介入を行ったとしても上昇を認めるには一ヵ月以上の猶予が必要である。
② 急性の外傷，手術，重症感染症などの身体的ストレスにより栄養状態とは無関係に 1.0～2.0 g/dl 程度，数日の間に急激に低下することがある。
③ 肝硬変，腎疾患（ネフローゼ症候群），心不全，腎不全などは当然低アルブミンになる。
④ ADL が低下した多くの高齢者ではたとえ

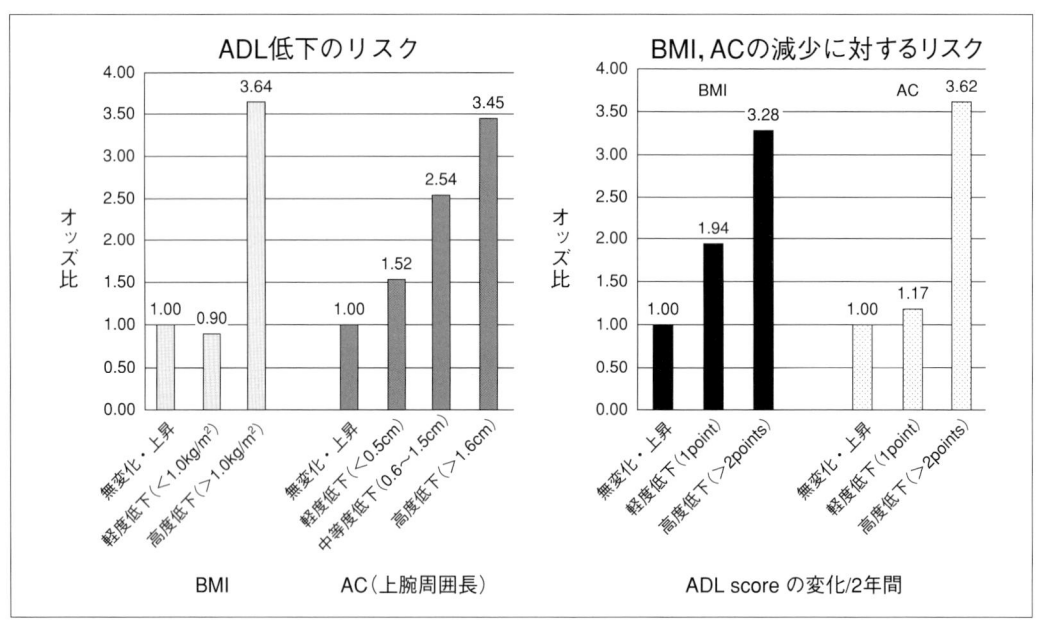

図 1　ADL 低下，BMI，上腕周囲長（AC）の低下との関連（2 年間の在宅療養要介護者の前向き研究より）
左図：2 年間に BMI または AC が低下した対象者は 2 年間で ADL の低下と関連していることを表す。
右図：逆に 2 年間で基本的 ADL（満点 20 点）が低下した対象者は 2 年間の BMI，AC の低下と関連している。
　解析は多重 Cox 比例ハザードモデルを使用（性，年齢，独居の有無，定期的受診の有無，脳血管障害の有無，2 年間に入院の有無，登録時の BMI で調整。基本的 ADL が登録時 0～2 点/20 点満点は解析から削除。n＝225。）(Izawa S, et al. Br J Nutr 14：1-6, 2009 より引用改変)

栄養状態がよくても血清アルブミン値が 3.5 g/dl に満たない例が多い。ADL 低下をともなう高齢者の低栄養判定を血清アルブミン値のみで行うのは危険である。
⑤ 血清アルブミン測定法は主にブロムクレゾールグリーン（以下 BCG 法）とブロムクレゾールパープル（以下 BCP 法）がある。さらには最近では改良型 BCP 法が出てきている。BCG 法に比較し，改良型 BCP 法では 0.3〜0.5 g/dl 程度低値となる。しかし，3.5 g/dl のカットオフは多くが BCG 法を使用して決定されたと思われ，今後再考される必要がある。

2 高齢者の栄養状態の現状

日本においては低栄養状態を呈する高齢者は外来通院者では約1割，地域在住自立高齢者では1割にも満たないものの，急性期病院入院中の高齢者では約 30％，病院入院中の高齢者では約 40％が血清アルブミン値が 3.5 mg/dl 以下であり，さらに在宅診療を受けている高齢者の 32〜35％が低栄養状態であると報告されている[4]。このように，高齢者の診療において低栄養はごく一般的な問題である。また，我々も地域でデイケアサービスを使用している要介護高齢者の栄養評価を実施したところ，低栄養の出現は要介護度が高くなるに従って高率となり，要介護5の群では 60％以上が低栄養と評価された[5]。

3 栄養状態と生命予後

高齢医療の目的は決して，「長生きをさせること」ではないが，健康の絶対的指標として生命予後との関連を考えるのは意味がある。今までの多くの疫学研究において高齢者においては成人の理想的な BMI, 22 kg/m² よりも高値であるほうが生命予後がよいとの報告が一般的である[6]。一方 BMI が 18.5 未満では急激に生命予後のリスクが高まる。最近の欧米からの報告では後期高齢者ではたとえ BMI>30 でも生命予後のリスクにはならないとも報告されている[7]。しかし，BMI の絶対値自体は低栄養の指標というより体格の指標であり，必ずしも栄養状態を反映しているとは限らない。

血液データの中でもっとも有名な血清アルブミン値と生命予後に関しても多くの報告がある[8]。上記のように血清アルビミン値は炎症の存在により大きく変動するため，アルブミン値の解釈には十分注意が必要であるが，血清アルブミン値が低いと生命予後は明らかに悪い。また，上記の包括的栄養評価である MNA, SGA を使用し，判定された高齢者の低栄養状態は明らかに生命予後の予測因子である[9]。

4 栄養状態と日常生活機能

高齢者の低栄養状態と日常生活動作のかかわりあいに関しては多くの報告がある。我々も在宅療養中の要介護高齢者の2年間に及ぶ栄養状態の推移（BMI の低下または上腕周囲長の低下）が基本的 ADL の機能低下と強い関連性があることを報告している（図1）[10]。

一方，高齢者の低栄養リスクとしての日常生活機能について言及しなければならない。十分な介護力がないと ADL の低下した高齢者は食事の供給が断たれることもあり，必ずと言っていいほど低栄養に陥る。特に独居で要介護認定を受けているような高齢者では絶えず栄養状態を評価し，低栄養予防に努める必要がある。

まとめ

低栄養は高齢者の生命予後のみならず，さまざまな病態，さらには身体機能障害の原因になる。一方で，さまざまな健康障害，さらには身体障害がもとで，栄養障害が引き起こされる。したがって栄養障害は高齢者におい

て身体機能障害，健康障害の原因にもなりうるし，その結果にもなりうる．栄養評価自体はそれほど時間をかけずに，さまざまな職種が基礎さえ身につければ簡便に行うことができる．また，早期に栄養障害のリスクを察知することにより，介入効果が期待できる．高齢者総合的機能評価に栄養評価を組み込む意義は大きい．

■ 重要ポイント

1. 後期高齢者，要介護高齢者では低栄養に陥りやすい．
2. 低栄養は高齢者の健康障害，身体機能障害に密接にかかわっている．
3. 定期的な栄養評価により，低栄養予防の介入が重要である．

文　献

1) Izawa S, Enoki H, Hirakawa Y, et al：Lack of body weight measurement is associated with mortality and hospitalization in community-dwelling frail elderly. Clin Nutr, 26：764-770, 2007.
2) Enoki H, Kuzuya M, Masuda Y, et al：Anthropometric measurements of mid-upper arm as a mortality predictor for community-dwelling Japanese elderly；the Nagoya Longitudinal Study of Frail Elderly (NLS-FE). Clin Nutr, 26：597-604, 2007.
3) Kuzuya M, Kanda S, Koike T, et al：Evaluation of Mini-Nutritional Assessment for Japanese frail elderly. Nutrition, 21：498-503, 2005.
4) 杉山みち子，清水瑠美子，若木陽子，ほか：高齢者の栄養状態の実態―nation-wide study―. 栄養―評価と治療，17：553-562, 2000.
5) Izawa S, Kuzuya M, Okada K, et al：The nutritional status of frail elderly with care needs according to the mini-nutritional assessment. Clin Nutr, 25：962-967, 2006.
6) Grabowski DC & Ellis JE：High body mass index does not predict mortality in older people；analysis of the Longitudinal Study of Aging. J Am Geriatr Soc, 49：968-979, 2001.
7) Stessman J, Jacobs JM, Ein-Mor E, et al：Normal Body Mass Index Rather than Obesity Predicts Greater Mortality in Elderly People；The Jerusalem Longitudinal Study. J Am Geriatr Soc, 2009 (in press).
8) Iwata M, Kuzuya M, Kitagawa Y, et al：Prognostic value of serum albumin combined with serum C-reactive protein levels in older hospitalized patients；continuing importance of serum albumin. Aging Clin Exp Res, 18：307-311, 2006.
9) Persson MD, Brismar KE, Katzarski KS, et al：Nutritional status using mini nutritional assessment and subjective global assessment predict mortality in geriatric patients. J Am Geriatr Soc, 50：1996-2002, 2002.
10) Izawa S, Enoki H, Hirakawa Y, et al：The longitudinal change in anthropometric measurements and the association with physical function decline in Japanese community-dwelling frail elderly. Br J Nutr, 14：1-6, 2009.

第3章 高齢者によくある症状と生活機能の関係

VII 転倒

(神﨑 恒一)

1 なぜ転倒リスクを評価するのか?

　高齢者は屋内外，様々な場所で転倒する危険があり，一般地域住民の転倒率は20〜40%と報告されている。転倒に伴って大腿骨頸部などを骨折すると，それがもとで寝たきりになるケースも多い(図1)。転倒による骨折発生頻度や転倒・骨折によって要介護に至る頻度は，高齢になるほど増加する。一方，転倒によって骨折や重度な外傷を免れても，再び転倒するのではないかとの不安から，意欲低下や閉じこもり状態となり，やがてADLが低下し，要介護，寝たきり状態に陥るケースも多い(図1)。

　したがって，転倒しやすい人をスクリーニングし，転倒を未然に防ぐことによって将来要介護状態や寝たきりになるのを防ぐことが高齢者では重要であり，この考え方に基づいて行われている高齢者施策が介護予防である。

2 転倒の要因

　転倒には様々な要因がかかわるが，大きく外的要因と内的要因に分けることができる(図2)。外的要因とは屋内の段差や障害物，手すりの有無，履物など環境要因を指し，内的要因とは①視力，聴力障害，姿勢変化，筋力低下など加齢に伴ういわゆる身体の虚弱化と，②循環器要因（起立性低血圧など），神経系要因（パーキンソン病，認知症など），筋・骨格系要因（骨粗鬆症，変形性関節症など）などの身体疾患，③薬物によるものなどがある。このように，転倒の要因は多岐にわたり，

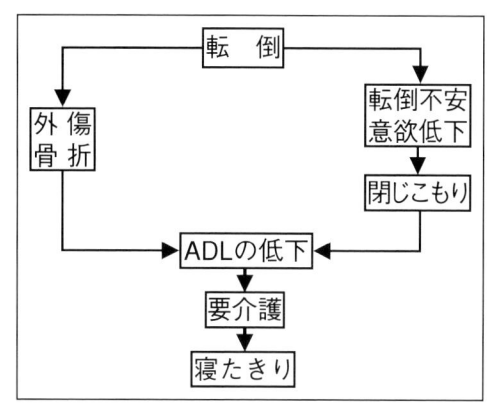

図1　転倒のもたらす影響
（鈴木隆雄：転倒の疫学．老年医学Update 2004-05．pp 95-105，メジカルビュー社，2004より許諾を得て一部改変）

しかもそれらが複合してかかわるため，一つ一つの要因を区別して評価することは難しい。

3 転倒リスクの評価方法

　一般に，転倒専門外来では，問診，診察に加えて，握力や下肢の筋力検査，片足立ち持続時間，継ぎ足歩行，Up and Goテスト，重心動揺検査などを行い，筋力，バランス能力，歩行能力，その他を総合的に評価する(表1)。握力は，もちろん下肢の筋力を測定しているわけではないが，全身の筋力を反映していると考えられ，低下しているほど転倒の発生率が高い(図3)。後述するように，男性30 kg，女性20 kgが目安となる。Up and Goテストは椅座状態から立ちあがり，3 m先の目標物を廻って再度着座するまでの時間を測定する(図4)，総合的な歩行機能をみるうえで有用な検査である。ただし，cut-off値が明確でな

```
                        内的要因                            外的要因
        ┌─────────────────┬──────────────┬──────────────┐
身体疾患              加齢変化           薬物            ・段差
  循環器系              ・筋力低下         ・睡眠薬         ・障害物
    ・起立性低血圧        ・姿勢の変化       ・抗不安薬        ・履物
    ・不整脈             ・運動速度の低下   ・抗ヒスタミン薬   ・滑りやすい場所
    ・心不全             ・姿勢反射の低下   ・抗精神病薬      ・部屋の暗さ
    ・脳血管障害の既往    ・平衡覚（バランス）の低下・抗てんかん薬 ・階段
    ・その他の脳循環障害  ・深部感覚の低下   ・降圧薬         ・手すりの有無
  神経系                ・認知能の低下     ・抗不整脈薬      ・坂
    ・パーキンソン症候群  ・視力・視野の障害 ・排尿障害治療薬
    ・認知症             ・聴力障害        ・抗パーキンソン薬
    ・末梢神経障害
    ・失調性疾患
    ・眩暈症
  筋・骨格系
    ・骨粗鬆症
    ・変形性脊椎症
    ・変形性関節症（膝・股関節）
    ・骨折の既往
    ・ミオパチー
  視覚障害
    ・白内障
    ・緑内障
```

図2 転倒の要因
（鈴木隆雄：転倒の疫学．老年医学 Update 2004-05. pp 95-105, メジカルビュー社, 2004 より許諾を得て一部改変）

表1 転倒外来検査

- 問診（転倒歴，ADL，環境要因，基礎疾患，服用薬剤）
- 理学所見（神経学的検査を含む）
- 身長，体重
- 下腿最大周囲径その他の身体計測
- 血圧
- 握力
- 下肢筋力
- 片足立ち時間（開眼，閉眼）
- 継ぎ足歩行
- 手伸ばし試験
- Up and Go テスト
- 重心動揺検査
- 脊椎X線
- 起立性血圧変動
- 視力
- 聴力・内耳機能
- 体脂肪率
- 骨量測定
- 頭部MRI

く，例えば対象が地域在住高齢者か施設利用者かで大きく異なる．目安としては，12秒～13秒以上かかる場合には歩行機能が低下している可能性がある．Functional reach は両手を水平に伸ばして自然に手先が到達した場所を0cm として，そこから可能な限り前傾姿勢をとり，最大到達点までの距離を測定する（図5）．柔軟性をみる検査であり，35cm を目安としている．継ぎ足歩行検査はバランス能を見る検査であり，目安として直線上を4歩未満しか歩けない場合，バランス能が低下し転倒のリスクがあると判断している．以上の基準値は検証が十分でないためあくまで参考とされたい．

4 介護予防における転倒ハイリスク者の選定

介護予防では，要支援や要介護に陥りやす

い人を"特定高齢者"として選び出し，そのような対象者に介護予防プログラムを提供する．その中には運動器の機能向上，栄養改善，口腔機能の向上，閉じこもり予防・支援，認知症予防・支援，うつ予防・支援が含まれている．図6に運動器機能低下者の選定基準を示す．25項目の基本チェックリストのうち，歩行・転倒に関する5項目でチェックし，さらに補助基準として握力，開眼片足立ち時間，10 m（または5 m）歩行速度で評価するようになっている．こちらも参考にされたい．

5 転倒スコア

転倒専門外来で行う検査は専用の計測機器が必要であったり，時間を要するため，多数の地域在住高齢者をスクリーニングするには不向きである．そこで，開発されたのが"転倒スコア"である．転倒スコアは自己記入式の調査票であり，身体機能に関する8項目，認知，感覚器，骨運動器に関する7項目，薬の服用1項目，環境要因に関する5項目の計21項目と，過去1年間での転倒歴を問う全22項目から成っている（表2）．すべて"は

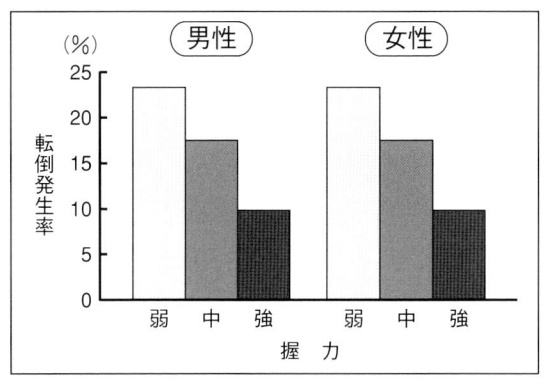

図3 握力別転倒発生率
（Osteoporosis Japan 6：18-22, 1998, Brit Med J 1：261-264, 1977, Age Aging 23：323-327, 1994, 疲労と休養の科学 8：19-26, 1993をもとに作成）

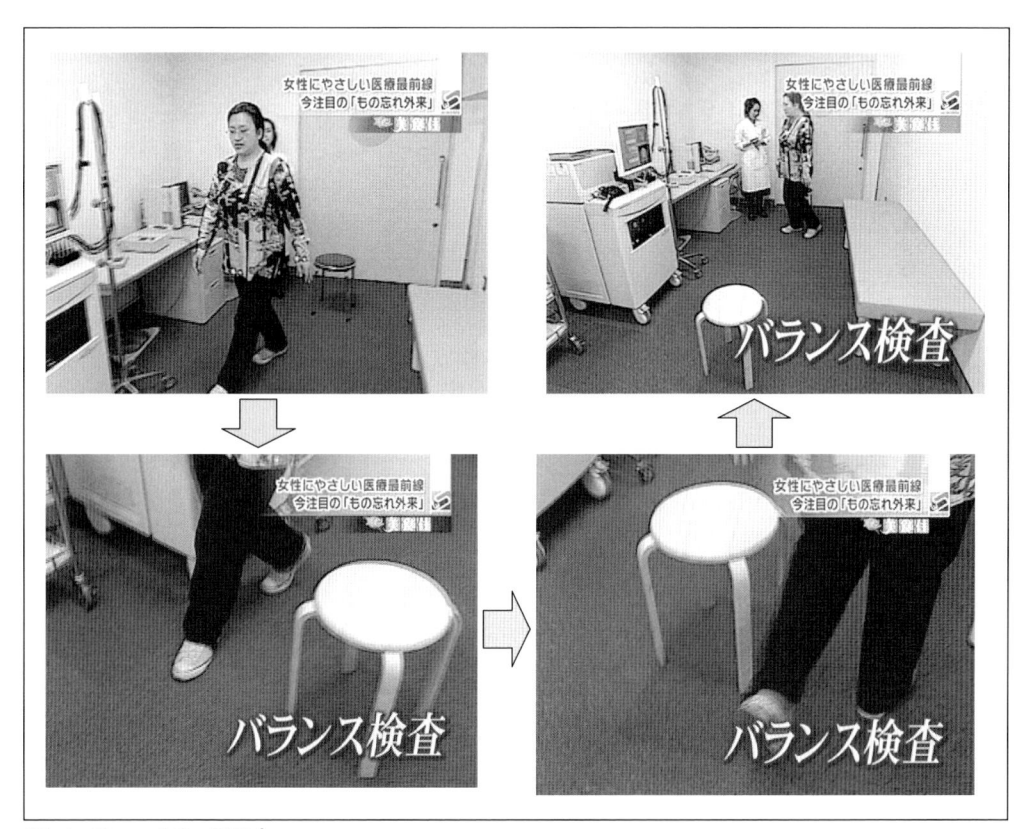

図4 Up and Go テスト

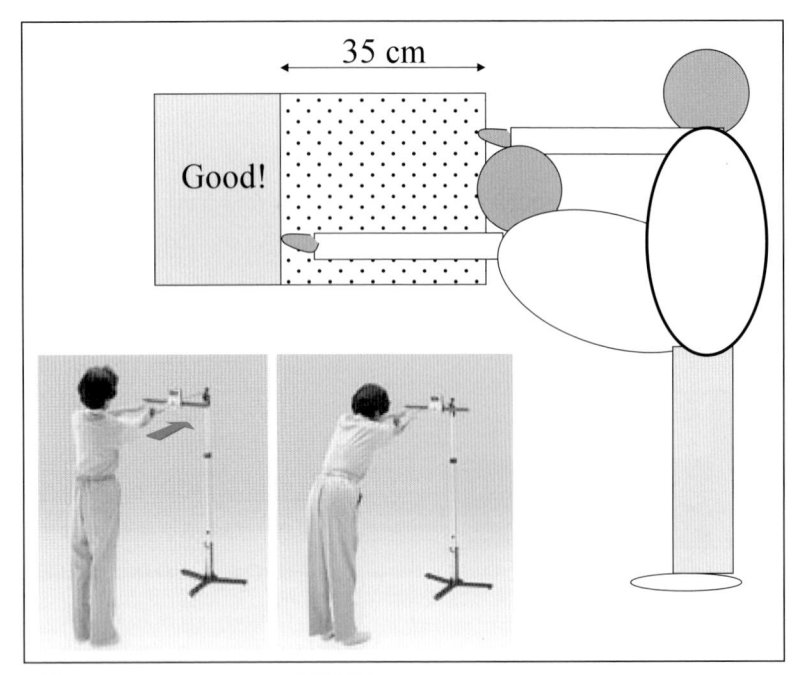

図 5 Functional Reach（柔軟性）

以下の 5 項目すべてに該当する場合
1．階段や手すりを壁をつたわらずにのぼっていますか？
2．いすに座った状態から何もつかまらずに立ち上がっていますか？
3．15 分くらい続けてあるいていますか？
4．この 1 年間に転んだことがありますか？
5．転倒に対する不安が大きいですか？

補助基準	基準値 男性	基準値 女性	配点
握力	<29	<19	2
開眼片足立ち時間（秒）	20	<10	2
10 m 歩行速度（秒）	>8.8	>10.0	3
（5 m の場合）	(>4.4	>5.0)	

配点合計 0～4 点…運動機能の著しい低下を認めない
5～7 点…運動機能の著しい低下を認める

図 6 特定高齢者の選定基準

い"，"いいえ"で答える二者択一形式であり，転倒しやすい側の回答数が多い人ほど，転倒リスクが高い。

地域在住高齢者を対象とした横断調査（重回帰分析）の結果，「つまずくことがある」，「信号が青の間に横断歩道を渡れない」，「杖の使用」，「タオルをかたく絞れない」，「めまい・ふらつきがある」，「膝が痛む」，「屋内の障害物」の 7 項目が，過去の転倒歴と関連することが示されている（図 7）。さらに本スコアを用いて大河内らは，地域高齢者を半年間フォローし，転倒スコアと"将来の転倒"との関係について調べた結果，「過去の転倒歴」，「歩行速度が遅くなった」，「杖の使用」，「背中

表 2 転倒スコア

過去一年に転んだことがありますか？	（はい　いいえ）	
「はい」の場合，転倒回数（　　回/年）		
1．つまずくことがありますか	（はい　いいえ）	身体機能
2．手すりを使わないと階段昇降ができませんか	（はい　いいえ）	
3．歩く速度が遅くなってきましたか	（はい　いいえ）	
4．横断歩道を青のうちに渡りきれますか	（はい　いいえ）	
5．1km くらい続けて歩けますか	（はい　いいえ）	
6．片足で5秒くらい立つことができますか	（はい　いいえ）	
7．杖をつかってますか	（はい　いいえ）	
8．タオルはかたく絞れますか	（はい　いいえ）	
9．めまい・ふらつきがありますか	（はい　いいえ）	認知 感覚器 骨運動器
10．背中が丸くなってきましたか	（はい　いいえ）	
11．膝が痛みますか	（はい　いいえ）	
12．目が見えにくいですか	（はい　いいえ）	
13．耳が聞こえにくいですか	（はい　いいえ）	
14．もの忘れが気になりますか	（はい　いいえ）	
15．転ばないかと不安になりますか	（はい　いいえ）	
16．毎日，お薬を5種類以上飲んでいますか	（はい　いいえ）	環境要因
17．家の中が暗く感じますか	（はい　いいえ）	
18．家の中によけて通るものがありますか	（はい　いいえ）	
19．家の中に段差がありますか	（はい　いいえ）	
20．階段を使わなくてはなりませんか	（はい　いいえ）	
21．生活上，急な坂道を歩きますか	（はい　いいえ）	

（鳥羽研二，大河内二郎，高橋　泰，ほか：転倒リスク予測のための「転倒スコア」の開発と妥当性の検証．日本老年医学会雑誌 42：346-352，2005 より許諾を得て転載）

が丸くなった」,「5種類以上の服薬」という5項目が，アンケート実施後の転倒発生と関連することを示した（図8）[3]。これら5項目の危険率にしたがって重み付けして転倒リスクを点数化し，ROC曲線を求めた結果，カットオフ値が6点と定められた。この簡易転倒スコアを使用することで，感度68％，特異度70％で将来の転倒を予測できることが示されている。

杏林大学病院もの忘れセンター通院患者を対象とした検討によって，転倒スコアは片足立ち時間，Up and Go テスト，functional reach，握力，継ぎ足歩行の各検査と有意な相関を示し，しかも将来の転倒を予測する上で，これらの検査を代用しうることが示されている[4]。

このように，転倒スコアは転倒リスクを評価するためのスクリーニングツールとして大変有用である。

6 薬剤と転倒

もう1点強調しておかなければならないのは，薬物の使用による転倒の誘発である。一般に高齢者は複数の疾患に罹患し，しかもそのほとんどは慢性疾患であるため，どうしても服用する薬剤が増加する。転倒スコアにあるように，5種類以上の薬剤の服用は転倒率の増加につながる。中でも，表3に掲げる薬剤は転倒を起こしやすいので注意が必要である。これらの薬剤の特性としての鎮静作用，眠気，注意力低下，筋弛緩作用，起立性低血圧，錐体外路症状が転倒と関係している。眠気，ふらつき，注意力の低下など意識や平衡覚を低下させる薬剤として，ベンゾジアゼピ

ン系および非ベンゾジアゼピン系の鎮静睡眠薬が代表的である．加えて，これらの薬剤は筋弛緩作用をもつものが多く，下肢の脱力によって転倒を誘発する危険がある．また，鎮静睡眠薬，抗うつ薬，抗パーキンソン薬，β遮断薬，H2ブロッカーはせん妄を起こすことによって転倒を誘発する危険もある．起立性低血圧は自律神経による血圧調節がうまくいかないために起こり，高齢者に多く見られる．降圧薬は一般に低血圧を起こす危険があるが，特にα遮断薬と利尿薬（脱水をおこしやすいため）の使用には注意が必要である．

　高齢者は不眠の訴えが多く，睡眠薬の使用頻度が高いが，夜間トイレに行く際に覚醒不良のため転倒する危険がある．したがって，そのような認識を本人と家族がもつよう注意

Q1. つまずくことがありますか
Q5. 横断歩行を青のうちに渡りきれますか
Q8. 杖を使っていますか
Q9. タオルはかたく絞れますか
Q10. めまい・ふらつきがありますか
Q12. 膝が痛みますか
Q19. 家の中によけて通るものがありますか

転倒スコア得点別の転倒頻度

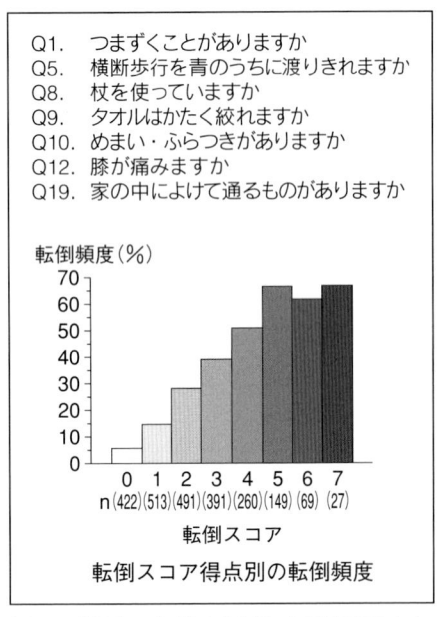

図7　"過去1年間の転倒"を従属変数とした重回帰分析　地域高齢者2,439名

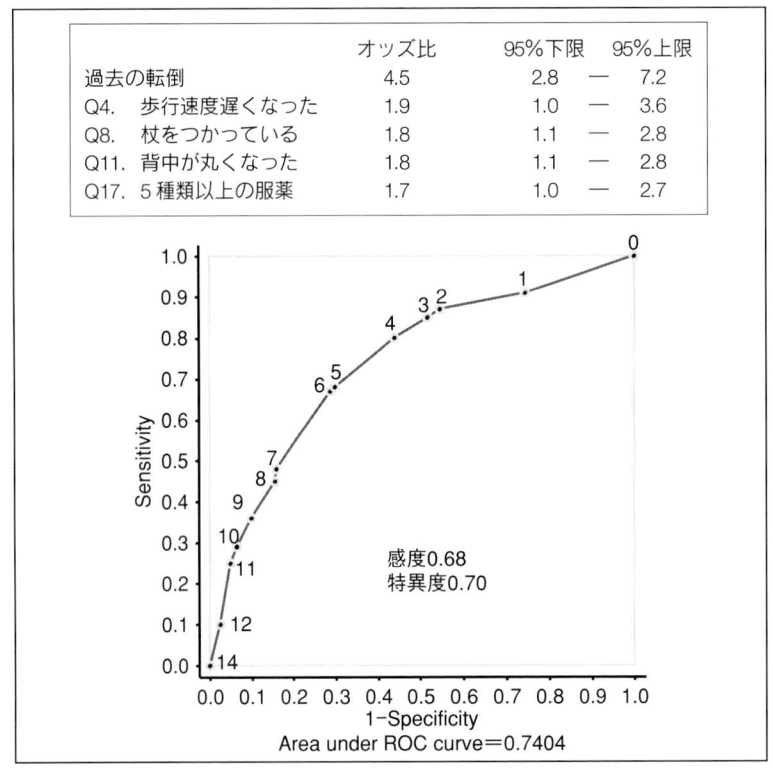

	オッズ比	95%下限	95%上限
過去の転倒	4.5	2.8 — 7.2
Q4. 歩行速度遅くなった	1.9	1.0 — 3.6
Q8. 杖をつかっている	1.8	1.1 — 2.8
Q11. 背中が丸くなった	1.8	1.1 — 2.8
Q17. 5種類以上の服薬	1.7	1.0 — 2.7

感度0.68
特異度0.70
Area under ROC curve＝0.7404

図8　将来の転倒の予測因子（多変量解析）　地域高齢者689名
(Okochi J, et al.：Geriatr Gerontol Int 6：223-227, 2006 より引用)

表 3 転倒を起こしやすい薬物

系統	代表的薬剤（商品名）
[鎮静催眠薬]	
ベンゾジアゼピン系	トリアゾラム（ハルシオン），ブロチゾラム（レンドルミン），エスタゾラム（ユーロジン），ニトラゼパム（ベンザリン），ジアゼパム（セルシン），ロラゼパム（ワイパックス），エチゾラム（デパス）
非ベンゾジアゼピン系	ペントバルビタール（ラボナ），バルビタール（バルビタール），合剤（ベゲタミン）
[抗うつ薬]	
三環系	アミトリプチン（トリプタノール），イミプラミン（トフラニール），クロミプラミン（アナフラニール）
その他	マプロチリン（ルジオミール）
[抗精神病薬]	
フェノチアジン系	クロルプロマジン（コントミン，ウィンタミン）
ブチロフェノン系	ハロペリドール（セレネース，リントン）
ベンズアミド系	スルピリド（ドグマチール，アビリット）
[利尿薬，その他の降圧薬]	フロセミド（ラシックス），ドキサゾシン（カルデナリン）
[抗ヒスタミン剤]	ジフェンヒドラミン（レスタミン），d-クロルフェニラミン（ポララミン）
[抗てんかん薬]	クロバザム（マイスタン），フェノバルビタール（フェノバール）

を促すこと，服用前にトイレをすませておくこと，トイレへの動線を明るくすること，つっかけ式のスリッパを使わないことなど生活指導を行うことが大事である．なお，睡眠薬服用のタイミングは薬剤の性質によって異なるので，至適服用時間を探す必要がある．

まとめ

転倒を完全に防ぐことは困難であるが，注意を喚起することによって，ある程度は未然に防ぐことが可能である．そのためには，転倒スコアは有用であり，さらに転倒スコアによって，個人個人のリスク（どの項目が自分に当てはまったか）をもとに転倒予防対策をたてることは比較的容易に行うことができる．このような啓発活動や個人のリスクに応じた対処方法の導入がはたして転倒予防に資するか，今後の検討が必要である．

■ 重要ポイント

1. 転倒は骨折や転倒不安による閉じこもりのため ADL の低下を促し，要介護状態に陥らせる．したがって，転倒リスクの高い高齢者を早期発見し，転倒予防介入を行うべきである．

2. 転倒のリスクは多岐にわたり，しかも複合して関わるため，転倒リスクの評価は難しい．そのためのスクリーニングツールとして転倒スコアは有用である．

3. 転倒予防対策として，医師は転倒誘発薬剤の使用の有無を確認し，中止するよう努めるべきである．

文　献

1) 鈴木隆雄：転倒の疫学．老年医学 Update 2004-05（日本老年医学会雑誌編集委員会，編）．pp 95-105，メジカルビュー社，2004．
2) 鳥羽研二，大河内二郎，高橋 泰，ほか：転倒リスク予測のための「転倒スコア」の開発と妥当性の検証．日本老年医学会雑誌，42：346-352, 2005.
3) Okochi J, Toba K, Takahashi T, et al.: Simple screening test for risk of falls in the elderly. Geriatr Gerontol Int, 6：223-227, 2006.
4) Kikuchi R, Kozaki K, Iwata A, et al.: Evaluation of risk of falls in patients at memory impairment outpatient clinic. Geriatr Gerontol Int, 9：298-303, 2009.

第3章 高齢者によくある症状と生活機能の関係

Ⅷ 高齢者の尿失禁
─排尿障害とQOL─

(鳥羽 研二)

　高齢者の排尿障害の問題点は，排尿障害の社会的認知，排尿障害がおきる年代での頻度の高い疾患との関連，排尿障害によって二次的におきる病態，排尿障害を治療したときにおきうる有害な病態，排尿障害のケアに関わる理想と現実のギャップなどにまとめられる．

1 尿失禁の頻度と機能障害の特徴

1）頻度

　高齢者在宅住民では5～15％，施設入所者では30～80％に尿失禁がみられ，80歳以上では在宅住民でも5人に一人はオムツをしている．

　65歳以上の入院患者を全国調査した成績では，一般病院より，老人病院のほうがはるかに尿失禁頻度が高いが，これは，一般病院の入院年齢の最頻値が70歳代なのに対し，老人病院では80歳代になることが一因であるが，尿失禁のタイプが一般病院と老人病院で大きく異なることが主要な原因と思われる．

　一般病院では，下部尿路に器質的な障害を有する，切迫性尿失禁，腹圧性尿失禁，溢流性尿失禁が3大原因であり，下部尿路に器質的な障害を有しない，機能性尿失禁は全患者中3.9％にしか認められないが，老人病院では38.5％に認められ，この差異は一般病院と老人病院の尿失禁頻度の差異を十分説明しうる．

2）機能障害の特徴

　ⅰ）日常生活機能動作（ADL）

　高齢者は排尿機能以外の機能障害を同時に合わせ持っていることが特徴といえる．

　65歳以上の入院患者1556名中，立ち上がりが独力で普通にできるのは23.5％，歩行が正常なのは6.2％，衣服の着脱が独力で普通にできるのは8.2％に過ぎない．排尿機能以外の日常生活機能障害の程度が重いほど，機能性尿失禁の頻度は上昇し，尿失禁の評価と同時にADL評価が重要であることを示唆する．

　ADL評価では，基本的ADLが評価の中心になるが，外来通院可能な症例では，総合的なADL検査（ADL20；江藤）やLawtonの手段的ADLも参考になる．

　ⅱ）認知能

　尿失禁症例では，認知症患者の頻度が高いことが特徴である．

　65歳以上の入院患者1556名中，認知症を合併した尿失禁は49.4％，認知症患者867名中769名，89％が尿失禁であり，両者の相関は強い．

　高齢者の尿失禁症例で，認知機能検査の有用性はきわめて低い．この理由は尿失禁が10％以下の独歩症例75例では80％に長谷川式簡易知能スケールを実施しえたが，老人医療センター総合的機能評価病棟ではMMSEの実施率は70％に低下し，老人病院では半数以下にとどまるからである．柄澤式，坂部式などの有用性が考えられるが，尿失禁とからめた報告がなく，今後の検討課題である．痴呆行動障害尺度（Dementia Behabiour Disturbance Scale）は尿失禁に関連する項目が多く，行動療法などの失禁対策上，単にトイレ誘導するだけでなく，各異常行動ごとに分析

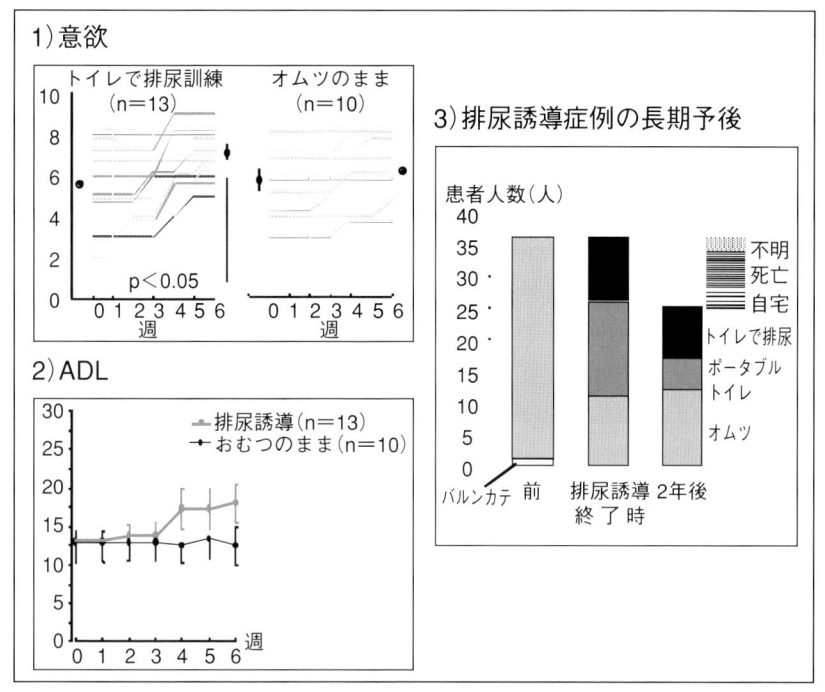

図 1 排尿誘導による，意欲，ADL の改善
トイレで排泄することは意欲を高め ADL を向上させる
(Toba K, et al. GGI 2 : 23-29, 2002 より引用)

し，ケアの対策をとる必要がある。

　ⅲ）ムード，うつ

　腹圧性尿失禁症例では，うつ傾向になることが知られている。

　高齢者の尿失禁症例で，抗うつ薬と尿失禁薬の併用が多いことが報告されているが[3]，高齢尿失禁症例のうつの頻度や病態は確立していない。この原因は，ムード，うつの機能評価方法に問題があると考えられる。

　老人病院で独歩可能な症例で質問紙法に記入できた症例は 30％以下であり，インタビューで回答できた症例を含めても 70％であった。認知症症例は全例不可能であった。これを全国調査の尿失禁症例の認知症の出現頻度で類推すると，尿失禁症例全体の 30％しか機能評価できないことになる。

　ⅳ）リハビリや行動療法に対する意欲

　前述のように，ムード，うつの指標は無力である。意欲の測定方法は定まったものがな

かった。筆者は，意欲の指標「Vitality Index」を考案し，指標の確立に必要な基礎的検討を終えている。リハビリや行動療法における鋭敏な指標として有望であり，尿失禁症例の行動療法前後での意欲が改善する（**図 1**）[4]。

2 排尿障害の社会的認知

　高齢者の外来において，頻尿や尿失禁を医師に訴える頻度はきわめて低い。

　東大老年病科において，頻尿治療をしていた対象は十数名であったが，アンケート調査で，夜間頻尿（3 回以上）が 80 歳以上では半数近くにのぼった（**図 2**）。尿失禁も 5％に達したが，主治医が把握していた数はごく限られていた。

　杏林大学病院のもの忘れ外来では，初診時に頻尿・尿失禁を必ず調べている。認知症に合併する症状のなかで，排尿障害は上位にあることを銘記しなくてはならない。頻繁に尿

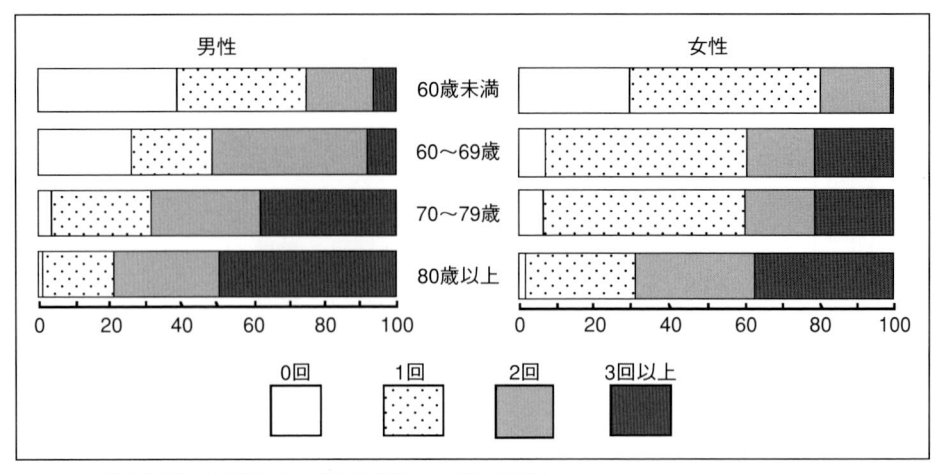

図 2 夜間尿回数の加齢変化（外来患者635例の調査）

失禁が起きるようになると，本人・家族の心労は急速に増す。

むせ，誤嚥が以前は老化のためと片づけられていたが，摂食嚥下リハビリテーション学会の活動や，老年医学の薬物療法の発見などによって，杏林大学病院内にも，摂食嚥下チームが多職種で発足し活発に活動している。それに引き換え，排尿障害は以前として泌尿器科の特殊外来に甘んじ，「排尿障害リハビリテーション学会」や，「排尿障害チーム」などは一般的ではない。もちろん老人泌尿器科学会や各種の排尿障害研究会，コンチネンス協会の運動は大変社会的認知・啓発に貢献してきた。しかしまだ一般の「下のことは恥ずかしい」という壁を破れないでいる。さらに一般医家の理解がきわめて低いままの現状があり，特に臓器別専門医は，まったく関心がない。生活習慣病のQOLなどが話題になっているが，アウトカムの血管病変だけでなく，その後の生活機能を大幅に規定する排尿障害の理解がほとんどない状態では，真にQOLを論ずる資格があるかどうかも疑わしい。一方泌尿器科医は，次項にのべる排尿障害を起こす年代での併存病態への関心が低い問題がある。

3 排尿障害がおきる年代での頻度の高い疾患

図2に示すように，排尿障害は70歳以降，後期高齢者で特に頻度が高くなる。この年代においては，虚弱（Frail）が外来レベルで問題となり30％弱が年間1回転倒する，同時に2％以上に認知機能の低下や8％に認知症を認め，脳の虚血病変や動脈硬化も進展している。基礎疾患として，高血圧や糖尿病の罹患率が20％を超える。生理的変化においては，尿の濃縮能の低下，渇中枢の低下による脱水症の増加が見られる。このように，膀胱症状を起こすのは泌尿器科的な，男性の前立腺肥大，女性の骨盤底筋群の弱体などとともに，全身の基礎疾患（糖尿病など），中枢神経疾患（脳梗塞）に配慮するとともに，合併疾患による薬剤の修飾（降圧利尿剤，Ca拮抗剤，パーキンソン薬）などの影響を考える必要がある。

尿路感染症では，尿失禁の比率が1.5倍になる。高齢者では，30％が無症候性の尿細菌陽性であり，尿路感染症の頻度も加齢とともに増加する。尿失禁が増悪した症例では尿所見にも注意を払い，抗菌剤の適応を判断することが重要である。

また，加齢に伴い，尿の濃縮力障害がおきる。ADH の点滴を用いた我々の成績では，最大浸透圧は 20〜30％程度低下する。さらに，糖尿病，慢性の腎盂腎炎，低 K 血症，心不全，Ca 拮抗剤，利尿剤など夜間の尿量を増加させる要因が増える。利尿剤と尿失禁の関連では，過敏性膀胱を有する高齢者では，利尿剤を投与すると尿失禁の頻度が 25％から 85.7％と 3 倍以上に増加することが報告されている[2]。

長期介護においては，特に非泌尿器科的な問題が主体であり，尿失禁の対処にあたって，すぐに泌尿器科医師に相談する前にできることは沢山ある（**表1**）。

特に高齢者においては，非泌尿器科的病態の複合が 1/3 以上に認められることで，これらは，チームアプローチを必要とする。

泌尿器科医師は，同時に合併する病態に対して，糖尿病代謝科，循環器科，神経内科などの臓器別専門家に丸投げ併診依頼し，自身は過活動性膀胱の薬物療法のみに熱心であるという場合も少なくない。

QOL も前立腺 QOL や排尿障害 QOL が主体で，生活全般への配慮が少ない。

4 排尿障害によって二次的に起きる病態

夜間 2〜3 回までの排尿は，我々の調査で，不眠，うつ，意欲，認知機能などの低下と関連は見られず，気にならない夜間頻尿をことさら治療する必要はないと思われる。夜間頻尿を成人と同じく 2 回以上としているのは大きな問題である。少なくとも 3 回，あるは 4 回以上とすべきと考える。

夜間頻尿は，転倒頻度を増す。我々の大規模な検討では，夜間頻尿患者の転倒率は，1.7 倍で有意であった。また，尿失禁患者では，転倒率が 2 倍になることが報告された[5]。

尿失禁はまた，褥瘡の悪化要因でもある。

表 1 長期介護における尿失禁の原因

Urological causes
  Over active bladder (OAB) (30%)   切迫性
  Sphincter weakness (6%)   腹圧性
  Overflow incontinence (5%)   溢流性

Nonurological causes of incontinence
  Behavioral problems (53%)   認知症
  Immobility (45%)   ADL 低下
  Medication problems (24%)   薬剤性
  Diabetes (18%)   糖尿病

3人に1人は上記の問題の3つ以上を同時に保有

(Pannill FC 3rd, et al. J Am Geriatr Soc 36：902-910, 1988 より引用)

5 排尿障害を治療したときに起きうる有害な病態

前述のように，高齢者では，尿量が夜間尿量＞昼間尿量となり，夜間尿回数は増加する。

頻尿をさけるため，夕刻から水分制限をする患者も少なくない。通常の高齢者に水分摂取を奨励しても心血管疾患や脳血管障害の予防とはならないというレビューが岡村らによってなされたが，脱水症をきたしやすい後期高齢者にはあてはまらない。脱水は，カテコラミン，アンギオテンシン II，バゾプレッシンを上昇させ，血管障害や，血小板凝集能を高め，脳梗塞の危険因子であることは確立している。高齢者の水分摂取量を正確に把握し（1 日尿量 1000 ml 以上），十分とれている対象にことさら水分摂取を勧める必要はないが，多くの虚弱高齢者は水分摂取が十分ではない。

過活動性膀胱の治療に用いられる抗コリン剤は，膀胱選択性が高いが，中枢移行もある。オキシブチニンには，アルツハイマーを悪化させる報告もある。アルツハイマー症例で，塩酸ドネペジル自体は膀胱機能に大きな影響はない[6]が，塩酸ドネペジル使用症例に，OAB の抗コリン剤を併用するとどうなるかについては大規模な研究はない。

6 排尿障害のケアに関わる理想と現実のギャップ

　虚弱者の夜間頻尿，切迫性尿意に対して，家庭では放置できず，介護者が不眠を訴えることが多い。施設では，夜間にも排尿誘導を行っている先進的施設もあるが，多くは就寝後はおむつとなっている。2000年に調査された介護3施設の調査では，十年前に比べ排尿誘導は2％から95％と飛躍的に向上した。筆者らごく一部が排尿誘導の啓発を行っていた時期とは隔世の感がある[7]。

　しかし，同時に調査したオムツ替えの頻度では，一日6回がもっとも多かったが，まだ1，2回の施設も少なくない[8]。

　今後，在宅で排尿障害をもつ要介護者が増えると予想される。身体介護サービスをどれだけ増やしても夜間のオムツ交換までは手が回らないだろう。

　高齢者の排尿障害に関しては，課題が多い。

■ 重要ポイント

1. 排尿障害ではその原因を特定して対策を立てる。
2. 機能性尿失禁に排尿誘導が有効である。

文　献

1) Pannill FC 3rd, Williams TF & Davis R：Evaluation and treatment of urinary incontinence in long term care. J Am Geriatr Soc, 36：902-910, 1988.
2) Diokno AC, Brown MB & Herzog AR：Relationship between use of diuretics and continence status in the elderly. Urology, 38：39-42, 1991.
3) Seymour RM & Routledge PA：Important drug-drug interaction in the elderly. Drug and Aging, 12：485-494, 1998.
4) Toba K, Nakai R, Akishita M, et al.：Vitality Index as a useful tool to assess elderly with dementia. Geriatrics and Gerontolgy International, 2：23-29, 2002.
5) Kron M, Loy S, Sturm E, et al.：Risk Indicators for Falls in Institutionalized Frail Elderly. Am J Epidemiol, 158：645-653, 2003.
6) Sakakibara R, Uchiyama T, Yoshiyama M, et al.：Preliminary communication；urodynamic assessment of donepezil hydrochloride in patients with Alzheimer's disease. Neurourol Urodyn, 24（3）：273-275, 2005.
7) 鳥羽研二，須藤紀子，長野宏一朗，ほか：薄膜型排尿センサを用いた，高齢者機能性尿失禁患者の排尿にともなうQOL改善の試み．日本老年医学会雑誌，33：681-685，1996.
8) 鳥羽研二：介護サービスの質の評価．高齢者総合的機能評価ガイドライン（鳥羽研二，編）．pp172，メディカルビュー社，2003.

第3章 高齢者によくある症状と生活機能の関係

IX 閉じこもり

(河野あゆみ)

1 「閉じこもり」の定義および生活機能

「閉じこもり」とは元来,「閉じこもり症候群」という考え方から発生してきた概念である。「閉じこもり症候群」とは,在宅高齢者の寝たきりや認知症などになる真の原因[1]であるという問題指摘であり,高齢者が疾患や何らかの身体障害をもったときに,活動意欲が低下する,介護力が低い,住宅環境が不十分であるなどの多様な心理社会的要因が加わり,高齢者の行動範囲が家の中にとどまり,その結果,心身の活動性や生活機能が著しく低下する廃用症候群を意味する。

その後,高齢者の「閉じこもり」について,その実態や弊害の検証を行うために調査研究が多く行われるようになった。これらの調査研究では「閉じこもり」を「家から出られる状態であるにもかかわらず,家から出ない状態であり,社会的な関係性が失われている状態」[2]としたり,「移動能力が高いにもかかわらず行動範囲が屋内に限られ,かつ生活行動の活動性が低い生活状況」[3,4]とする定義がみられているが,それぞれの定義はややニュアンスが異なる。

調査時に使用されている「閉じこもり」の操作的定義を検討した報告がある[5]。ここでは,1998年から2003年頃までは生活行動範囲を「閉じこもり」の定義として用いたものが頻繁に発表されていたが,近年では,交流状況を用いない外出頻度を「閉じこもり」の定義に使用している研究が多くみられている。すなわち,外出頻度を「閉じこもり」を評価する一つの指標として考えることが一般的になってきており,外出頻度が週1回程度以下の高齢者を「閉じこもり」と定義されている[6]。なお,その定義の際には,外出とは買い物,散歩,通院,人との交流などを目的とした家から外にでる生活行動すべてを意味する。

現在,地域支援事業では生活機能の低下が予測される高齢者を把握するための生活機能評価として,基本チェックリストが活用されている。ここでは要介護認定を受けていない高齢者のうち,「閉じこもり」を把握するために,**表1**に示す質問項目[7]が挙げられている。

以上より,高齢者の「閉じこもり」とは,外出行動や生活行動,社会的関係性など人が地域で自立して生活するための機能で定義されるものであり,ある特定の疾病による症状を意味するものではない。「閉じこもり」とは老化を基盤とした,高齢者の生理的・身体的,心理的,社会的要因が複合的に関与しておこる生活機能が低下している状態であり,いわば老年症候群の1つとしてとらえることができる。

2 「閉じこもり」の出現率

「閉じこもり」を「外出できる移動能力をもっているのに,外出頻度が週1回程度以下の高齢者」と定義した場合の出現率について,年齢階級別および性別に表した調査結果を**図1**に示す。これは,地方の小都市のある地域(人口1588人,調査回収率97.2%),大都市近郊ニュータウン(人口1135人,調査回収率88.3%)の調査結果[8]に,大都市町工場密集地

表1 地域支援事業による基本チェックリストにおける「閉じこもり」の把握

質問項目	質問項目の趣旨
① 週に1回以上は外出していますか.	週によって外出頻度が異なる場合は,過去1ヵ月の状態を平均して下さい.
② 昨年と比べて外出の回数が減っていますか.	昨年の外出回数と比べて,今年の外出回数が減少傾向にある場合は「はい」となります.

(厚生労働省:地域支援事業の実施について."基本チェックリスト"より一部抜粋)

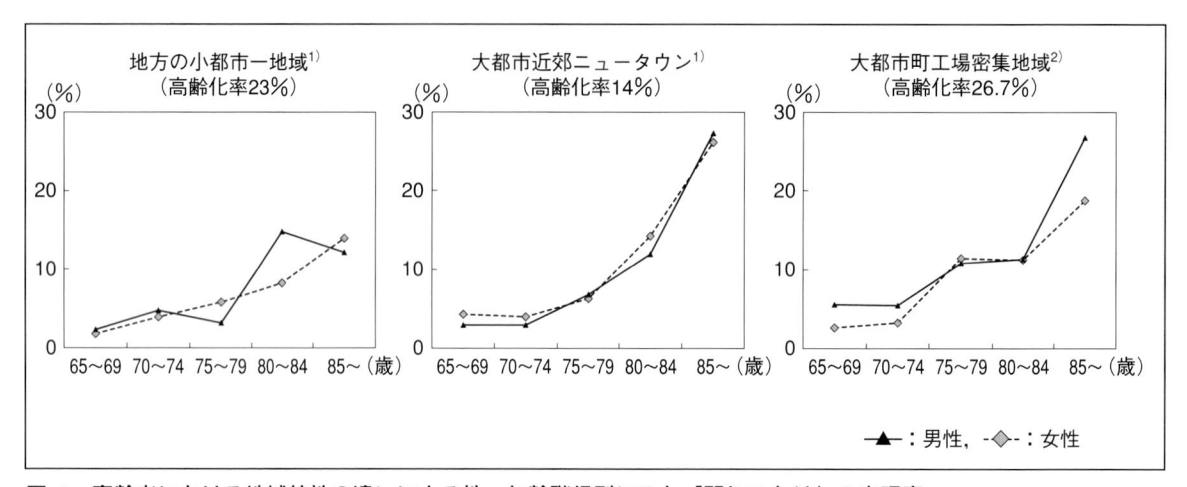

図1 高齢者における地域特性の違いによる性,年齢階級別にみた「閉じこもり」の出現率
(新開省二,藤田幸司,藤原佳典,ほか:地域高齢者におけるタイプ別閉じこもりの出現頻度とその特徴.日本公衆衛生雑誌,52(6):449,2005より一部引用し,著者らによるデータ(2006年調査)を加え,比較)

域(人口16968人,調査回収率75.6%)の筆者らの調査データを追加したものである.

各地域の全高齢者における「閉じこもり」の出現率は,地方の小都市では5.4%,大都市近郊ニュータウンでは6.8%,大都市町工場密集地域では6.7%であり,地域高齢者における「閉じこもり」の発生率は,約5〜6%程度と考えられる.また,**図1**より,高齢になるほど「閉じこもり」が出現しやすく,特に大都市部や近郊ニュータウンなど人々の交流が希薄と考えられる地域では75歳以上になると急激に「閉じこもり」の出現率が高まることがわかる.また,高齢者の「閉じこもり」の出現状況は地域特性によって,異なることが推測される.

3 「閉じこもり」の特徴

「閉じこもり」の高齢者は,生活機能が低下している状態であるため,その後の身体的・心理的機能の予後は悪く,要介護状態になりやすいと考えられる.

今までの我が国における追跡調査データにおける「閉じこもり」の高齢者の変化をみると,1年程度の短期間では「閉じこもり」の高齢者の自己効力感[9]や意欲[10]などが低下しやすいことが示されている.さらに長期的な「閉じこもり」の高齢者の変化を追跡したときには,**図2**のように,「閉じこもり」や「閉じこもり」がちな高齢者は日常生活動作が低下しやすいことが示されている[11].このこと

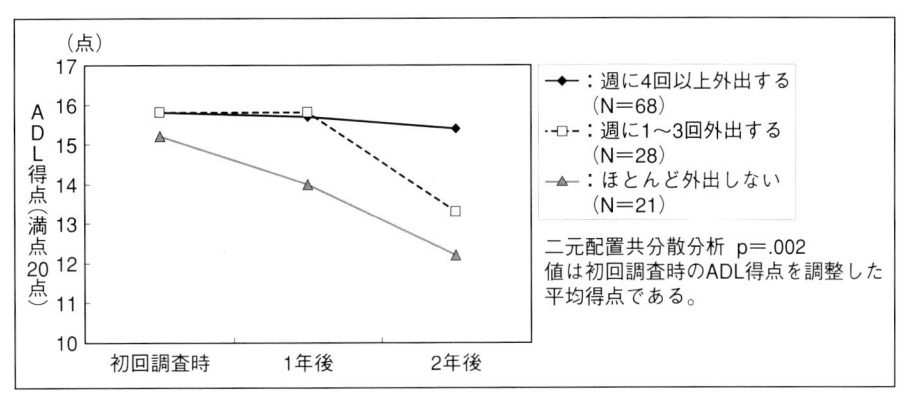

図2 地域高齢者における外出頻度による2年間のADLの変化
(Kono A, et al.：Archives of Gerontology & Geriatrics 45：233-242, 2007 より引用）

は，他の疫学調査[12~14]においても同様の結果が明らかになっている。

さらには，高齢者が「閉じこもり」になる要因として，住んでいる地域への愛着が少ない[15]，外出に誘ってくれる人[15]や親しい友人がない[16]，低学歴である[15]，高齢である[15]，認知機能が低い[16]，抑うつ傾向である[16]，散歩や体操などの習慣がないこと[16]などが指摘されている。

4 「閉じこもり」に対するケア

1）1次予防

「閉じこもり」への1次予防として，「閉じこもり」の発生を予防するための健康づくりと環境整備を行うために一般住民や健康な高齢者に対して「閉じこもり」に関する意識啓発と高齢者の社会参加を促進していくことが挙げられる。そのためには人々が「閉じこもり」の弊害と予防の必要性を知り，自ら主体的に解決できる方法を考える力がもてるように地域づくりを行うことが必要である。

2）2次予防

2次予防としては，地域高齢者のなかで「閉じこもり」をできるだけ早期に発見し，「閉じこもり」のリスクの高い高齢者に対して，適切な支援を行うことが考えられる。ケアマネジメント，訪問看護，訪問指導，各種相談など個別ケアの中で「閉じこもり」がちな高齢者を把握した場合は，介護予防事業や通所系サービス，ほか地域のグループケア活動などにつなげるように支援する。グループケアを企画運営する場合は，アクティビティ，健康教育などさまざまなプログラムをとおして，高齢者同士または地域の人々との交流を深め，「閉じこもり」を予防することをめざす。グループケアでは，初めての人でも参加しやすく，気軽に参加が継続できる楽しい雰囲気をつくるように配慮し，送迎と会場の設定，参加対象者の集め方，実施頻度や実施期間なども目的や状況に応じて工夫することが大切である。

3）3次予防

3次予防としては，「閉じこもり」の高齢者に対して，機能回復を促し，その生活の質が向上できるようにケアを提供することが挙げられる。すでに「閉じこもり」になった高齢者には，通所系サービスや外出を勧めても高齢者や家族が応じないことが多い。しかし，そのような場合であっても，定期的に訪問をするなど継続的にかかわり，高齢者や家族にサービス利用や外出を無理強いせずに，信頼関係をつくるように努める。高齢者や家族とかかわる中で，身だしなみを整える，ベッドから居間に生活行動範囲を拡げる，庭先まで

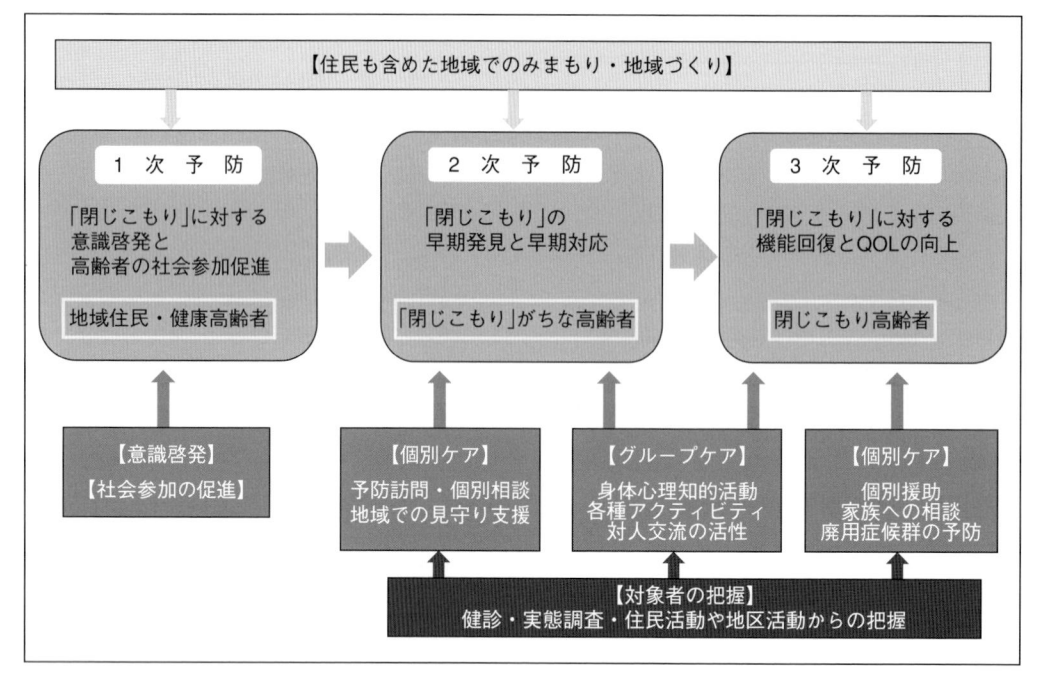

図3 「閉じこもり」の高齢者への地域ケア
（金川克子, 監修, 田高悦子・河野あゆみ, 編：老年症候群看護ケア関連図&ケアプロトコル. pp278-279, 中央法規出版, 2008より許諾を得て一部改変）

でる機会を設ける，近くまで散歩にでかけるなど身近なことを目標におきながら，可能な限り「閉じこもり」を解消する。

4)「閉じこもり」に対するケアの特徴

以上の「閉じこもり」の1次予防から3次予防をふまえ，高齢者の「閉じこもり」に対するケアの概要[17]を図3に示す。

「閉じこもり」に対するケアの特徴として，次の3点について工夫するべきと考える。

第1に，地域ケア活動の中で「閉じこもり」の高齢者を適切に効率よく把握することが重要である。その地域で「閉じこもり」を把握するための，簡便で妥当性の高い指標を適切なスクリーニング・方法で活用するようにする。このスクリーニング方法には健診などだけではなく，地域住民から「閉じこもり」の高齢者の情報を直接把握するという保健医療福祉職などの地区活動や実践活動なども含まれる。

第2に，「閉じこもり」は，身体・心理・社会的な要因が多様にかつ，複合的に影響されて起こる生活機能低下状態といえるため，地域ケア活動では，医療，保健，介護，福祉など多分野の特性を生かした学際的なアプローチとケアが必要である。

第3に，図3に示すように，「閉じこもり」には，特定のケアのみで予防したり，支援できるものではなく，地域での見まもりや地域づくり，意識啓発，個別ケア，グループケアなど様々なケアを組み合わせながら，包括的なアプローチを行うことが重要と考えられる。

■ **重要ポイント**

1. 「閉じこもり」とは高齢者の生理的・身体的・心理的・社会的要因が複合的に関与しておこる生活機能が低下している状態

であり，外出頻度が週1回程度以下の者を操作的に定義することができる。

2. 地域高齢者における「閉じこもり」の発生率は約5～6%程度であると考えられる。

3. 「閉じこもり」の高齢者の身体的・心理的機能の予後は悪く，要介護状態になりやすい。

4. 「閉じこもり」には1次予防から3次予防まで多様なアプローチが考えられ，地域での見まもりや地域づくり，意識啓発，個別ケア，グループケアなど様々なケアを組み合わせながら包括的アプローチを行うことが重要である。

文　献

1) 竹内孝仁：通所ケア学．pp21-25, 医歯薬出版, 1996.
2) 鳩野洋子, 田中久子：地域ひとり暮らし高齢者の閉じこもりの実態と生活状況．保健婦雑誌, 55 (8)：664-669, 1999.
3) 河野あゆみ, 金川克子：在宅障害老人における閉じこもり現象の構造に関する質的研究．日本看護科学会誌, 19 (1)：23-30, 1999.
4) 河野あゆみ：在宅障害老人における「閉じこもり」と「閉じこめられ」の特徴．日本公衆衛生雑誌, 47 (3)：216-229, 2000.
5) 平井寛, 近藤克則：高齢者の「閉じこもり」に関する文献学的研究　研究動向と定義・コホート研究の検討．日本公衆衛生雑誌, 54 (5)：293-303, 2007.
6) 新開省二：対象者把握のためのアセスメントとチェックリスト．介護予防研修テキスト（厚生労働省老健局計画課, 監修, 介護予防に関するテキスト等調査研究委員会, 編）．pp150-166, 社会保険研究所, 2001.
7) 地域包括支援センター運営の手引き編集委員会：地域包括支援センター運営の手引き．p 38, 中央法規出版, 2008.
8) 新開省二, 藤田幸司, 藤原佳典, ほか：地域高齢者における"タイプ別"閉じこもりの出現頻度とその特徴．日本公衆衛生雑誌, 52 (6)：443-455, 2005.
9) Kono A, Kai I, Sakato C, et al.：Frequency of going outdoors；a predictor of functional and psychosocial change among ambulatory frail elders living at home. Journal of Gerontology, 59 (3)：275-280, 2004.
10) 河野あゆみ, 金川克子：地域障害老人における「閉じこもり」と「閉じこめられ」の1年後の身体・心理社会的変化．老年看護学, 5(1)：51-58, 2000.
11) Kono A, Kai I, Sakato C, et al.：Frequency of going outdoors predicts long-range functional change among ambulatory frail elder living at home. Archives of Gerontology and Geriatrics, 45：233-242, 2007.
12) 渡辺美鈴, 渡辺丈眞, 松浦尊麿, ほか：自立生活の在宅高齢者の閉じこもりによる要介護の発生状況について．日本老年医学会雑誌, 42 (1)：99-105, 2005.
13) 新開省二, 藤田幸司, 藤原佳典, ほか：地域高齢者におけるタイプ別閉じこもりの予後　2年間の追跡研究．日本公衆衛生雑誌, 52(7)：627-638, 2005.
14) Fujita K, Fujiwara Y, Chaves PH, et al.：Frequency of going outdoors as a good predictors for incident disability of physical function as well as disability recovery in community-dwelling older adults in rural Japan. J Epidemiol, 16 (6)：261-270, 2006.
15) 杉原陽子：【介護予防】地域における転倒・閉じこもりのリスク要因と介入研究．老年精神医学雑誌, 15 (1)：26-35, 2004.
16) 新開省二, 藤田幸司, 藤原佳典, ほか：地域高齢者におけるタイプ別閉じこもり発生の予測因子　2年間の追跡研究から．日本公衆衛生雑誌, 52 (10)：874-885, 2005.
17) 金川克子, 監修, 田高悦子・河野あゆみ, 編：老年症候群看護ケア関連図＆ケアプロトコル．pp278-279, 中央法規出版, 2008.

第3章 高齢者によくある症状と生活機能の関係

X 虐待

（須藤　紀子）

2005年11月1日に「高齢者に対する虐待の防止，高齢者の養護者に対する支援等に関する法律」（以下「高齢者虐待防止・養護者支援法」）が議員立法で可決・成立し，2006年4月1日から施行された。高齢者虐待は家庭内におけるもの（養護者による高齢者虐待）と施設内におけるもの（養介護施設従事者による高齢者虐待）がある。高齢者虐待の被害者の多くは自ら虐待者を告発する能力を欠く場合が多く，周囲の人がそれと気づかない限り虐待が表面化することはまれである。厚生省の調査では両者ともに相談・通報件数，虐待判断件数は年々増加している（**図1**）。

1 虐待の分類

高齢者を虐待から守り，尊厳を保持して安定した生活を送るようにするには「予防・発見・対応・再発防止」それぞれの段階での対応が重要である。高齢者の虐待には身体的虐待，心理的虐待，経済的虐待，介護・世話の放棄・放任（ネグレクト）があげられる。これらの内容・具体例を**表1**に示した。しかしここに分類されたものだけでなく，生命・身体に関わるような自己虐待・自己放任など虐待に準じた対応が求められるものもある。高齢者虐待にたいして十分理解を深めることは重要であるが，分類することにより分類から外れたものを軽視するようなことは避けたい。高齢者虐待に該当するかどうかの判断自体を目的化することなく，高齢者の権利擁護の観点から援助し，状態を改善していくことが大切である。

2 虐待の要因

一般的に高齢者虐待が問題となる背景には戦前の家族制度の崩壊，都市化，少子高齢化，

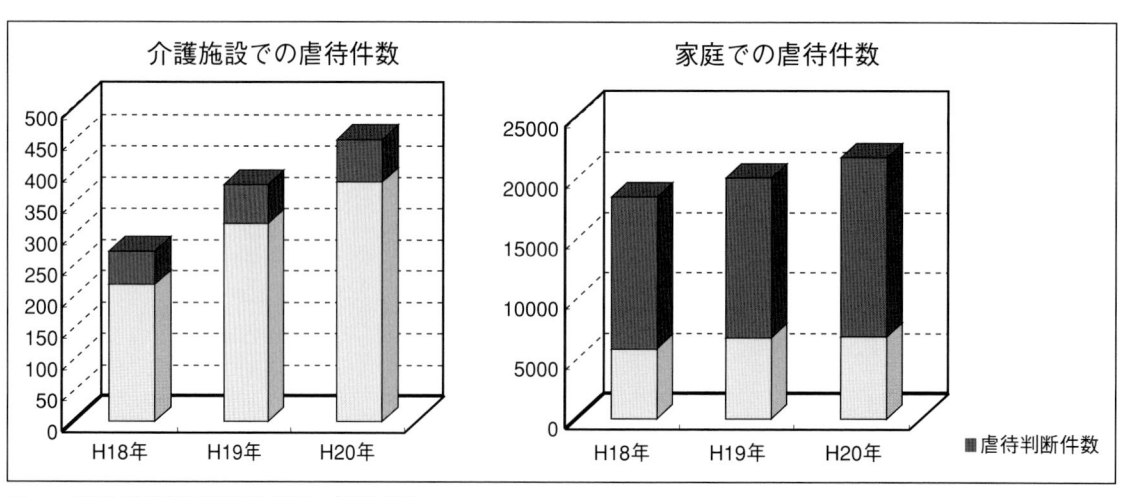

図1　高齢者虐待に関する相談・通報件数
（厚生労働省調査結果より）

表 1　虐待の種類と具体例

種類	内　容	具体例
身体的虐待	暴力的行為によって身体に傷やアザ，痛みを与える行為や外部との接触を意図的，継続的に遮断する行為	・平手打ちをする，つねる，殴る，蹴る，無理矢理食事を口に入れる，やけど・打撲させる ・ベッドに縛り付けたり，意図的に薬を過剰に服用させてりして，身体拘束，抑制をする等
心理的虐待	脅しや侮辱などの言葉や態度，無視，嫌がらせなどによって精神的に苦痛を与えること	・排泄の失敗等を嘲笑したり，それを人前で話すなどにより高齢者に恥をかかせる ・怒鳴る，ののしる，悪口を言う ・侮辱をこめて，子供のように扱う ・高齢者が話しかけるのを意図的に無視するなど
性的虐待	本人が同意していない，性的な行為やその強要	・排泄の失敗等に対して懲罰的に下半身を裸にして放置する ・キス，性器への接触，セックスを強要する等
経済的虐待	本人の合意なしに財産や金銭を使用し，本人が希望する金銭の使用を理由なく制限すること	・日常生活に必要な金銭を渡さない/使わせない ・本人の自宅等を無断で売却する ・年金や預貯金を本人の意思・利益に反して使用する等
介護・世話の放棄・放任（ネグレクト）	必要な介護サービスの利用を妨げる，世話をしない等により，高齢者の生活環境や身体的・精神的状態を悪化させること	・入浴しておらず異臭がする，髪が伸び放題，皮膚が汚れている ・水分や食事を十分に与えられず，脱水症状や栄養失調状態にある ・室内にゴミを放置するなど，劣悪な住環境の中で生活させる ・高齢者本人が必要とする介護・医療サービスを理由なく制限したり，使わせない ・同居人による身体的虐待，心理的虐待と同様の行為を放置する

要介護高齢者の増大，介護期間の長期化，介護家族の過重な負担に対する公的援助や虐待の救済方法が十分でないことがあげられる。

家庭内での虐待の場合，自宅という閉ざされた空間の中で介護者である家族から虐待を受ける。児童虐待では親から子への一方的な関係から虐待が生じるが，高齢者虐待では夫婦，親子，嫁姑，兄弟姉妹など長期間にわたる家族関係が素地となって引き起こされる。虐待する側には長年にわたる家族の中での人間関係のもつれや人権意識の希薄さ，虐待に対する自覚のなさ，経済的困難，介護負担によるストレス等さまざまな要因が重なり虐待に至る。また虐待する側の人格や性格，病気や精神的な問題を抱えている場合も虐待につながることがある。一方虐待される側では高齢による身体機能の低下による自立度の低さ，認知症合併による言動の混乱などにより自分の要望をうまく伝えられないことが虐待の要因となりうるし，また自ら虐待を訴える手段・能力に欠けることも多い。さらに見放されたら困る・怖い・家を離れたくない・世間体があるなどの理由で高齢者自身が虐待を隠す場合もある。このような虐待する側，される側の要因の他，社会的要因として老老介護，単身介護，当事者以外の家族や親類の介護への関心の低さや近隣関係の希薄さが介護者を孤立させ虐待を引き起こす一因となるし，介護保険の利用に際しても，必ずしも高齢者本人のニーズと合ったケアマネジメントがなされていないこともあり，虐待の要因となる。これらの関係を図2にまとめた。

3　虐待の実態（図3，図4）

平成20年度の厚生労働省の調査では，家庭内での虐待に対する相談・通報者は「介護

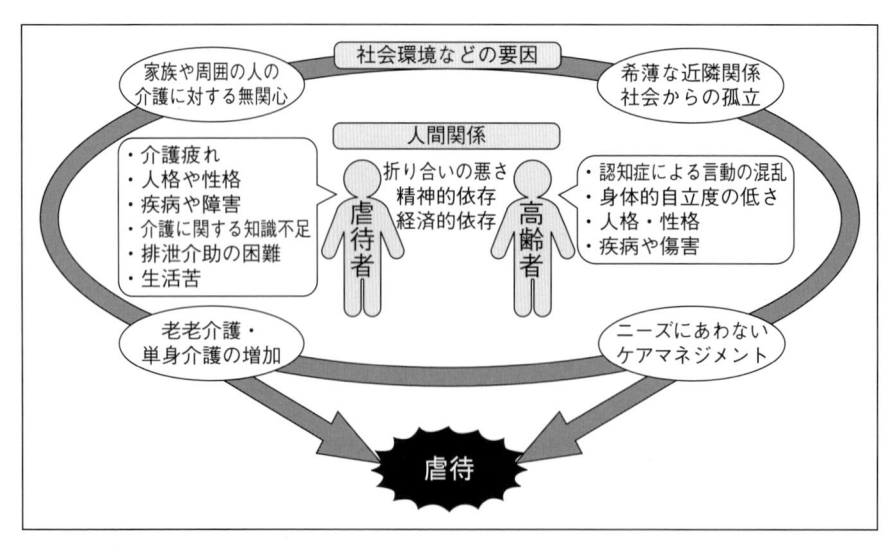

図 2 虐待にいたる要因
(東京都福祉保健局高齢社会対策部在宅支援課 (http://www.fukushihoken.metro.tokyo.jp/zaishien/gyakutai/), 2007 より許諾を得て転載)

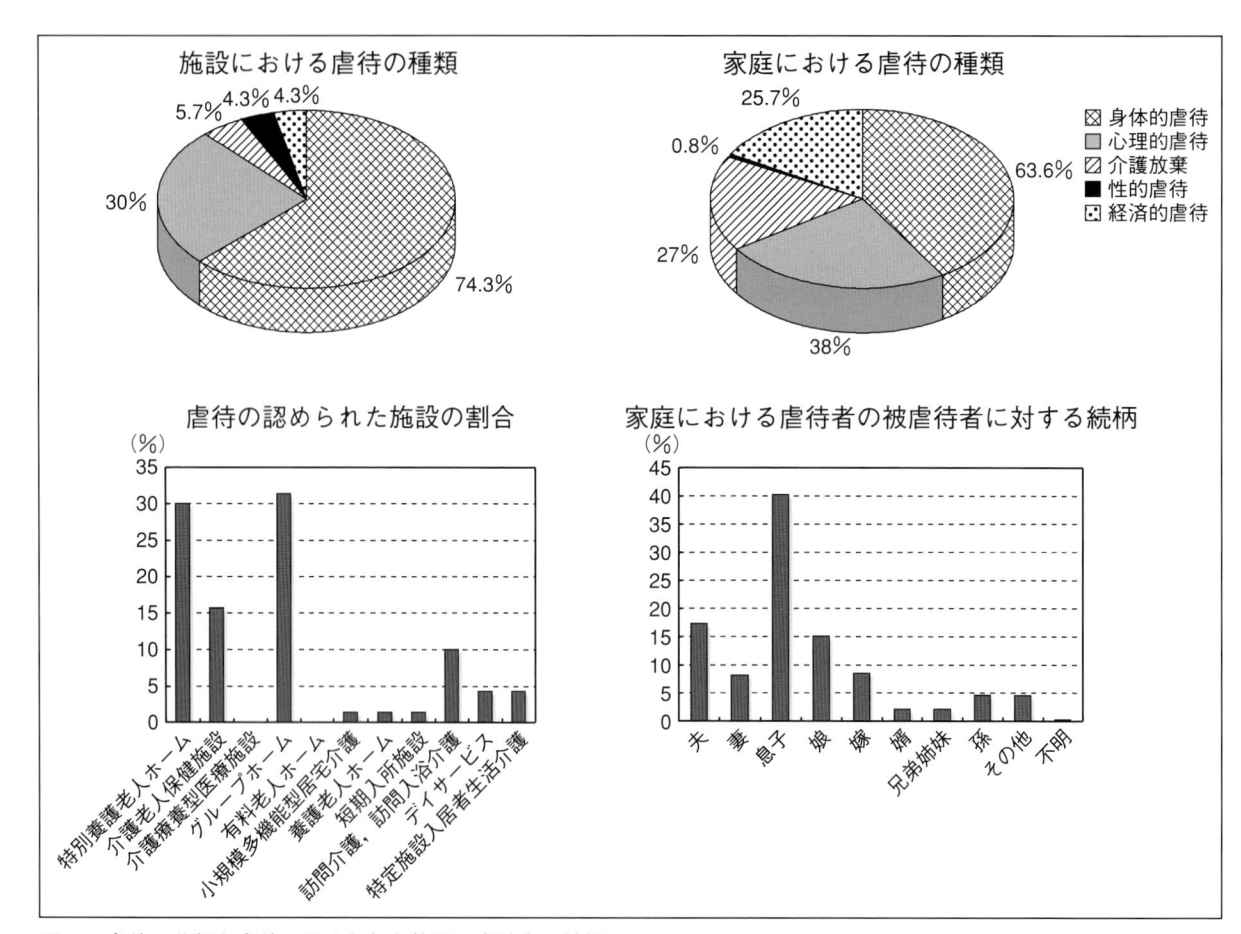

図 3 虐待の分類と虐待の認められた施設・虐待者の続柄
(平成 20 年度厚生労働省調査結果より)

一方施設における虐待では相談・通報者は「家族・親族」が34.6％，「当該施設職員」25.7％，「当該施設元職員」12.4％，「本人による届出」は3.1％だった。虐待の事実が認められた施設・事業所の種別では「認知症対応型共同生活介護（グループホーム）」が31.4％ともっとも多く，「特別養護老人ホーム（介護老人福祉施設）」30.0％，「介護老人保健施設」15.7％，「訪問介護，訪問入浴介護」10.0％であった。被虐待高齢者の性別では女性が70.2％で，年齢層は家庭内より平均5歳上がり，80歳以上が約8割を占めていた。施設での虐待は身体的虐待が74.3％ともっとも多く次いで心理的虐待が約3割を占めるが，ネグレクトは5.7％と少数であった。介護度は要介護3以上が68％で家庭での虐待に比べ要介護度が高く，虐待を行った職種では介護職員が89.5％を占めていた。

4 虐待への対応

虐待はその状況の深刻さから「緊急事態」，「要介入」，「見守り・支援」の3つのレベルに分けて考えられる。適切な対応を行うためには，虐待の種類と程度を正確に把握し，状況に応じて地域のネットワークで対応していくことが必要である。虐待の程度，対応方法を**表2**にまとめた。

虐待を行っている人あるいは被虐待者に虐待であるという自覚があろうとなかろうと，その行為の結果が高齢者本人の権利が侵害される状態となっていれば，それは高齢者虐待とみなし，なんらかの介入や支援を行う必要がある。家族が一所懸命に介護しようとしても，介護の正しい方法がわからなかったり，自身の心身の状況などから介護の方法が不適切で結果的に虐待の状況を招いてしまうこともある。高齢者本人の怪我を防止するつもりで行う身体拘束（身体を椅子やベッドに固定したり，つなぎ服を着せたりすること）が虐

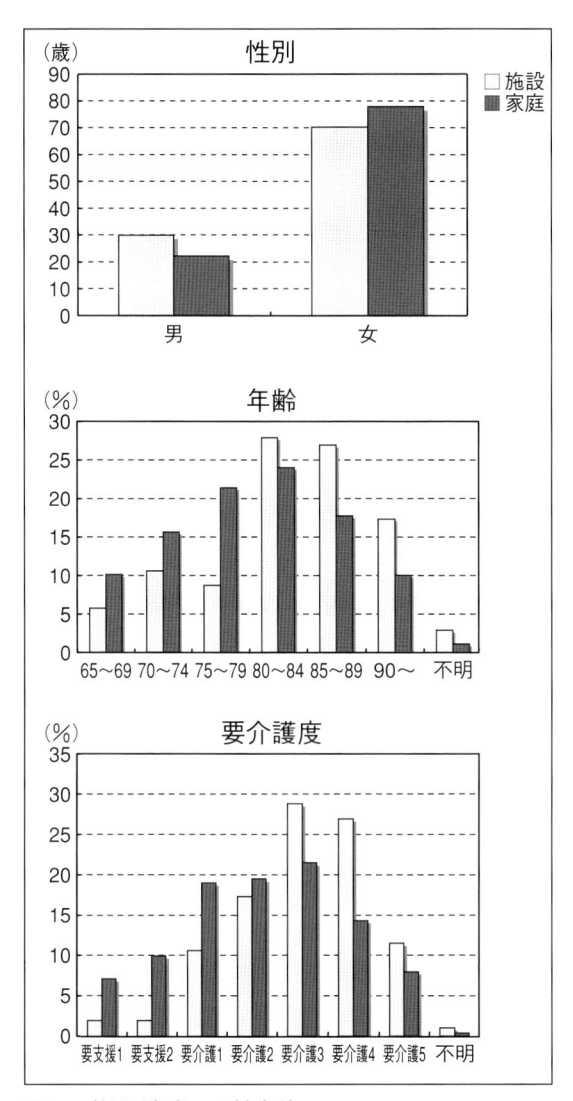

図4　施設/家庭での被虐待
高齢者の性別・年齢・要介護度

支援専門員・介護保険事業所職員」が43.8％ともっとも多く，「家族・親族」13.3％，「被虐待高齢者本人」11.8％，「民生委員」8.1％と続く。被虐待高齢者は女性が約77.8％と女性が圧倒的に多く，年齢は75歳から85歳が約半数を占めていた。虐待の種類では身体的虐待が63.6％ともっとも多いがネグレクトも27％と約3割を占める。8割以上は虐待者と同居であり，虐待者は「息子」が40.2％ともっとも多く，次いで「夫」17.3％，「娘」15.1％の順であった。

表 2 虐待の程度と対応

虐待の程度	状態	対応方法	具体的な対応方法							
			警察・救急への連絡	やむを得ない措置	緊急ショートステイへの入所など一時避難	成年後見制度などの活用による身上監護など	介護保険サービスの積極利用	地域の見守り・声かけ	疾病・障害への対応（治療）	虐待者に対する相談・援助
緊急事態	高齢者の生命に関わるような重大な状況を引き起こしており，一刻も早く介入する必要がある。	状況に応じて警察や救急に連絡したり，やむを得ない措置などにより，高齢者本人を緊急避難させる必要あり。ただし家族間の問題は，その後の関係修復も含めて支援する必要がある。								
要介入	放置しておくと高齢者の心身の状況に重大な影響を生じるか，そうなる可能性が高い状態。当事者の自覚の有無に関わらず，専門職による介入が必要。	専門職のネットワークによる問題解決が必要。また区市町村による対応手段，事業所における対応マニュアルの整備が求められる。								
要見守り・支援	高齢者の心身への影響は部分的であるか，顕在化していない状態。介護の知識不足や介護負担が増加しているなどにより，不適切なケアになっていたり，長年の生活習慣の中で生じた言動などが虐待につながりつつあると思われる場合など。	介護支援専門員（ケアマネジャー）や介護保険事業所等による家族への助言や情報提供，適切な介護サービスの利用による介護負担の軽減などが介護者や家族へのサポートとなることあり。また，民生委員や近隣住民の見守りや声かけなど日常的なコミュニケーションが，不適切なケアを予防する上で効果的なこともある。								

待となることもある。また一人暮らしで認知症やうつなどのために生活能力や意欲が低下し，自身の身の回りのことができないため本人の人権が侵害されている（セルフネグレクト「自己放任」）場合も虐待と見なして適切な対応が必要となる。

まとめ

虐待への対応でもっとも重要なのは"未然に防ぐこと"である。そのためには高齢者とその家族を孤立させないこと，適切な介護の仕方や介護サービスの利用方法を啓蒙し，介護負担を減らすよう地域で支え合うことが基本となる。虐待がおこっても問題が深刻化する前にできるだけ早期に発見し，継続的に支援をして再発を防止するシステムが必要である。

■ 重要ポイント

1. 高齢者虐待では，予防・早期発見・適切な対応，再発防止が重要である。
2. 市町村を中心としたネットワークによる虐待防止への取り組みが大切である。

文　献

1) 厚生労働省：高齢者虐待防止関連情報．平成20年度高齢者虐待防止，高齢者の養護者に対する支援等に関する法律に基づく対応状況等に関する調査結果（http://www.mhlw.go.jp/topics/kaigo/boushi.html）．
2) 東京都福祉保険局：高齢者虐待防止と権利擁護（www.fukushihoken.metro.tokyo.jp/zaishien/gyakutai/）．
3) リーガル・エイド岡山：高齢者虐待への提言（http://www.la-okayama.com/gyakutai/gyakutai.html）．
4) 山田祐子：高齢者虐待防止ネットワークの意義．COMMUNITY CARE，11：63-67，2009．

付録
① 機能評価各表
② 日本老年医学会認定施設名簿

付録① 機能評価各表

付-1) 社会的背景とライフスタイルの評価 (p.22)

問1　結婚していますか
　　　3. 結婚し配偶者も健在　　2. 死別した　　1. 離婚した　　0. 未婚

問2　どなたと同居していますか
　　　3. 子供または親と同居（子供や親が近くに住んでいて，毎日行き来する場合も含む）
　　　2. 配偶者と二人暮らし　　1. 兄弟や孫，親類または他人と同居　　0. 一人暮らし

問3　普段，あなたは食事を一人でとることが多いですか？
　　　1. はい　　2. いいえ

問4　普段の仕事やスポーツ，娯楽で体を動かす頻度はどれくらいですか。
　　　3. 5回/週以上　　2. 3～4回/週　　1. 1～2回未満/週　　0. ほとんどしない

問5　職業はなにをされていましたか？

問6　最終学校はどこでしたか？

問7　お酒を飲みますか
　　　3. 飲まない　　2. ときどき飲む　　1. 毎日飲んでいる　　0. わからない

問8　煙草を吸いますか
　　　3. 以前から吸わない　　2. 過去に吸ったが現在は吸わない
　　　1. 現在吸う（1日に20本まで）　　0. 1日20本以上吸う

付-2) IADL 尺度（Lawton & Brody）（p.23）

項目	採点 男性	女性
A 電話を使用する能力		
1．自分から電話をかける	1	1
2．2～3のよく知っている番号をかける	1	1
3．電話にでるが自分からかけることはない	1	1
4．まったく電話を使用しない	0	0
B 買い物		
1．すべての買い物は自分で行う	1	1
2．少額の買い物は自分で行える	0	0
3．買い物にいくときはいつも付き添いが必要	0	0
4．まったく買い物はできない	0	0
C 食事の準備		
1．適切な食事を自分で計画し準備し給仕する		1
2．材料が供与されれば適切な食事を準備する		0
3．準備された食事を温めて給仕する，あるいは食事を準備するが適切な食事内容を維持しない		0
4．食事の準備と給仕をしてもらう必要がある		0
D 家事		
1．家事を一人でこなす，あるいは時に手助けを要する（例：重労働など）		1
2．皿洗いやベッドの支度等の日常的仕事はできる		1
3．簡単な日常的仕事はできるが，妥当な清潔さの基準をたもてない		1
4．すべての家事に手助けを必要とする		1
5．すべての家事にかかわらない		0
E 洗濯		
1．自分の洗濯は完全に行う		1
2．ソックス，靴下のゆすぎなど簡単な選択をする		1
3．すべて他人にしてもらわなければならない		0
F 移送の形式		
1．自分で公的機関を利用して旅行したり自家用車を運転する	1	1
2．タクシーを利用して旅行するが，その他の公的輸送機関は利用しない	1	1
3．付き添いがいたり皆と一緒なら公的輸送機関で旅行する	1	1
4．付き添いか皆と一緒で，タクシーか自家用車に限り旅行する	0	0
5．まったく旅行しない	0	0
G 自分の服薬管理		
1．正しいときに正しい量の薬を飲むことに責任が持てる	1	1
2．あらかじめ薬が分けて準備されていればのむことができる	0	0
3．自分の薬を管理できない	0	0
H 財産取り扱い能力		
1．経済的問題を自分で管理して一連の収入を得て，維持する（予算，小切手書き，掛け金支払い，銀行へいく）	1	1
2．日々の小銭は管理するが，預金や大金などでは手助けを必要とする	1	1
3．金銭の取り扱いができない	0	0

右端の合計点，男性5点満点，女性8点満点で評価する。
（長寿科学総合研究 CGA ガイドライン研究班：高齢者総合的機能評価ガイドライン．p263，厚生科学研究所，2003 より引用）

付-3) 老研式活動能力指標 (p. 24)

1. バスや電車を使ってひとりで外出できますか	はい	いいえ
2. 日用品の買い物ができますか	はい	いいえ
3. 自分で食事の用意ができますか	はい	いいえ
4. 請求書の支払いができますか	はい	いいえ
5. 銀行預金・郵便貯金の出し入れが自分でできますか	はい	いいえ
6. 年金などの書類が書けますか	はい	いいえ
7. 新聞を読んでいますか	はい	いいえ
8. 本や雑誌を読んでいますか	はい	いいえ
9. 健康についての記事や番組に興味がありますか	はい	いいえ
10. 友だちの家を訪ねることがありますか	はい	いいえ
11. 家族や友だちの相談にのることがありますか	はい	いいえ
12. 病人を見舞うことができますか	はい	いいえ
13. 若い人に自分から話しかけることがありますか	はい	いいえ

(古谷野亘, 柴田 博, 中里克治, ほか：地域老人における活動能力の測定—老研式活動能力指標の開発. 日本公衆衛生雑誌 34(3)：109-114, 1987 より許諾を得て転載)

付-4) ボタンスコアの記録方法 (p. 24)

Button-S

			検査者サイン
ホック つける	Sec	/10=	
ボタン（大）はずす	Sec	/10=	
ボタン（小）はずす	Sec	/5=	
ボタン（小）つける	Sec	/5=	
ボタン（大）つける	Sec	/10=	
合計			

一個あたりに要する時間を合計したものがボタンスコア (Button-S) となる。

付-5) Visual Analogue Scale を用いた主観的 QOL 評価 (p. 25)

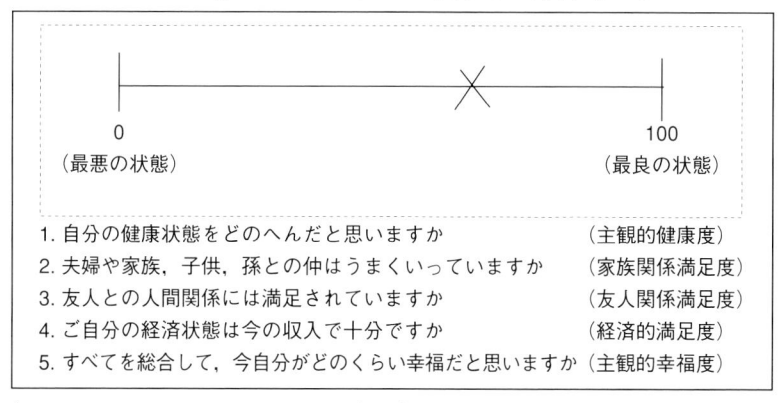

```
     |――――――――――×――――――――――|
     0                              100
 (最悪の状態)                    (最良の状態)
```

1. 自分の健康状態をどのへんだと思いますか　　　　　　（主観的健康度）
2. 夫婦や家族，子供，孫との仲はうまくいっていますか　（家族関係満足度）
3. 友人との人間関係には満足されていますか　　　　　　（友人関係満足度）
4. ご自分の経済状態は今の収入で十分ですか　　　　　　（経済的満足度）
5. すべてを総合して，今自分がどのくらい幸福だと思いますか（主観的幸福度）

(Matsubayashi K, et al. Lancet 350(9090)：1521-1522, 1997. Morrison DP. Acta Psychiatr Scand 68(6)：408-413, 1983 を参考に著者改変)

付-6) バーセル・インデックス (p.28)

		要介助	自立
1	食事（食物を切ってもらう必要があれば要介助）	5	10
2	車椅子とベッド間の移動（ベッド上での起き上がりを含む）	5〜10	15
3	整容（洗面，整髪，ひげ剃り，歯磨き）	0	5
4	用便動作（便器への移動，衣服の始末，拭き取り，水洗操作）	5	10
5	入浴	0	5
6	平地歩行	10	15
	歩けないが車椅子を駆動できる（*歩けない場合にのみ加算する）	0*	5*
7	階段昇降	5	10
8	更衣（靴の紐結びやファスナーの上げ下ろしを含む）	5	10
9	排便コントロール	5	10
10	排尿コントロール	5	10
	上記の状態より悪い場合には，何れも0点とする。		

（飯島 節，吉野貴子：ADLの評価．高齢者総合的機能評価ガイドライン（鳥羽研二，監修）．pp136-144，厚生科学研究所，2003より引用）

付-7) バーセル・インデックスの採点基準 (p.29)

1. **食事**
   - 10：自立。手の届く範囲に食物を置いてもらえれば自分で取って食べられる。必要に応じて自助具を使用して、食物を切ったり、調味料をかけたり、バターを塗ったりできる。標準的な時間内に食べ終えることができる。
   - 5：食物を切るなどの上記の動作に、ある程度介助を必要とする。

2. **車椅子とベッド間の移動**
   - 15：移動のすべての段階が自立している。車椅子でベッドに近付き、ブレーキを掛け、フットレストを上げ、ベッド上に安全に移動し、横臥できる。ついで起きあがってベッド端に腰掛け、必要に応じて車椅子の向きを変え、ふたたび安全に車椅子に移乗できる。
   - 10：以上の動作の何れかの段階で最小限の介助を要したり、安全のために声掛けや監視を必要としたりする。
   - 5：車椅子に腰掛けることはできるが、ベッドから抱え上げてもらう必要がある。あるいは移動に多くの介助を必要とする。

3. **整容**
   - 5：手洗い、洗顔、髪梳き、歯磨き、ひげ剃りができる。ひげ剃りの道具の種類は問わないが、刃の付け替え、コンセントへの差し込み、戸棚からの取り出しなどが自分でできること。女性の場合には、化粧は自分でできなくてはならないが、髪を編んだりセットしたりできる必要はない。

4. **用便動作**
   - 10：便器に腰掛ける、便器から離れる、衣服をゆるめる、衣服を整える、衣服が汚れるのを防ぐ、トイレットペーパーを使用するなどの動作が介助なしにできる。必要に応じて手すりなどを利用してよい。差し込み便器を使用する場合には、便器の設置や洗浄もできること。
   - 5：安定な姿勢保持や、衣服の着脱、トイレットペーパーの使用などに介助を要する。

5. **入浴**
   - 5：浴槽を使用してもシャワーのみでもよいが、すべての動作を他人の存在なしに遂行できる。

6. **平地歩行**
   - 15：少なくとも45m、介助や監視なしに歩ける。補装具や杖を使用してもよいが、車輪付きの歩行器は不可。立ったり座ったりする時には、下肢装具のロックの操作や、補助具を設置したり片づけたりすることもできる。(補装具の着脱は「更衣」の項で評価する。)
   - 10：上記の何れかの場面で介助や監視を必要とするが、最小限の介助で少なくとも45m歩ける。

6a. **車椅子の駆動**
   - 5：歩くことはできないが、自力で車椅子を駆動できる。角を曲がったり、方向転換したり、テーブルやベッド、便器などに乗りつけたりできる。車椅子を駆動して、少なくとも45m進めること。「歩行」で得点している場合にはこの項目は加算しない。

7. **階段昇降**
   - 10：1階分の階段を介助や監視なしに安全に上り下りできる。必要に応じて手すりや杖を使用してよい。自分で杖を持ち運べること。
   - 5：上記の何れかの場面で介助や監視を必要とする。

8. **更衣**
   - 10：すべての衣服の着脱、ボタン留め、ファスナーの上げ下ろし、靴の紐結びができる。治療用に処方されたコルセットや補装具の着脱も含む。必要に応じて、ズボン吊りや紐無し靴、前開きドレスなどを使用してよい。
   - 5：上記の何れかに介助を必要とする。しかし、少なくとも半分以上は自分でできること。標準的な時間内にできなくてはならない。女性では、治療用に処方されている場合を除き、ブラジャーやガードルの使用について評価する必要はない。

9. **排便コントロール**
   - 10：随意的に排便でき、失敗することはない。必要なら坐薬の使用や浣腸もできる(排便訓練中の脊損患者などの場合)。
   - 5：ときに失敗するか、坐薬の使用や浣腸に介助を必要とする。

10. **排尿コントロール**
    - 10：昼夜を問わず随意的に排尿できる。尿器などの装置を必要とする脊損患者の場合には、バッグの装着や洗浄も自力でできで、昼夜を問わず尿漏れがないこと。
    - 5：ときに失敗する。トイレに間に合わなかったり、尿器の使用などに介助が必要だったりする。

上記の状態より悪い場合には何れも0点とする。

(飯島 節、吉野貴子：ADL の評価．高齢者総合的機能評価ガイドライン(鳥羽研二、監修)．pp136-144、厚生科学研究所、2003 より引用)

付-8) Functional Independence Measure (FIM) (p.30)

セルフケア	食事,整容,清拭,更衣(上半身),更衣(下半身),トイレ動作
排泄コントロール	排尿コントロール,排便コントロール
移乗	ベッド・椅子・車椅子,トイレ,浴槽・シャワー
移動	歩行・車椅子,階段
コミュニケーション	理解,表出
社会的認知	社会的交流,問題解決,記憶

合計18項目(18〜126点)

付-9) FIM の採点基準 (p.30)

点数	介助者	手出し	手助けの程度
7	不要	不要	完全自立:すべての課題を,通常通りに,適切な時間内に,安全に遂行できる
6	不要	不要	修正自立:課題を遂行するのに,補助具の使用,通常以上の時間,投薬,安全(危険)性の配慮のうち何れかが必要である
5	必要	不要	監視・準備:身体に触れる必要は無いが,介助者による待機や指示,または準備や用意が必要である
4	必要	必要	最小介助:手で触れる程度の介助が必要だが,課題の75%以上を自分で遂行できる
3	必要	必要	中等度介助:手で触れる程度以上の介助が必要だが,課題の50%以上,75%未満を自分で遂行できる
2	必要	必要	最大介助:課題の25%以上,50%未満自分で行う
1	必要	必要	全介助:課題の25%未満しか自分で行わない

付-10) 改訂長谷川式簡易知能評価スケール（HDS-R）(p.33)

（検査日： 年 月 日）				（検査者： ）	
氏名：		生年月日： 年 月 日		年齢：	歳
性別： 男／女	教育年数（年数で記入）： 年		検査場所		
DIAG：		（備考）			

1	お歳はいくつですか？（2年までの誤差は正解）		0	1
2	今日は何年の何月何日ですか？ 何曜日ですか？ （年月日，曜日が正解でそれぞれ1点ずつ）	年 月 日 曜日	0 0 0 0	1 1 1 1
3	私たちがいまいるところはどこですか？（自発的にでれば2点，5秒おいて家ですか？病院ですか？ 施設ですか？ のなかから正しい選択をすれば1点）		0 1	2
4	これから言う3つの言葉を言ってみてください。あとでまた聞きますのでよく覚えておいてください。 （以下の系列のいずれか1つで，採用した系列に〇印をつけておく） 　1：a）桜　b）猫　c）電車　　2：a）梅　b）犬　c）自動車		0 0 0	1 1 1
5	100から7を順番に引いてください。（100-7は？，それからまた7を引くと？ と質問する。最初の答が不正解の場合，打ち切る）	(93) (86)	0 0	1 1
6	私がこれから言う数字を逆から言ってください。（6-8-2, 3-5-2-9を逆に言ってもらう，3桁逆唱に失敗したら打ち切る）	2-8-6 9-2-5-3	0 0	1 1
7	先ほど覚えてもらった言葉をもう一度言ってみてください。 （自発的に回答があれば各2点，もし回答がない場合以下のヒントを与え正解であれば1点）a）植物　b）動物　c）乗り物		a：0 1 b：0 1 c：0 1	2 2 2
8	これから5つの品物を見せます。それを隠しますのでなにがあったか言ってください。（時計，鍵，タバコ，ペン，硬貨など必ず相互に無関係なもの）		0 1 3 4	2 5
9	知っている野菜の名前をできるだけ多く言ってください。 （答えた野菜の名前を右欄に記入する。途中で詰まり，約10秒間待っても答えない場合にはそこで打ち切る）0〜5=0点，6=1点，7=2点，8=3点，9=4点，10=5点		0 1 3 4	2 5
		合計得点：		

（加藤伸司，下垣　光，小野寺淳志，ほか：改訂長谷川式簡易知能評価スケール（HDS-R）の作成．老年精神医学雑誌2：1339-1347, 1991より許諾を得て転載）

付-11) Mini-Mental State Examination（MMSE）翻訳版 (p.35)

最高点		
		見当識
5	( )	今日はいつですか？（年）（季節）（何時頃）（日）（月）
5	( )	ここはどこですか？（県）（市）（市のどの辺）（病院）（病棟）
		記　銘
3	( )	3つの語をおぼえさせる。1つにつき1秒で言う。3つ言った後に何であったかを尋ねる。正しい答1つにつき1点を与える。3つともおぼえるまで繰り返し，繰り返し回数を記録する。
		注意と計算
5	( )	Serial 7's. 正しい答1つにつき1点。5つで止める。
		再　生
3	( )	先に繰り返した3つの言葉を尋ねる。正しい答1つにつき1点。
		言　語
9	( )	鉛筆と時計の命名（2点） 復唱「ちりもつもればやまとなる」（1点） 三段階の命令「大きい方の紙を取り，半分に折って，床に置く」（3点） 読んで従う。「目を閉じる」（1点） 図形の模写（立方体透視図）（1点）
総得点（=30）( )		

（森　悦朗，三谷洋子，山鳥　重：神経疾患患者における日本語版Mini-Mental Stateテストの有用性．神経心理学1：82-90, 1985より許諾を得て転載）

付-12) FAB の検査方法 (p.39, 40)

1. 類似性（概念化）

「次の2つは，どのような点が似ていますか？」
①バナナとオレンジ（「どこも似ていない」という返答で完全な間違いの場合や「どちらも皮がある」という返答で部分的な間違いの場合には，「バナナとオレンジはどちらも…」と言って患者を助ける。しかし，点数は0点とする。以下の2つの項目では患者を助けないこと。）
②机と椅子
③チューリップとバラとヒナギク
【採点】カテゴリー名の返答（果物，家具，花）のみ正答とみなす。
3つとも正答：3
2つ正答：2
1つ正答：1
正答なし：0

2. 語の流暢性（心の柔軟性）

「'か'という字で始まる単語をできる限りたくさん言ってください。ただし，人の名前と固有名詞は除きます」
制限時間は60秒。患者が最初の5秒間に反応しなかったら，「例えば，紙」と言う。患者が10秒間黙っていたら，「'か'で始まる単語ならなんでもいいから」と言って刺激する。
【採点】同じ単語の繰り返しや変形（傘，傘の柄），人の名前，固有名詞は正答としない。
10語以上：3
6～9語：2
3～5語：1
2語以下：0

3. 運動系列（運動プログラミング）

「私がすることをよく見ておいてください」
検者は患者の前に座り，左手でLuriaの系列「拳-刀-掌（fist-edge-palm）」を3回やって見せる。そして「では，右手で同じことをしてください。最初は私と一緒に，次に独りでやってみせてください」と言う。検者は患者と一緒に3回繰り返し，その後「さあ，独りでやってみてください」と患者に言う。
【採点】
患者独りで，正しい系列を6回連続してできる：3
患者独りで，正しい系列を少なくとも3回連続してできる：2
患者独りではできないが，検者と一緒に正しい系列を3回連続してできる：1
検者と一緒であっても，正しい系列を3回連続することができない：0

4. 葛藤指示（干渉刺激に対する敏感さ）

「私が1回叩いたら，2回叩いてください」
患者が指示を理解したことを確かめてから，次の系列を試行する：1-1-1。
「私が2回叩いたら，1回叩いてください」
患者が指示を理解したことを確かめてから，次の系列を試行する：2-2-2。そして，検者は次の系列を実施する：1-1-2-1-1-2-2-2-1-1-2。
【採点】
間違いなし：3
1，2回の間違い：2
3回以上の間違い：1
患者が少なくとも4回連続して検者と同じように叩く：0

5. GO/NO-GO（抑制コントロール）

「私が1回叩いたら，1回叩いてください」
患者が指示を理解したことを確かめてから，次の系列を試行する：1-1-1。
「私が2回叩いたら，叩かないでください」
患者が指示を理解したことを確かめてから，次の系列を試行する：2-2-2。そして，検者は次の系列を実施する：1-1-2-1-1-2-2-2-1-1-2。
【採点】
間違いなし：3
1，2回の間違い：2
3回以上の間違い：1
患者が少なくとも4回連続して検者と同じように叩く：0

6. 把握行動（環境に対する被影響性）

「私の手を握らないでください」
検者は患者の前に座り，患者の両方の手のひらを上に向けて，患者の膝の上に置く。検者は何も言わないか，あるいは患者のほうを見ないで，両手を患者の手の近くに持っていって両方の手のひらに触れる。そして，患者が自発的に検者の手を握るかどうかを見る。もしも，患者が検者の手を握ったら，次のように言ってもう1度繰り返す。「今度は，私の手を握らないでください」
【採点】
患者は検者の手を握らない：3
患者はとまどって，なにをすればいいのか尋ねてくる：2
患者はとまどうこともなく，検者の手を握る：1
患者は握らなくてもいいと言われた後でも，検者の手を握る：0

（小野 剛：簡単な前頭葉機能テスト．脳の科学 23：487-493, 2001 より許諾を得て転載）

付-13) 日本版 COGNISTAT のプロフィール (p.41)

				言語						推理	
覚醒水準	見当識	注意	理解	復唱	呼称	構成	記憶	計算	類似	判断
					--12--					--12--	--12--
正常 --覚醒--	--10--	--10--	--10--	--10--	--10--	--10--	--10--	--10--	--10--	--10--
	--9--	--9--	--9--	--9--	--9--	--9--	--9--	--9--	--9--	--9--
軽度 障害	--8--	--8--	--8--	--8--	--8--	--8--	--8--	--8--	--8--	--8--
中等度	--7--	--7--	--7--	--7--	--7--	--7--	--7--	--7--	--7--	--7--
重度	--6--	--6--	--6--	--6--	--6--	--6--	--6--	--6--	--6--	--6--
得点	4	10	10	11	10	8	6	10	10	12

付-14) DBD スケール (p.44)

以下に示すような症状が,最近1週間位の間に,患者様に認められるかどうかを(0:まったくない,1:ほとんどない,2:ときどきある,3:よくある,4:常にある)のいずれかに丸をつけてお答え下さい.

1. 同じ事を何度も何度も聞く
2. よく物をなくしたり,置き場所を間違えたり,隠したりする
3. 日常的な物事に関心を示さない
4. 特別な理由がないのに夜中に起き出す
5. 根拠なしに人に言いがかりをつける
6. 昼間,寝てばかりいる
7. やたらに歩き回る
8. 同じ動作をいつまでも繰り返す
9. 口汚くののしる
10. 場違いあるいは季節に合わない不適切な服装をする
11. 不適切に泣いたり笑ったりする
12. 世話をされるのを拒否する
13. 明らかな理由なしに物をためこむ
14. 落ち着きなくあるいは興奮してやたらに手足を動かす
15. 引き出しや箪笥の中味をみんな出してしまう
16. 夜中に家の中を歩き回る
17. 家の外へ出て行ってしまう
18. 食事を拒否する
19. 食べ過ぎる
20. 尿失禁する
21. 日中,目的なく屋外や屋内を歩き回る
22. 暴力を奮う(殴る,噛みつく,ひっかく,蹴る,唾を吐きかける)
23. 理由なく金切声をあげる
24. 不適当な性的関係を持とうとする
25. 陰部を露出する
26. 衣服や器物を破ったり壊したりする
27. 大便を失禁する
28. 食物を投げる

(溝口 環,飯島 節,江藤文夫,ほか:DBD スケール (Dementia Behavior Disturbance Scale) による老年期痴呆患者の行動異常評価に関する研究.日本老年医学会雑誌 30:835-840, 1993 より許諾を得て転載)

付-15) 日本語版 BEHAVE-AD (p.45, 46)

各症状の程度について0から3の4段階で評価する。各段階には具体的な説明が付与されているが，ここでは「全般評価」以外の説明は省略してある。

最近2週間程度の患者さんの精神症状について，介護者との面接に基づき，その症状の程度について評価し，該当する程度の数字に○をつける。

A．妄想観念
1．だれかが物を盗んでいるという妄想
「だれかが自分の物を盗んでいると信じておられるようなところがありますか？」
2．ここは自分の家ではないという妄想
「自分の家にいるのに，ここは自分の家ではないと信じておられるところがありますか？」
3．配偶者（介護者）はにせものだという妄想
「配偶者（介護者）のことをにせものだと信じておられるところがありますか？」
4．見捨てられ妄想
「家族から自分は見捨てられると信じておられるところがありますか？」
5．不義妄想
「配偶者をはじめとする家族が自分を裏切っていると信じておられるところがありますか？」
6．猜疑心，妄想
「なにかに対してどうも疑いや不信感を抱いているなと感じられるようなことがありますか？」
7．妄想（上記以外）
「以上のほかに，ありもしない物や事があると信じておられる様子が見受けられますか？」

B．幻覚
8．幻視
「実際にはない物が見えるかのようにおっしゃったり，そのような素振りをされることがありますか？」
9．幻聴
「実際には聞こえていないのに聞こえるとおっしゃったり，そのような素振りをされることがありますか？」
10．幻嗅
「火のにおいがする，なにかが燃えるにおいがするとおっしゃることがありますか？」
11．幻触
「体の上をなにかがはっているとおっしゃったり，それをもぎ取るような動作をされることはありますか？」
12．その他の幻覚
「以上のほかに，実際にはない物があるかのようにおっしゃったり，振る舞ったりされることがありますか？」

C．行動障害
13．徘徊
「用もないのにやたらと歩き回られることがありますか？」
14．無目的な行動
「以下に示すような，本人には意味があるかもしれないけれど，傍目には無意味でしかない動作や行為がみられますか？」
例：財布の開閉，衣類を整理したり取り出したり，服を脱いだり，タンスの開閉，要求や質問の繰り返し
15．不適切な行動
「以下に示すような，非常識もしくは適切でない行動がみられますか？」
例：物を不適切な場所にしまったり隠す行動（たとえば，衣類をくずかごに捨てる，オーブンに空の皿を置く），体のみだらな露出などとの性的行動

D．攻撃性
16．暴言
「口汚い言葉を使ったり，人をののしられるようなことがありますか？」
17．威嚇や暴力
「人を脅したり，暴力を振るわれることがありますか？」
18．不穏
「怒った表情や態度，あるいは抵抗などがみられますか？」

E．日内リズム障害
19．睡眠・覚醒の障害
「夜間は熟睡されていますか？」

F．感情障害
20．悲哀
「悲しそうな様子が見受けられますか？」
21．抑うつ
「憂うつそうで，生きていても仕方ないなどとおっしゃることがありますか？」

G．不安および恐怖
22．間近な約束や予定に関する不安
「間近になった約束や予定について何度も尋ねられますか？」
23．その他の不安
「そのほかに，不安を抱いておられる様子がありますか？」
24．独りぼっちにされる恐怖
「独りぼっちにされることを異常に怖がられますか？」
25．その他の恐怖
「そのほかに，なにか特定のものを異常に怖がられますか？」

全般評価
「以上の症状は下記のどれに該当しますか？」
0：介護者にはまったく負担はなく，患者自身にも危険性はない
1：介護者への負担と患者自身の危険性は軽度である
2：介護者への負担と患者自身の危険性は中等度である
3：介護者への負担は耐えがたく，患者自身も非常に危険性が高い

（朝田　隆，本間　昭，木村通宏，ほか：日本語版 BEHAVE-AD の信頼性について．老年精神医学雑誌 10：825-834，1999 より許諾を得て転載）

付-16) Geriatric Depression Scale (GDS) 簡易版の日本語訳 (p. 52)

1	毎日の生活に満足していますか	いいえ	はい
2	毎日の活動力や周囲に対する興味が低下したと思いますか	はい	いいえ
3	生活が空虚だと思いますか	はい	いいえ
4	毎日が退屈だと思うことが多いですか	はい	いいえ
5	大抵は機嫌良く過ごすことが多いですか	いいえ	はい
6	将来の漠然とした不安に駆られることが多いですか	はい	いいえ
7	多くの場合は自分が幸福だと思いますか	いいえ	はい
8	自分が無力だなあと思うことが多いですか	はい	いいえ
9	外出したり何か新しいことをするよりも家にいたいと思いますか	はい	いいえ
10	なによりもまず,物忘れが気になりますか	はい	いいえ
11	いま生きていることが素晴らしいと思いますか	いいえ	はい
12	生きていても仕方がないと思う気持ちになることがありますか	はい	いいえ
13	自分が活気にあふれていると思いますか	いいえ	はい
14	希望がないと思うことがありますか	はい	いいえ
15	周りの人があなたより幸せそうに見えますか	はい	いいえ

1, 5, 7, 11, 13には「はい」に0点,「いいえ」に1点を, 2, 3, 4, 6, 8, 9, 10, 12, 14, 15にはその逆を配点し合計する。5点以上がうつ傾向,10点以上がうつ状態とされている。

(松林公蔵, 小澤利男:総合的日常生活機能評価法—Ⅰ評価の方法 d. 老年者の情緒に関する評価. Geriatric Medicine 32:541-546, 1994 より許諾を得て転載)

付-17) Zung自己評価式抑うつ尺度日本語版 (p. 53)

質問項目		回答 1点	2点	3点	4点
1	気分が沈んでゆううつ	いいえ	時に	たいてい	いつも
2	朝方一番気分がよい	いつも	たいてい	時に	いいえ
3	泣いたり，泣きたくなったりする	いいえ	時に	たいてい	いつも
4	夜がよく眠れない	いいえ	時に	たいてい	いつも
5	食欲は普通にある	いつも	たいてい	時に	いいえ
6	異性に関心がある	おおいに	かなり	少し	ない
7	やせてきた	いいえ	少し	かなり	たいへん
8	便秘する	いいえ	時に	たいてい	いつも
9	心臓がどきどきする	いいえ	時に	たいてい	いつも
10	疲れやすい	いいえ	時に	たいてい	いつも
11	考えはよくまとまる	いつも	たいてい	時に	いいえ
12	何事もたやすくできる	いつも	たいてい	時に	いいえ
13	落ち着かず，じっとしていられない	いいえ	時に	たいてい	いつも
14	将来に希望がある	おおいに	かなり	少し	ない
15	気分はいつもに比べてイライラする	いいえ	少し	かなり	たいへん
16	気楽に決心できる	いつも	たいてい	時に	いいえ
17	自分は役に立ち必要な人間だと思う	おおいに	かなり	少し	いいえ
18	自分の人生は充実している	たいへん	かなり	少し	いいえ
19	自分が死んだほうが，他のものにとってよいと思う	いいえ	時に	たいてい	いつも
20	日常生活に満足している	おおいに	かなり	少し	いいえ

SDS判定基準（三京房）：40点未満＝抑うつ性乏しい，40点台＝軽度抑うつ性あり，50点以上＝中等度抑うつあり

（福田一彦，小林重雄：日本版SDS自己評価式抑うつ性尺度．SDSうつ性自己評価尺度 Self-Rating Depression Scale 使用手引．pp3-15，三京房，1983より許諾を得て転載）

付-18) PGC モラールスケール (p.54)

●あなたの現在のお気持ちについてうかがいます。あてはまる答の番号に○を付けてください。

1．あなたの人生は，年をとるにしたがって，だんだん悪くなっていくと思いますか。
　　　　　　　1．そう思う　　　　　2．そうは思わない
2．あなたは去年と同じように元気だと思いますか。
　　　　　　　1．はい　　　　　　　2．いいえ
3．さびしいと感じることがありますか。
　　　　　　　1．ない　　　　　　　2．あまりない　　　　3．始終感じる
4．最近になって小さなことを気にするようになったと思いますか。
　　　　　　　1．はい　　　　　　　2．いいえ
5．家族や親戚，友人との行き来に満足していますか。
　　　　　　　1．満足している　　　2．もっと会いたい
6．あなたは，年をとって前よりも役にたたなくなったと思いますか。
　　　　　　　1．そう思う　　　　　2．そうは思はない
7．心配だったり，気になったりして，眠れないことがありますか。
　　　　　　　1．ある　　　　　　　2．ない
8．年をとるということは，若いときに考えていたよりも，よいことだと思いますか。
　　　　　　　1．よい　　　　　　　2．同じ　　　　　　　3．悪い
9．生きていても仕方がないと思うことがありますか。
　　　　　　　1．ある　　　　　　　2．あまりない　　　　3．ない
10．あなたは，若いときと同じように幸福だと思いますか。
　　　　　　　1．はい　　　　　　　2．いいえ
11．悲しいことがたくさんあると感じますか。
　　　　　　　1．はい　　　　　　　2．いいえ
12．あなたには心配なことがたくさんありますか。
　　　　　　　1．はい　　　　　　　2．いいえ
13．前よりも腹をたてる回数が多くなったと思いますか。
　　　　　　　1．はい　　　　　　　2．いいえ
14．生きることは大変きびしいと思いますか。
　　　　　　　1．はい　　　　　　　2．いいえ
15．今の生活に満足していますか。
　　　　　　　1．はい　　　　　　　2．いいえ
16．物事をいつも深刻に考えるほうですか。
　　　　　　　1．はい　　　　　　　2．いいえ
17．あなたは心配事があると，すぐにおろおろするほうですか。
　　　　　　　1．はい　　　　　　　2．いいえ

（古谷野亘：QOLなどを測定するための測度(2)．老年精神医学雑誌7：431-441，1996より許諾を得て転載）

付-19) ミニコミュニケーションテスト (p.57)

1	名前		誤答/無反応	0	
			Yes-No	3	
			自発	5	/5
2	年齢	(±2歳まで)	誤答/無反応	0	
			正答	5	/5
3	出身地	(地名がでればよい)	誤答/無反応	0	
			正答	5	/5
4	日付		誤答/無反応	0	
			季節または月	3	
			日付または曜日	5	/5
5	時間見当識	ごはんはたべましたか	誤答/無反応	0	
		朝食・昼食/昼食・夕食	正答	5	/5
					/25
6	発声持続	/a:/	5秒未満	0	
			5秒以上	5	/5
7	数唱	1〜10	誤答/無反応	0	
			斉唱	3	
			語頭ヒント	7	
			正答	10	/10
8	復唱		誤答/無反応	0	
		単語:まめ 桜 大根 カタツムリ	1単語1点	/4	
		短文:きれいなバラが咲いた	正答	6	/10
9	呼称	リンゴ 猫 メガネ 鉛筆 自動車	誤答/無反応	0	
		バナナ 犬 テレビ ご飯 電車	1単語1点	/10	/10
10	口頭命令		誤答/無反応	0	
		目をつぶって下さい		2	
		窓を指さして下さい		3	
		左手の親指で鼻を触って下さい		5	/10
11	語列挙	動物の名前をできるだけたくさん言って下さい	3語未満	0	
		(無反応の場合「犬」をヒントとしてあたえる)	3語以上	5	
			5語以上	7	
			7語以上	10	/10
12	情景画の説明	発話レベル	誤答/無反応	0	
			単語レベル	1	
			文レベル	4	
		表出単語数 語	5語未満	1	
			5語以上	2	
			10語以上	4	
			15語以上	6	/10
13	短文の音読	ジャックと豆の木の冒頭	誤答/無反応	0	
			不完全	5	
			正答	10	/10
					/75
					/100

付-20) SLTA プロフィール (p.60)

標準失語症検査プロフィール（A）

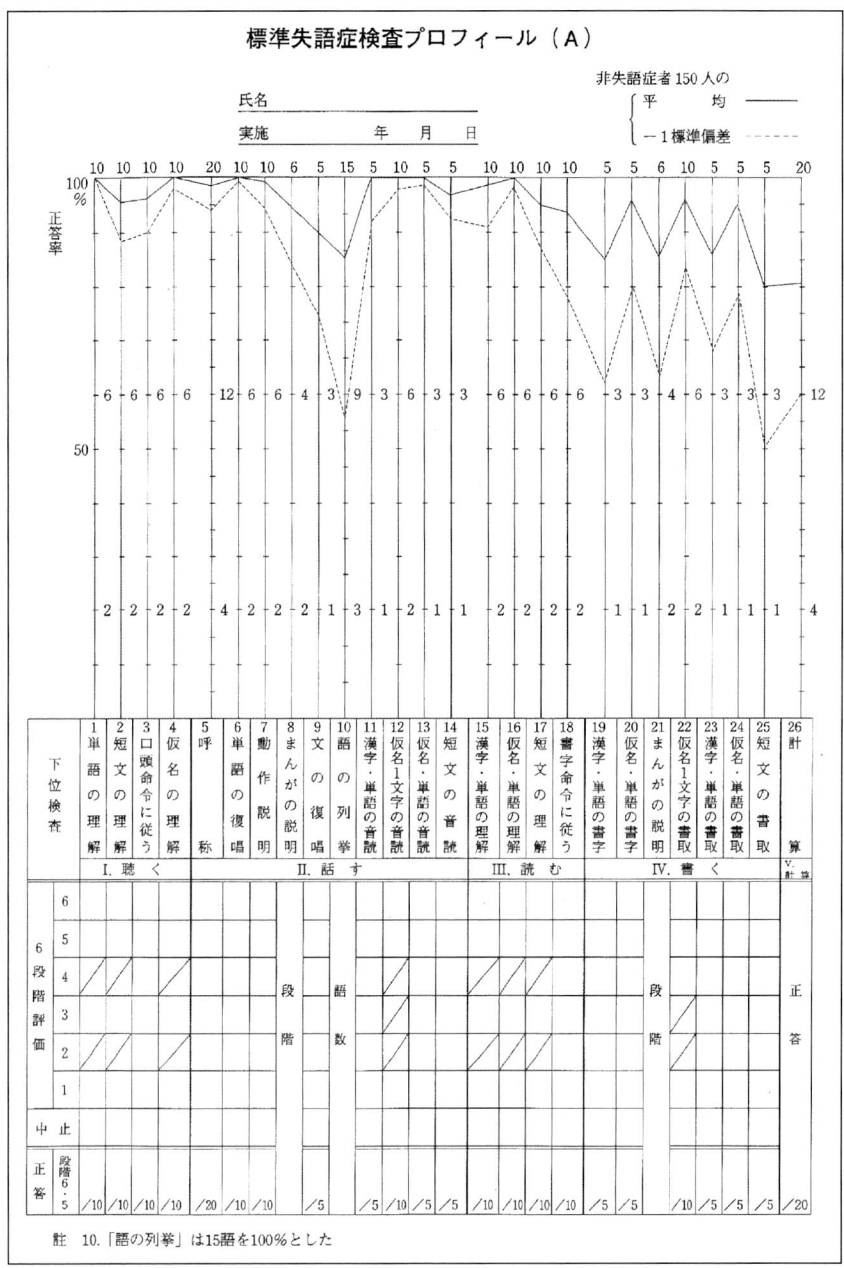

（日本高次脳機能障害学会：標準失語症検査 記録用紙より許諾を得て転載）

付-21) Lubben の Social Network Scale (LSNS) (p. 67)

(1) 少なくとも月に1回以上,顔を合わせる機会や消息をとりあう親戚兄弟は何人いますか？
　　　0点…0人　　　2点…2人　　　4点…5～8人
　　　1点…1人　　　3点…3～4人　　5点…9人以上

(2) もっとも親しい親戚や兄弟との間で,実際の消息のやりとりや顔を合わせる機会はどのくらいですか？
　　　0点…1ヵ月に1回未満　　2点…月に2～3回　　4点…週に2～3回
　　　1点…月に1回　　　　　　3点…週に1回　　　5点…毎日

(3) あなたが個人的なことでも,気兼ねなく話すことができる親戚や兄弟は何人位いますか？
　　　0点…0人　　　2点…2人　　　4点…5～8人
　　　1点…1人　　　3点…3～4人　　5点…9人以上

(4) 少なくとも月に1回以上,顔を合わせる機会もち,消息をとりあう友人は何人いますか？
　　　0点…0人　　　2点…2人　　　4点…5～8人
　　　1点…1人　　　3点…3～4人　　5点…9人以上

(5) もっとも連絡をとる友人と,実際の消息のやりとりや会う機会はどのくらいですか？
　　　0点…1ヵ月に1回未満　　2点…月に2～3回　　4点…週に2～3回
　　　1点…月に1回　　　　　　3点…週に1回　　　5点…毎日

(6) あなたが個人的なことでも,気兼ねなく話すことができる友人は何人位いますか？
　　　0点…0人　　　2点…2人　　　4点…5～8人
　　　1点…1人　　　3点…3～4人　　5点…9人以上

(7) 重要なことを決める時に,よく人に相談しますか？
　　　0点…全くない　　　　2点…時々　　　　4点…ほとんどいつも
　　　1点…めったにない　　3点…しばしば　　5点…いつも

(8) 他の人が重要なことを決める時に,相談されることはよくありますか？
　　　0点…全くない　　　　2点…時々　　　　4点…ほとんどいつも
　　　1点…めったにない　　3点…しばしば　　5点…いつも

(9) あなたが自分以外の家族,友人,近所の人に対して,世話などをして手伝うことがありますか？
　　　0点…全くない　　　　2点…時々　　　　4点…ほとんどいつも
　　　1点…めったにない　　3点…しばしば　　5点…いつも

(10) あなたは誰と住んでいますか？
　　　0点…独り　　　　　　　　　4点…子供,親戚,友達
　　　2点…家政婦・付添婦など　　5点…配偶者

(James Lubben, et al.：Social Support Network. In：Comprehensive Geriatric Assessment. pp130-131, McGraw-Hill, 2000 より引用)

付録① 機能評価各表　155

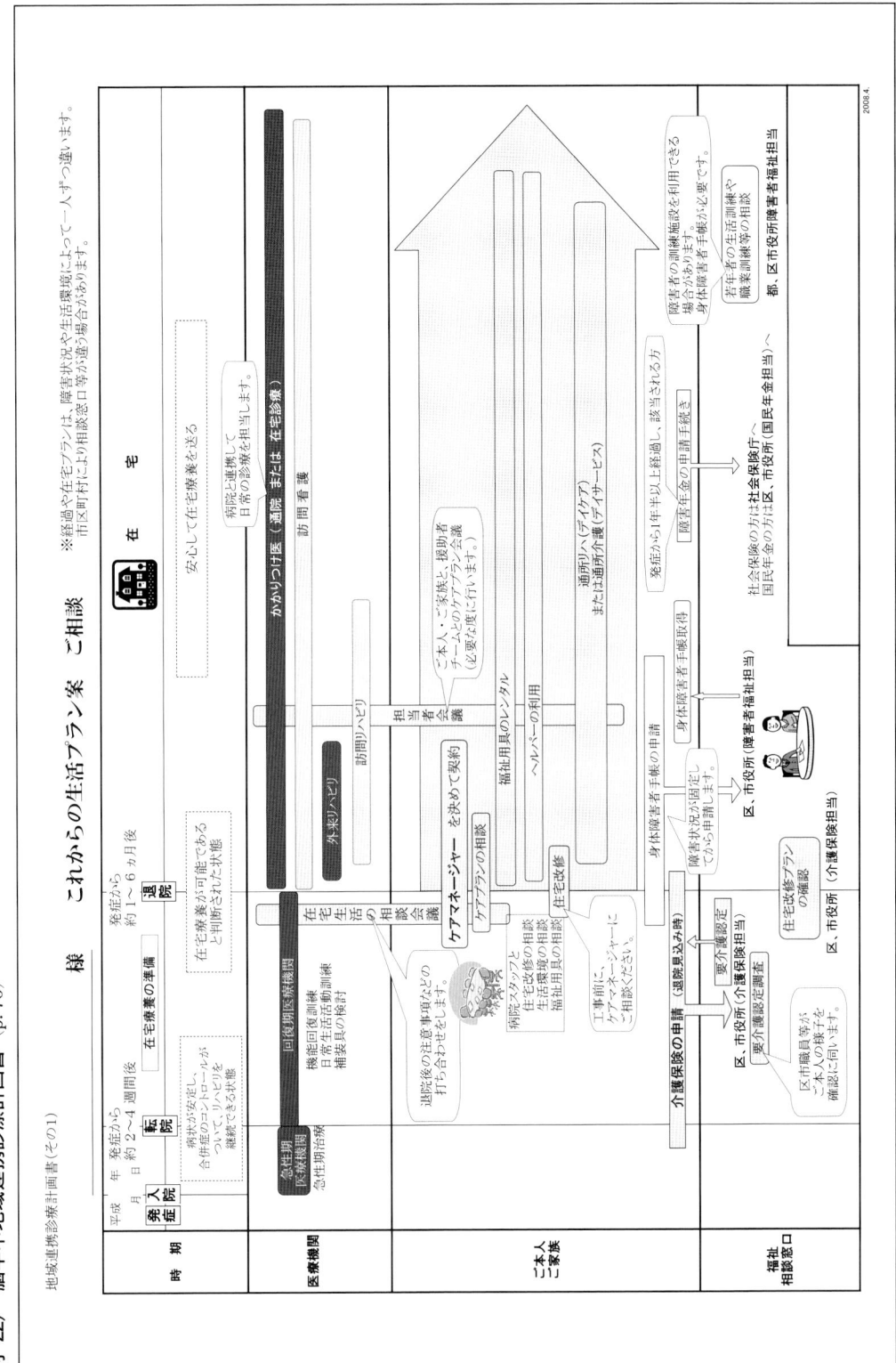

付-22) 脳卒中地域連携診療計画書 (p. 76)

脳卒中地域連携診療計画書（その1）

様　これからの生活プラン案　ご相談

※経過や在宅プランは、障害状況や生活環境によって人それぞれ違います。
※市区町村により相談窓口等が違う場合があります。

時期	平成　年　月　日 発症 入院	発症から約2〜4週間後 転院	発症から約1〜6ヵ月後 退院	在宅
			在宅療養の準備	

医療機関
- 急性期医療機関 急性期治療
  - 病状が安定し、合併症のコントロールができ、リハビリを継続できる状態
- 回復期医療機関 機能回復訓練／日常生活動作訓練／補装具の検討
  - 在宅療養が可能であると判断された状態
- かかりつけ医（通院または在宅診療）／訪問看護
  - 病院と連携して日常の診療を担当します。
  - 安心して在宅療養を送る
- 外来リハ／訪問リハ
- 退院後の注意事項などの打ち合わせをします。

ご本人
ご家族
- 在宅生活の相談会議
- ケアプランの相談
- ケアマネージャー を決めて契約
  - ご本人・ご家族と、援助者チームでのケアプラン会議（必要な度に行います。）
- 住宅改修
  - 工事前にケアマネージャーに相談ください。
  - 病院スタッフと、住宅改修の相談、生活環境の相談、福祉用具の相談
- 福祉用具のレンタル
- ヘルパーの利用
- 通所リハ（デイケア）または通所介護（デイサービス）
- 身体障害者手帳の申請 → 身体障害者手帳取得
  - 障害状況が固定してから申請します。

福祉
相談窓口
- 介護保険の申請（退院見込み時）
- 要介護認定
- 要介護認定調査
  - 区、市役所（介護保険担当）
  - 区市職員等が、ご本人の様子を確認に伺います。
- 住宅改修プランの確認
  - 区、市役所
- 身体障害者手帳の申請
  - 区、市役所（障害者福祉担当）
- 障害年金の申請手続き
  - 発症から1年以上経過し、該当される方
  - 社会保険の方は社会保険庁へ、国民年金の方は区、市役所（国民年金担当）へ
- 若年者の生活訓練や職業訓練等の相談
  - 障害者の生活訓練施設を利用できる場合があります。身体障害者手帳が必要です。
  - 都、区市役所障害者福祉担当

2008.4.

（北多摩南部脳卒中ネットワーク研究会作成、武蔵野赤十字病院医療連携センターより許諾を得て転載）

付-23) 退院支援アセスメントシート　療養型 Ver.（p.77）

1 医療行為
☐経管栄養　☐胃ろう　☐カテーテル管理　☐透析　☐バルーン留置
☐褥瘡　☐気管切開　☐吸引　☐酸素　☐リハビリテーション
☐その他（　　　　　　　　）

2 ADL

移動	☐自立	☐部分介助	☐全介助
排泄	☐自立	☐介助	☐オムツ
食事	☐自立	☐部分介助	☐全介助
入浴	☐自立	☐部分介助	☐全介助
コミュニケーション	☐可能（　）	☐不可能（　）	☐その他（　）

3 入院前 ADL
☐自立
☐要介護
☐施設入所中

4 介護上の課題
☐なし（　　　　　　　　）　☐あり（　　　　　　　　）

5 家庭環境
☐独居　☐高齢者世帯　☐日中独居　☐その他（　　　　）

6 家族の介護体制
☐なし（　　　　　　　　）　☐あり（　　　　　　　　）

7 費用負担
☐困難（　　　　　　　　）　☐可能（　　　　　　　　）

付-24) 改訂水飲みテストの判定（p.87）

評点	症状
1点	嚥下なし，むせるまたは呼吸切迫を伴う。
2点	嚥下あり，呼吸切迫を伴う（Silent Aspiration の疑い）。
3点	嚥下あり，呼吸良好，むせまたは湿性嗄声を伴う。
4点	嚥下あり，呼吸良好，むせない。
5点	4点の症状に加え，追加嚥下運動（空嚥下）が30秒以内に2回可能。

（才藤栄一：摂食・嚥下障害の評価．リハビリテーションレジデントマニュアル第2版（千野直一，木村彰男，編）第5刷．p50，医学書院，2008より許諾を得て転載）

付録① 機能評価各表　*157*

付-25)　フードテストの判定（p. 87）

評点	症状
1点	嚥下なし，むせるまたは呼吸切迫を伴う。
2点	嚥下あり，呼吸切迫を伴う（Silent Aspiration の疑い）。
3点	嚥下あり，呼吸良好，むせるまたは湿性嗄声や中等度の口腔内残留を伴う。
4点	嚥下あり，呼吸良好，むせない。口腔内残留ほぼなし。
5点	4点の症状に加え，追加嚥下運動（空嚥下）が30秒以内に2回可能。

（才藤栄一：摂食・嚥下障害の評価．リハビリテーションレジデントマニュアル第2版（千野直一，木村彰男，編）第5刷．p50，医学書院，2008 より許諾を得て転載）

付-26)　Fletcher, Hugh-Jones の呼吸困難尺度（p. 104）

1度：健康な同年齢の人と同じ仕事ができ，歩行や階段昇降も普通にできる。
2度：同年齢の人と同じに歩けるが，坂道や階段では息が切れる。
3度：平地を歩行しても息が切れるが，自分のペースでならば1km以上歩ける。
4度：休みながらでなければ50m以上歩けない。
5度：会話や食事でも息が切れる。

（寺本信嗣，福地義之助：実地臨床からみた息切れの定量的評価．The Lung Perspectives 4：256-261，1996 より許諾を得て転載）

付-27)　MRC 息切れスケール（Medical Reseach Council dyspnea scale）（p. 104）

Grade 0：息切れを感じない。
Grade 1：強い労作で息切れを感じる。
Grade 2：平地を急ぎ足で移動する，または緩やかな坂を歩いて登る時に息切れを感じる。
Grade 3：平地歩行でも同年齢の人より歩くのが遅い，または自分のペースで平地歩行していても，息継ぎのため休む。
Grade 4：100ヤード（約91.4m）歩行した後息継ぎのため休む，または数分間平地歩行した後息継ぎのため休む。
Grade 5：息切れがひどくて外出ができない，または衣服の着脱でも息切れがする。

MRC：British Medical Research Council（MRC）
MRC 息切れスケールは世界で広く使用されているが，Grade 1〜5 の5段階分類，5段階にGrade 0 を加えた表2の分類，また，表2の Grade 1〜5 を 0〜4 に修正した分類（American Thoracic Society）も用いられる。
（日本呼吸ケア・リハビリテーション学会　呼吸リハビリテーション委員会，ほか，編：呼吸リハビリテーションマニュアル―患者教育の考え方と実践―．p92，照林社，2007 より許諾を得て転載）

付-28) ボルグスケール (p. 105)

0	Nothing at all	（まったく息切れはない）
0.5	Very, very slight（just noticeable）	（ほんのわずか息がきれる）
1	Very slight	（ごくわずか息がきれる）
2	Slight（light）	（わずかに息切れがある）
3	Moderate	（中くらいに息切れがある）
4	Somewhat severe	（少し息切れがつらい感じがする）
5	Severe（heavy）	（息切れがつらい感じがする）
6		
7	Very severe	（だいぶ息切れがつらい感じがする）
8		
9		
10	Very, very severe（maximal）	（息切れ（呼吸困難）が最大限につらい）

（寺本信嗣，福地義之助：実地臨床からみた息切れの定量的評価．The Lung Perspectives 4：256-261, 1996 より許諾を得て転載）

付-29) Visual Analog Scale（VAS）(p. 105)

10 cm または 15 cm の直線のスケール

まったく息切れなし　　　　　　　　　　　　　　　　　　　　　最大の息切れ

（寺本信嗣，福地義之助：実地臨床からみた息切れの定量的評価．The Lung Perspectives 4：256-261, 1996 より許諾を得て転載）

付-30) 低栄養指標 (p. 109)

1）身体計測

A．body mass index（BMI）＝体重（kg）÷［身長（m）］^{2}
　18.5 未満　　　　やせ　　　　　　　25〜30 未満　　　　肥満
　18.5〜25 未満　　標準　　　　　　　30 以上　　　　　　高度肥満

B．％ usual body weight（％ UBW）＝測定時体重÷平常時体重×100（％）
　75％未満　　　　　　　　　　高度栄養障害
　75〜85％未満　　　　　　　　中等度栄養障害
　85〜95％未満　　　　　　　　軽度栄養障害

C．％ loss of body weight＝（平常時体重－現在の体重）÷平常時体重×100（％）
　6ヵ月以内の体重減少が 10％以上　　　中等度以上の栄養障害
　一日の体重減少率が 0.2％以上　　　　中等度以上の栄養障害

上腕三頭筋皮膚脂肪厚（TSF）　　　　　　日本人年齢別標準値を基準とする*
上腕周囲長（AC）　　　　　　　　　　　標準値の 60％未満　　高度栄養障害
上腕三頭筋周囲長（AMC）＝AC－π×TSF　 60〜80％未満　　　　中等度
上腕筋面積（AMA）＝AMC^2÷4π　　　　 80〜90％未満　　　　軽度
　　　　　　　　　　　　　　　　　　　 90％以上　　　　　　正常

2）血液データ

血清アルブミン（半減期：17〜23 日）：3.5 g/dl 未満を PEM**
プレアルブミン（半減期：1.9 日）：10 mg/dl 未満を PEM
トランスフェリン（半減期：7〜10 日）：200 mg/dl 未満を PEM
血清総コレステロール：150 mg/dl 未満を PEM

＊ 日本人の身体計測基準 JARD 2001，＊＊ protein-enagy malnutrition

付-31) Subjective Global Assessment（SGA）(p. 110)

A．病歴
　　1．体重変化
　　　　　過去6ヵ月間の体重減少：_____kg，減少率：_____%
　　　　　過去2週間の体重変化：□増加　　□無変化　　□減少
　　2．食物摂取変化（平常時との比較）
　　　　　□変化なし
　　　　　□変化あり：（期間）_____（月，週，日）
　　　　　食事内容：□固形食　　□完全液体食　　□低カロリー液体食　　□飢餓
　　3．消化器症状（過去2週間持続している）
　　　　　□なし　　□悪心　　□嘔吐　　□下痢　　□食欲不振
　　4．機能性
　　　　　□機能障害なし
　　　　　□機能障害あり：（期間）_____（月，週，日）
　　　　　タイプ：□制限ある労働　　□歩行可能　　□寝たきり
　　5．疾患と栄養必要量
　　　　　診断名：_____.
　　　　　代謝性ストレス：□なし　　□軽度　　□中等度　　□高度

B．身体（スコア：0＝正常；　1＝軽度；　2＝中等度；　3＝高度）
　　皮下脂肪の喪失（三頭筋，胸部）：_____.
　　筋肉喪失（四頭筋，三角筋）：_____
　　くるぶし部浮腫：_____，仙骨浮腫：_____，腹水：_____.

C．主観的包括評価
　　□栄養状態良好
　　□中等度の栄養不良
　　□高度の栄養不良

付-32) Mini Nutritional Assessment-Short Form（MNA®）日本語版（p. 111）

簡易栄養状態評価表
Mini Nutritional Assessment-Short Form
MNA®

氏名：

性別：　　　年齢：　　　体重：　　　kg　身長：　　　cm　調査日：

下の□欄に適切な数値を記入し、それらを加算してスクリーニング値を算出する。

スクリーニング

A 過去3ヶ月間で食欲不振、消化器系の問題、そしゃく・嚥下困難などで食事量が減少しましたか？
- 0 = 著しい食事量の減少
- 1 = 中等度の食事量の減少
- 2 = 食事量の減少なし

B 過去3ヶ月間で体重の減少がありましたか？
- 0 = 3 kg 以上の減少
- 1 = わからない
- 2 = 1〜3 kg の減少
- 3 = 体重減少なし

C 自力で歩けますか？
- 0 = 寝たきりまたは車椅子を常時使用
- 1 = ベッドや車椅子を離れられるが、歩いて外出はできない
- 2 = 自由に歩いて外出できる

D 過去3ヶ月間で精神的ストレスや急性疾患を経験しましたか？
- 0 = はい　　　2 = いいえ

E 神経・精神的問題の有無
- 0 = 強度認知症またはうつ状態
- 1 = 中程度の認知症
- 2 = 精神的問題なし

F1 BMI (kg/m²)：体重(kg)÷身長(m)²
- 0 = BMI が 19 未満
- 1 = BMI が 19 以上、21 未満
- 2 = BMI が 21 以上、23 未満
- 3 = BMI が 23 以上

BMI が測定できない方は、F1 の代わりに F2 に回答してください。
BMI が測定できる方は、F1 のみに回答し、F2 には記入しないでください。

F2 ふくらはぎの周囲長(cm)：CC
- 0 = 31cm未満
- 3 = 31cm以上

スクリーニング値
(最大：14ポイント)

- **12-14 ポイント：** 栄養状態良好
- **8-11 ポイント：** 低栄養のおそれあり (At risk)
- **0-7 ポイント：** 低栄養

より詳細なアセスメントをご希望の方は、**www.mna-elderly.com** にありますMNAフルバージョンをご利用ください。

Ref.
Vellas B, Villars H, Abellan G, et al. *Overview of the MNA® - Its History and Challenges*. J Nutr Health Aging 2006;10:456-465.
Rubenstein LZ, Harker JO, Salva A, Guigoz Y, Vellas B. *Screening for Undernutrition in Geriatric Practice: Developing the Short-Form Mini Nutritional Assessment (MNA-SF)*. J. Geront 2001;56A: M366-377.
Guigoz Y. *The Mini-Nutritional Assessment (MNA®) Review of the Literature - What does it tell us?* J Nutr Health Aging 2006; 10:466-487.
® Société des Produits Nestlé, S.A., Vevey, Switzerland, Trademark Owners
© Nestlé, 1994, Revision 2009. N67200 12/99 10M
さらに詳しい情報をお知りになりたい方は、**www.mna-elderly.com** にアクセスしてください。

（Nestlé Health Care Nutrition より許諾を得て転載）

付録① 機能評価各表　*161*

付-33)　Up and Go テスト（p. 117）

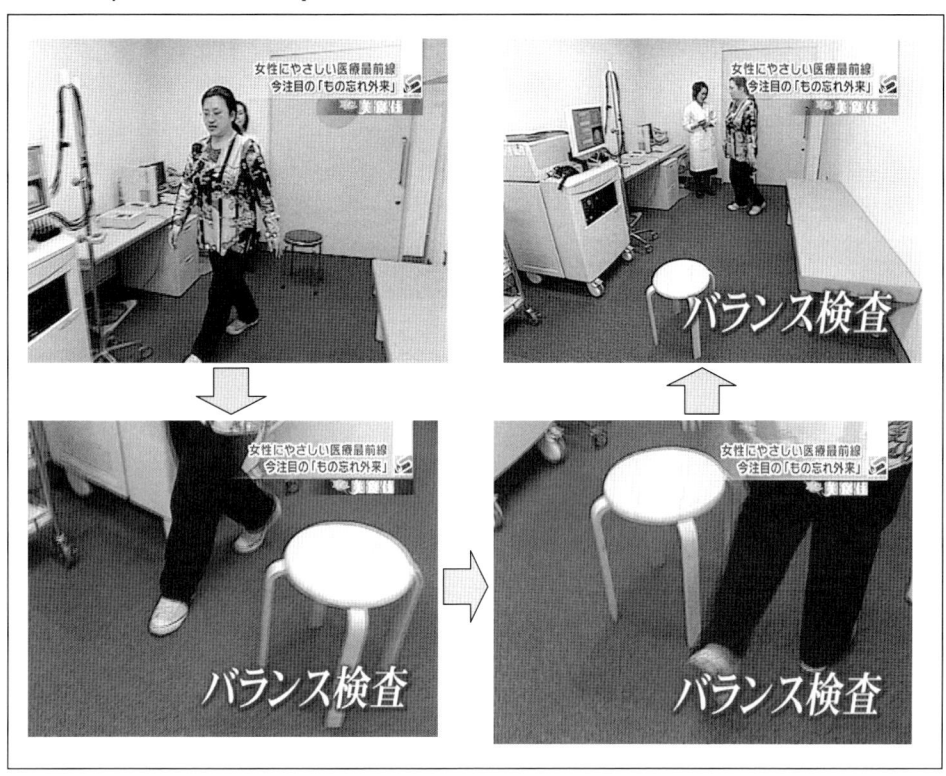

付-34)　Functional Reach（柔軟性）（p. 118）

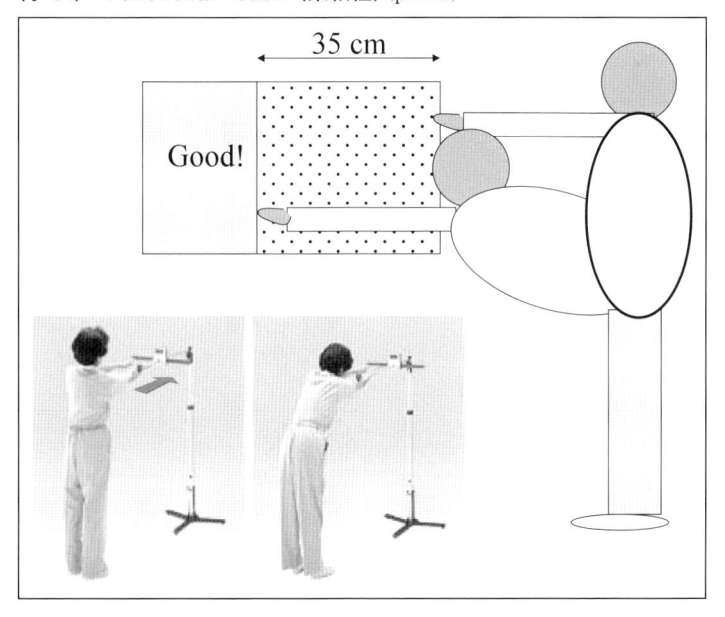

付-35) 転倒スコア (p.119)

過去一年に転んだことがありますか？	（はい　いいえ）	
「はい」の場合，転倒回数（　　回/年）		
1. つまずくことがありますか	（はい　いいえ）	⎫
2. 手すりを使わないと階段昇降ができませんか	（はい　いいえ）	⎪
3. 歩く速度が遅くなってきましたか	（はい　いいえ）	⎪
4. 横断歩道を青のうちに渡りきれますか	（はい　いいえ）	⎬ 身体機能
5. 1kmくらい続けて歩けますか	（はい　いいえ）	⎪
6. 片足で5秒くらい立つことができますか	（はい　いいえ）	⎪
7. 杖をつかってますか	（はい　いいえ）	⎪
8. タオルはかたく絞れますか	（はい　いいえ）	⎭
9. めまい・ふらつきがありますか	（はい　いいえ）	⎫
10. 背中が丸くなってきましたか	（はい　いいえ）	⎪
11. 膝が痛みますか	（はい　いいえ）	認知
12. 目が見えにくいですか	（はい　いいえ）	感覚器
13. 耳が聞こえにくいですか	（はい　いいえ）	骨運動器
14. もの忘れが気になりますか	（はい　いいえ）	⎪
15. 転ばないかと不安になりますか	（はい　いいえ）	⎭
16. 毎日，お薬を5種類以上飲んでいますか	（はい　いいえ）	⎫
17. 家の中が暗く感じますか	（はい　いいえ）	⎪
18. 家の中によけて通るものがありますか	（はい　いいえ）	⎬ 環境要因
19. 家の中に段差がありますか	（はい　いいえ）	⎪
20. 階段を使わなくてはなりませんか	（はい　いいえ）	⎪
21. 生活上，急な坂道を歩きますか	（はい　いいえ）	⎭

（鳥羽研二，大河内二郎，高橋　泰，ほか：転倒リスク予測のための「転倒スコア」の開発と妥当性の検証．日本老年医学会雑誌 42：346-352, 2005 より許諾を得て転載）

付-36) 地域支援事業による基本チェックリストにおける「閉じこもり」の把握 (p.128)

質問項目	質問項目の趣旨
① 週に1回以上は外出していますか。	週によって外出頻度が異なる場合は，過去1ヵ月の状態を平均して下さい。
② 昨年と比べて外出の回数が減っていますか。	昨年の外出回数と比べて，今年の外出回数が減少傾向にある場合は「はい」となります。

（厚生労働省：地域支援事業の実施について．"基本チェックリスト"より一部抜粋）

付録② 日本老年医学会認定施設名簿

■日本老年医学会認定施設
　＊日本老年医学会ホームページより許諾を得て掲載
　　（http://www.jpn-geriat-soc.or.jp/）

【北海道】
旭川医科大学附属病院
北海道中央労災病院
手稲渓仁会病院
慈啓会病院
札幌西円山病院
札幌医科大学附属病院
NTT 東日本札幌病院
医療法人徳州会札幌徳州会病院
北海道大学附属病院
特定医療法人北楡会開成病院
市立室蘭総合病院
朝日鉄室蘭総合病院
医療法人社団北斗北斗病院
医療法人王子総合病院
苫小牧東病院
函館五稜郭病院
社会福祉法人函館共愛会共愛会病院
医療法人札幌山の上病院

【青森県】
弘前大学医学部附属病院
三沢市立三沢病院
医療法人芙蓉会村上病院
青森県立中央病院

【岩手県】
南昌病院
岩手医科大学附属病院

【宮城県】
石巻赤十字病院
東北大学病院

【秋田県】
平鹿総合病院
秋田赤十字病院
秋田県成人病医療センター
秋田大学医学部附属病院

【山形県】
山形県立中央病院
山形大学医学部附属病院
医療法人社団山形愛心会庄内余目病院

【福島県】
北福島医療センター
総合南東北病院
福島県立医科大学附属病院
医療生協わたり病院
福島県立リハビリテーション飯坂温泉病院

【茨城県】
医療法人社団双愛会つくば双愛病院
筑波学園病院
筑波大学附属病院

日立総合病院

【栃木県】
医療法人北斗会宇都宮東病院
獨協医科大学病院
自治医科大学附属病院
下都賀総合病院
特定医療法人博愛会菅間記念病院

【群馬県】
群馬大学医学部附属病院

【埼玉県】
埼玉精神神経センター
大宮共立病院
埼玉社会保険病院
医療法人啓仁会平沢記念病院
防衛医科大学校病院
医療法人啓仁会所沢ロイヤル病院
岡崎病院
医療法人山柳会塩味病院
埼玉医科大学附属病院
飯能老年病センター
独立行政法人国立病院機構埼玉病院

【千葉県】
医療法人鉄蕉会亀田総合病院
千葉労災病院
千葉西総合病院
千葉大学医学部附属病院

【東京都】
江戸川病院
国家公務員共済組合連合会虎の門病院
東京慈恵会医科大学附属病院
医療法人財団順和会山王病院
医療法人財団紘友会三鷹病院
杏林大学医学部附属病院
東京女子医科大学病院

慶應義塾大学病院
東京医科大学病院
浴風会病院
医療法人社団瑞心会総合西荻中央病院
河北リハビリテーション病院
公立学校共済組合関東中央病院
朝日生命成人病研究所附属丸の内病院
博慈会記念総合病院
東邦大学医療センター
大森赤十字病院
聖路加国際病院
東京警察病院
佼成病院
財団法人東京都保健医療公舎多摩北部医療センター
東京都立豊島病院
東京都健康長寿医療センター
帝京大学医学部附属病院
医療法人社団明芳会板橋中央総合病院
日本大学医学部附属病院
昭和大学病院
日本医科大学附属病院
東京医科歯科大学医学部附属病院
順天堂大学医学部附属順天堂医院
東京大学医学部附属病院
東京都立大塚病院
東京都立墨東病院
東京都リハビリテーション病院
厚生中央病院
国家公務員共済組合連合会東京共済病院
国立病院機構東京医療センター

【神奈川県】
東海大学医学部附属病院
国家公務員共済組合連合会横須賀共済病院
国立病院機構久里浜アルコール症センター
横浜市立大学医学部附属病院
けいゆう病院
社会福祉法人聖テレジア会聖テレジア病院

医療法人社団康心会湘南東部総合病院
聖マリアンナ医科大学病院
北里大学病院
藤沢市民病院

【新潟県】
見附市立病院
新潟県厚生農業協同組合連合会佐渡総合病院
三条東病院
新潟大学医歯薬総合病院
立川メディカルセンター悠遊健康村病院

【山梨県】
山梨大学医学部附属病院

【長野県】
リハビリテーションセンター鹿教湯病院
信州大学医学部附属病院
飯田市立病院

【岐阜県】
岐阜大学医学部附属病院
独立行政法人国立病院機構長良医療センター
岐阜県総合医療センター
市立恵那病院
美濃市立美濃病院

【静岡県】
静岡医療センター
静岡市立清水病院
静岡県立総合病院
藤枝市総合病院
国際医療福祉大学熱海病院
聖隷三方原病院
浜松医科大学医学部附属病院
県西部浜松医療センター

【愛知県】
愛知医科大学附属病院

常滑市民病院
特定医療法人共和会共和病院
国立長寿医療研究センター
成田記念病院
福祉村病院
藤田保健衛生大学病院
名古屋市立守山市民病院
名古屋大学医学部附属病院
名古屋市立大学病院
名古屋市総合リハビリテーションセンター附属病院
国家公務員共済組合連合会名城病院
国立病院機構名古屋医療センター
NTT西日本東海病院
名古屋市厚生院
国立病院機構東名古屋病院
名古屋市立緑市民病院
海南病院

【三重県】
小山田記念温泉病院
三重大学医学部附属病院
榊原温泉病院

【富山県】
富山市立富山市民病院
富山大学附属病院
富山医療生活協同組合富山協立病院

【石川県】
金沢医科大学病院
金沢大学附属病院
公立能登総合病院

【福井県】
福井大学医学部附属病院
医療法人厚生会福井厚生病院
福井総合病院
福井県済生会病院

【滋賀県】
守山市民病院
草津総合病院
滋賀医科大学附属病院
市立長浜病院

【京都府】
財団法人丹後中央病院
医療法人財団康生会武田病院
京都大学医学部附属病院
京都民医連第二中央病院
医療法人社団洛和会洛和会音羽病院
京都府立医科大学附属病院
三菱京都病院
京都民医連中央病院
京都逓信病院
医療法人財団康生会東山武田病院
医療法人財団医道会稲荷山病院

【大阪府】
茨木医誠会病院
島田病院
高槻赤十字病院
大阪医科大学附属病院
清恵会三宝病院
阪和第二泉北病院
大阪労災病院
阪和第一泉北病院
松下記念病院
関西医科大学附属病院
大阪市立弘済院附属病院
大阪大学医学部附属病院
国立循環器病センター
近畿大学医学部附属病院
大阪市立大学医学部附属病院
医療法人永寿会福島病院
国立病院機構大阪医療センター
医療法人医誠会医誠会病院
大阪府済生会中津病院
財団法人田附興風会医学研究所北野病院
財団法人住友病院
大阪市立十三市民病院
東大阪市立総合病院
八尾市立病院
大阪府済生会富田林病院

【兵庫県】
加古川市民病院
神戸市立医療センター中央市民病院
神戸大学医学部附属病院
財団法人甲南病院
医療法人財団神戸海星病院
国家公務員共済組合連合会六甲病院
神戸百年記念病院
兵庫医科大学病院
兵庫県立西宮病院
兵庫県立尼崎病院

【奈良県】
奈良県総合リハビリテーションセンター
奈良県立医科大学附属病院

【和歌山県】
和歌山県立医科大学附属病院

【鳥取県】
鳥取大学医学部附属病院

【島根県】
島根大学附属病院
大田市立病院

【岡山県】
医療法人創和会重井医学研究所附属病院
岡山大学病院
岡山赤十字病院
岡山市立市民病院
岡山済生会総合病院

玉野市立玉野市民病院
川崎医科大学病院
財団法人倉敷中央病院
倉敷平成病院
国立病院機構南岡山医療センター

【広島県】
マツダ株式会社マツダ病院
済生会呉病院
呉共済病院
医療法人翠清会翠清会梶川病院
広島赤十字・原爆病院
広島鉄道病院
広島大学病院
医療法人微風会ビハーラ花の里病院
神石高原町立病院
医療法人社団知仁会メープルヒル病院
医療法人真慈会真愛病院
JA廣島総合病院
公立みつぎ総合病院
医療法人社団日本鋼管福山病院

【山口県】
山口大学医学部附属病院
山口リハビリテーション病院
済生会湯田温泉病院
地域医療支援病院オープンシステム徳山医師会病院

【徳島県】
徳島大学医学部附属病院

【香川県】
さぬき市民病院
綾川町国民健康保険陶病院
香川労災病院
高松赤十字病院
香川大学医学部附属病院

【愛媛県】
愛媛県立伊予三島病院
宇和島社会保険病院
市立宇和島病院
愛媛大学医学部附属病院
愛媛県立今治病院
医療法人滴水会吉野病院
愛知県立中央病院
松山市民病院
医療法人聖光会鷹の子病院
医療法人和昌会貞本病院
松山記念病院
松山赤十字病院
十全総合病院
西予市立野村病院
喜多医師会病院
愛媛県立南宇和病院

【高知県】
高知県立安芸病院
厚生年金高知リハビリテーション病院
近森病院
高知医療センター
高知県立幡多けんみん病院
土佐市立土佐市民病院
高知大学医学部附属病院

【福岡県】
久留米大学病院
医療法人社団三光会誠愛リハビリテーション病院
福岡大学病院
今津赤十字病院
早良病院
福岡市医師会成人病センター
国立病院機構九州医療センター
原土井病院
九州大学医学部附属病院
九州労災病院

産業医科大学病院
新日鐵八幡記念病院
九州労災病院門司メディカルセンター

【佐賀県】
佐賀大学医学部附属病院
国立病院機構肥前精神医療センター

【長崎県】
愛野記念病院
特定・特別医療法人雄博会千住病院
特定医療法人春回会長崎北病院
国立病院機構長崎医療センター
長崎大学医学部・歯学部附属病院
特定医療法人春回会井上病院

【熊本県】
くまもと温石病院
陣内病院
城山病院

熊本赤十字病院
熊本大学医学部附属病院

【大分県】
大分大学医学部附属病院

【宮崎県】
宮崎大学医学部附属病院
宮崎医療センター病院
医療法人社団善仁会市民の森病院

【鹿児島県】
国立病院機構南九州病院
南かごしま日高病院
財団法人慈愛会今村病院分院
鹿児島大学医学部附属病院

【沖縄県】
琉球大学医学部附属病院

（以上，311件）

索引

【和文】

あ

旭式発話メカニズム検査　59
アンジオテンシン変換酵素阻害薬　98
安静, 過度　100

い

息切れ　103
息切れ, 労作時　98
一包化　100
意欲の低下　56
医療ソーシャルワーカー　74
インフォーマル・サポート　64

う

ウェルニッケ失語　96
うつ　56
うっ血性心不全　98

え

栄養指標　110
栄養障害　109
嚥下　86

お

音響レベル　93
温度　87, 88

か

介護者の負担感　46
介護負担　**69**
介護保険　101
介護予防　115
外出頻度　127
改訂版長谷川式簡易知能評価スケール（Revised version of Hasegawa's Dementia Scale：HDS-R）　32, **33**, 99
過換気症候群　103
活動　27
過度の安静　100
感音難聴　95
感覚刺激　91
環境因子　27

き

機能形態的障害　27
機能性尿失禁　122
基本チェックリスト　127
基本的ADL　27, **28**
記銘力の低下　99
虚弱　21

け

経済的虐待　**133**
痙性麻痺　95
血清アルブミン　112
幻覚　43, 47
健康　21
健康関連QOL　24

こ

言語学的レベル　93
構音障害　56
交感神経系　98
攻撃性　43
攻撃的行動　47
高次脳機能障害　56
甲状腺機能亢進症　103
構成項目数　51
巧緻運動能力, 手指　100
高知県香北町　7, 9, 10
高知県土佐町　10, 11
高齢者虐待　**132**
高齢者心不全の再入院　98
高齢者総合的機能評価（Comprehensive Geriatric Assessment：CGA）　3, 7, 48, 70, 98
個人因子　27
骨格筋の廃用性萎縮　100
骨折　115
コミュニケーション障害　56
混合型超皮質性失語　96

さ

再入院, 高齢者心不全　98
参加　27

し

視覚機能障害　100
視覚障害　56
弛緩性麻痺　95
視空間構成能力　36

四肢のむくみ 98
失行 56
実行機能の低下 99
失語症 56
失語症鑑別診断検査（老研版）D.D. 2000 58
失調性麻痺 95
失認 56
失名詞失語 96
実用コミュニケーション能力検査（CADL）58
社会的背景 21
社会的不利 27
集団の多様性 63
修道女マザー・テレサ（1910〜1997）62
重度失語症検査 58
周辺症状 43
主治医意見書 101
手指の巧緻運動能力 100
手段的 ADL 4, 21, 28
上腕筋面積（上腕周囲長）110
上腕三頭筋皮下脂肪厚 110
上腕周囲長 110
食事管理 99
神経心理学検査 36
心身機能 27
身体計測 109
身体構造 27
身体的虐待 133
心不全，うっ血性 98
心理的虐待 133

す

錐体外路障害 95
ストレス 51

せ

生活機能障害 98
生活機能分類 27
性差 63
精神運動速度の低下 99
性的虐待 133
生命予後 113
生理学的レベル 93
セルフネグレクト（自己放任）136
全失語 96
前頭葉機能を評価する検査 38

た

退院支援 75
体格指標 110

ち

遅延再生 100
致死的な不整脈 98
注意力の低下 99
中核症状 43
聴覚障害 56
超皮質性運動失語 96
超皮質性感覚失語 96

て

低栄養 109
低栄養指標 109
低栄養予防 109
ディルタイの循環論 49
伝音難聴 95
伝導失語 96
転倒スコア 117

と

動作性検査 36
時計描画検査 32
閉じこもり 127, 128, 129
閉じこもり症候群 127
「閉じこもり」の1次予防 129
「閉じこもり」の2次予防 129
「閉じこもり」の3次予防 129
閉じこもりの出現率 127
突然死 98

な

内的整合性 49

に

日常生活動作 113
日本音声言語医学会試案1短縮版 59
尿失禁 122
認知機能 36
認知機能低下 99

認知機能の多面的な評価 40
認知症 56

ね

ネグレクト 133

の

能力障害 27

は

バーセル・インデックス 28
徘徊 43
背景因子 27
排尿障害 122
廃用症候群 127
廃用性萎縮，骨格筋 100

ひ

評価方法 51
標準失語症検査補助テスト（SLTA-ST）59
標準失語症検査（Standard Language Test of Aphasia：SLTA）58
標準ディサースリア検査 59
貧血 103

ふ

不安 43
フィールド医学 7, 8
フォーマルサポート 64
服薬管理 14, 15, 16, 17, 99
服薬のコンコーダンス 99
不整脈，致死的 98
ブドウ糖負荷試験 11
ブローカ失語 96

へ

ベック抑うつ尺度（Beck Depression Inventory：BDI）52
便秘 98

ほ

包括的な栄養評価法 110

ボタンスコア（Button-S）　24
ボタンテスト　24, 100
補聴器　95

ま

慢性心不全　103

み

ミニコミュニケーションテスト　56
ミニメンタルテスト（MMSE）　99

む

むくみ，四肢　98

も

妄想　43
妄想観念　47
問題行動　43

や

夜間排尿回数の増加　98

よ

抑うつ　43

ら

ライフサイクル理論　51
ライフスタイル　21

り

利尿薬　100
リハビリテーション　99

れ

レーヴン色彩マトリックス検査　32
レニン・アルドステロン系　98

ろ

老研式活動能力指標　**21**, 24
労作時の息切れ　98
老年症候群　15, 16, 17, 81, 127
老年症候群と日常生活機能の関連　83
老年症候群の分類　82

【数字・欧文】

1日1回服用　100
5種類以上の服薬　119
10段階ボルグスケール（Borg scale）　105

β遮断薬　98

A

ADL　21, 52
ADL, 基本的　**28**
ADL, 手段的　28
ADO指数　107

B

BADL　28
Barthel Index　5, 28
BEHAVE-AD　46
BMI　110
BODE指標　107
Borg scale, 10段階ボルグスケール　105
BPSD　43
breathlessness　103

C

Comprehensive Geriatric Assessment（CGA）　3, 7, 48, 62, 70, 98
CGAのプラスアルファの効果　5
Chronic Respiratory Disease Questionnaire（CRQ）　106
CMAI　47
COGNISTAT　32
COPD　103

D

DBDスケール　43
dypnea　103

E

Erikson　51
Euro-QOL　25

F

FAB　32
Fried　21
Functional Independence Measure（FIM）　30
Functional Reach（FR）　22

G

Geriatric Depression Scale（GDS）　51

H

Hamilton Depression Scale　52

I

IADL　21, 28
IADL尺度　23
ICF　27

J

J-ZBI短縮版（J-ZBI_8）　**69**

L

Lawton　21
LSNS-18　68
LSNS-6　68
Lubben Social Network Scale（LSNS）　66

M

Mini-Mental State Examination（MMSE）　32, **34**, 99
mini-nutritional assessment　110
MRC息切れスケール（Medical Reseach Council dyspnea scale）　105

Q

QOL, 健康関連　24
QOLの低下　99
Quality of Life（QOL）　3, 21

S

Short Form-36（SF-36）　106
St. George Respiratory Questionnaire（SGRQ）　105
subjective global assessment　110

T

Timed "Up and Go" test　22

U

"Up and Go" test, Timed　22
Up and Goテスト　22, 115

V

Visual Analog Scale（VAS）　51, 105
Visual Analogue Scale（VAS）　25

W

WAB失語症検査日本語版（The Western Aphasia Battery, Japanese Edision）　58

Z

Zarit介護負担尺度（Zarit Caregiver Burden Interview：ZBI）　**69**
Zarit介護負担尺度日本語版（J-ZBI）　**69**

【編著者紹介】
鳥羽 研二（とば けんじ）

1951年長野県生まれ，東京大学医学部卒業。
2000年より杏林大学高齢医学主任教授。
2010年3月より独立行政法人国立長寿医療研究センター病院長。

専 門
老年医学，認知症，転倒，老年症候群

著 書
『間違いだらけのアンチエイジング』（朝日新書）
『認知症の安心生活読本（名医の図解）』（主婦と生活社）
『高齢者総合的機能評価ガイドライン』（厚生科学研究所）
『高齢者診療ポケットメモ』（南江堂）
『高齢者への包括的アプローチとリハビリテーション
（日常診療に活かす老年病ガイドブック（7））』（メジカルビュー社）
『高齢者の退院支援と在宅医療
（日常診療に活かす老年病ガイドブック（8））』（メジカルビュー社）

©2010　　　　　　　　　　　　　　　　第1版発行　2010年10月13日

高齢者の生活機能の総合的評価
（定価はカバーに表示してあります）

| 検 印 |
| 省 略 |

編著　　鳥羽研二
発行者　　林　峰子
発行所　　株式会社 新興医学出版社
〒113-0033　東京都文京区本郷6丁目26番8号
電話　03(3816)2853　　FAX　03(3816)2895

印刷　三報社印刷株式会社　　ISBN 978-4-88002-710-4　　郵便振替　00120-8-191625

- 本書の複製権・翻訳権・上映権・譲渡権・公衆送信権（送信可能化権を含む）は株式会社新興医学出版社が保有します。
- 本書を無断で複製する行為，（コピー，スキャン，デジタルデータ化など）は，著作権法上での限られた例外（「私的使用のための複製」など）を除き禁じられています。研究活動，診療を含み業務上使用する目的で上記の行為を行うことは大学，病院，企業などにおける内部的な利用であっても，私的使用には該当せず，違法です。また，私的使用のためであっても，代行業者等の第三者に依頼して上記の行為を行うことは違法となります。
- JCOPY〈出版者著作権管理機構　委託出版物〉
本書の無断複製は著作権法上での例外を除き禁じられています。複製される場合は，そのつど事前に，出版者著作権管理機構（電話 03-3513-6969，FAX03-3513-6979，e-mail：info@jcopy.or.jp）の許諾を得てください。